EUSTACE MULLINS

ENJEKSIYONLA CINAYET

AMERIKA'YA KARŞI TIBBI KOMPLO HIKAYESI

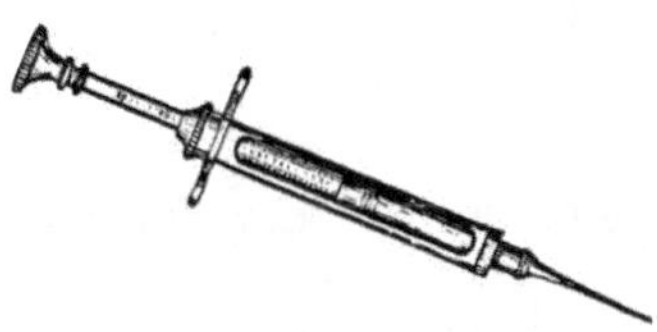

OMNIA VERITAS®

EUSTACE CLARENCE MULLINS
(1923-2010)

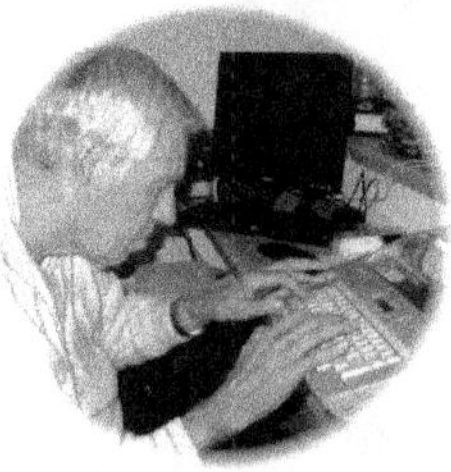

Eustace Mullins (1923–2010), bankacılık sistemi ve finans kurumlarına yönelik eleştirel eserleriyle tanınan Amerikalı bir yazardı. Şair Ezra Pound'dan etkilenen Mullins, 1952 yılında The Secrets of the Federal Reserve adlı kitabını yayınladı; bu kitap, uluslararası finansı eleştiren bazı çevrelerde büyük yankı uyandırdı. Üretken bir yazar olan Mullins, kariyeri boyunca siyasi, ekonomik ve tarihi konulara ilgi duydu.

Murder by injection
The Story of the Medical Conspiracy Against America

ENJEKSIYONLA CINAYET
AMERİKA'YA KARŞI TIBBİ KOMPLO HİKAYESİ

1988

Omnia Veritas Limited tarafından çevrilmiş ve yayınlanmıştır

OMNIA VERITAS®
www.omnia-veritas.com

İçin

BLAIR

Amerikan ideallerine olan eşsiz

Amerikan ideallerine olan bağlılığınıza

ÖNSÖZ

Yaklaşık kırk yıllık araştırmanın sonucu olan bu eser, önceki kitaplarımın mantıksal bir devamıdır: Amerika Birleşik Devletleri'ndeki para basımı ve bankacılık uygulamaları üzerindeki uluslararası kontrolün ifşası; daha sonraki bir çalışmada, bu yabancı güçlerin siyasi iktidarı elinde tuttuğu gizli örgüt ağını ortaya koydum — gizli planlarının uygulandığı gizli komiteler, vakıflar ve siyasi partiler; ve şimdi; en hayati konuya, bu yağmalamaların Amerikan vatandaşlarının günlük yaşamlarını ve sağlıklarını nasıl etkilediğine. Gizli yöneticilerin büyük gücüne rağmen, herhangi bir Amerikalıya ölüm ya da yaşam cezası verme yetkisine sahip tek bir grup olduğunu gördüm — ülkemizin doktorları.

Bu doktorların, büyük güçlerine rağmen, mesleki yaşamlarının her yönü üzerinde çok sıkı denetimlere tabi olduklarını keşfettim. Şaşırtıcı bir şekilde, bu denetimler herhangi bir eyalet veya federal kurum tarafından uygulanmıyordu, oysa Amerikan yaşamının neredeyse her yönü artık bürokrasinin mutlak kontrolü altındaydı. Doktorların kendi otokrasisi, özel bir meslek birliği olan Amerikan Tabipler Birliği vardır. Merkezi Illinois eyaletinin Chicago kentinde bulunan bu grup, tıp fakülteleri ve doktorların akreditasyonu üzerinde tam kontrolü ele geçirene kadar gücünü kademeli olarak artırmıştı.

Bu manipülatörlerin izleri beni, önceki kitaplarımda ifşa ettiğim uluslararası komplocuların aynı sığınaklarına götürdü. Onların Amerika'yı çoktan yağmaladıklarını, askeri gücünü tehlikeli derecede düşük bir seviyeye indirdiklerini ve her Amerikalıya bürokratik kontroller dayattıklarını biliyordum. Şimdi ise komplolarının her Amerikalının sağlığını da doğrudan etkilediğini keşfettim.

Bu komplo, vatandaşlarımızın sağlığında belgelenmiş bir düşüşe yol açtı. Artık bebek ölüm oranı ve diğer önemli tıbbi istatistiklerinde medeni uluslar listesinde çok gerilerde yer alıyoruz. Sadece kıtlıkları, ekonomik bunalımları, devrimleri ve savaşları planlayıp yürütmekle kalmayıp, aynı zamanda tıbbi bakımımızı manipüle ederek en büyük kârlarını elde eden bu soğukkanlı iş adamlarının şok edici sicilini belgelemeyi başardım. Bu komplocuların sinizmi ve kötülüğü, çoğu Amerikalının hayal gücünün ötesinde bir şeydir. Her yıl "hayırsever" kuruluşlar aracılığıyla halkımızdan kasten milyonlarca dolar sızdırıyorlar ve ardından bu aynı kuruluşları, Tıbbi Tekellerini güçlendirmek için kilit gruplar olarak kullanıyorlar. Korku ve sindirme, komplocuların sağlık hizmetlerimizin her yönü üzerindeki kontrolünü sürdürmek için kullandıkları temel tekniklerdir; kârlarına meydan okuyan her rakibi acımasızca ezip geçmektedirler. Amerikan halkı üzerindeki "davranış kontrolü"nün diğer yönlerinde olduğu gibi, bize karşı en sık kullandıkları silah, entrikalarını gerçekleştirmek için federal ajanları ve federal kurumları kullanmalarıdır. Bu operasyonun kanıtı, çalışmamın en rahatsız edici ifşası olabilir.

Eustace Mullins
22 Şubat 1988

Teşekkür:

Bu çalışmanın hazırlanmasında nezaket ve işbirliği gösteren Washington, D.C.'deki Kongre Kütüphanesi personeline teşekkür ederim.

BÖLÜM 1

TIP TEKELI

Tıp mesleği dünyanın en eski mesleği olmayabilir, ancak genellikle aynı ilkelerle işlediği görülür. Müşteri sadece ödediği paranın karşılığını alıp almadığını merak etmekle kalmaz, çoğu durumda aslında beklemediği bir şey aldığını fark edince de hayal kırıklığına uğrar. Kayıtlara bakıldığında, tıp uygulamalarının gerçek yöntemlerinin binlerce yıldır pek değişmediği görülür. Yakın zamanda keşfedilen Ebers papirüsü, MÖ 1600 gibi erken bir tarihte bile hekimlerin ağrı kesici olarak afyon da dahil olmak üzere dokuz yüzden fazla reçeteye sahip olduğunu göstermektedir. 1700'lere kadar yaygın olarak kullanılan ilaçlar arasında senna, aloe, incir ve hint yağı gibi müshiller yer almaktaydı. Bağırsak kurtları, aspidium kökleri (erkek eğrelti otu), nar kabuğu veya kurt otu yağı ile tedavi ediliyordu. Doğu'da bu, santonin çiçeklerinden elde ediliyordu; Batı Yarımküre'de ise chenopodium meyvesi ve yapraklarından sıkılarak elde ediliyordu.

Analjezikler veya ağrı kesiciler alkol, hyoscyamus yaprakları ve afyondu. Hyoscyamus, modern tıpta "alacakaranlık uykusu"nu indüklemek için kullanılan skopolamin içerir. On altıncı yüzyılda Araplar, romatizmal ağrılar ve gut için safran türevi olan colchicum kullanıyordu. Kinin kaynağı olan kınakına kabuğu sıtma tedavisinde kullanılırdı; chaulmoogra yağı cüzzam için, ipekak ise amipli dizanteri için kullanılırdı. Bir zamanlar yanmış sünger guatr tedavisinde kullanılırdı; içindeki iyot bu hastalığı iyileştiriyordu. Ebeler, rahmi kasılmak için ergot kullanırlardı. Yaklaşık iki yüz yıl önce, Sir Humphry Davy'nin azot oksidin anestezik özelliklerini keşfetmesiyle modern tıp çağı başladı. Michael Faraday eteri keşfetti ve Wilhelm Surtner afyondan morfin izole etti.

On dokuzuncu yüzyılın sonlarına kadar, doktorlar serbest meslek sahipleri olarak çalışıyorlardı, bu da kararlarının tüm risklerini üstlendikleri anlamına geliyordu. Yoksullar nadiren bir doktora rastlardı, çünkü tıbbi hizmetler genellikle zengin ve güçlü kesimle sınırlıydı.

Bir hükümdarı iyileştirmek büyük ödüller getirebilirdi, ancak onu iyileştirememek ölümcül bir hata olabilirdi. Belki de bu mesleğin kişisel risklerinin farkında olunması, riskleri ve ödülleri seçilmiş azınlık arasında dengelemek için tekel planının ortaya çıkmasına neden oldu. Bu tıbbi tekeli kurma girişimleri artık modern bir veba yaratmış durumda, bu tekeli sürdürme kararlılığı ise halka büyük maddi kayıplara ve acılara mal oldu.

Neredeyse beş yüzyıl önce, bu tekeli kurma yönündeki ilk girişimlerden biri İngiltere'de gerçekleşti. İngiltere'de Kral VIII. Henry tarafından imzalanarak yürürlüğe giren 1511 tarihli yasa, bir "uzmanlar" kurulunun onayı olmadan tıp veya cerrahi uygulamalarda bulunmayı suç sayıyordu. Bu yasa, 1518 yılında Kraliyet Hekimler Koleji'nin kurulmasıyla resmileştirildi. 1540 yılında, Kral onların derneğini onayladığında berberlere ve cerrahlara da benzer yetkiler verildi. Onlar da derhal yoksullara hizmet eden yetkisiz pratisyenleri ortadan kaldırmak için bir kampanya başlattılar. Görünüşe göre dünyada yeni bir şey yok, çünkü ABD'de de uzun süredir benzer bir kampanya yürütülüyor. Yoksullara hizmet eden doktorlara yönelik bu taciz, İngiltere'de o kadar yaygın bir acıya neden oldu ki, Kral VIII. Henry 1542'de Şarlatanlar Şartı'nı yürürlüğe koymak zorunda kaldı. Bu Şart, "yetkisiz pratisyenleri" muaf tuttu ve hizmetlerine devam etmelerine izin verdi. Amerika Birleşik Devletleri'nde ise böyle bir tüzük hiçbir zaman kabul edilmedi; burada bir "şarlatan", sadece yetkisiz bir pratisyen, yani Amerikan Tıp Derneği veya onun kontrolü altındaki devlet kurumlarından biri tarafından "onaylanmamış" biri olmakla kalmaz, aynı zamanda derhal tutuklanmaya da tabidir. Şarlatanlara tüzük verilmesinin, İngiliz yaşamının Amerikan kolonisine aktarılan özelliklerinden biri olmaması ilginçtir.

1617'de İngiltere'de Eczacılar Derneği kuruldu. 1832'de İngiliz Tıp Birliği kuruldu; bu, Amerika Birleşik Devletleri'nde benzer bir dernek olan Amerikan Tıp Birliği'nin kurulması için itici güç oldu. Amerikan Tıp Birliği, en başından beri tek bir ana hedefe sahipti: Amerika Birleşik Devletleri'nde tıp uygulamalarının tam tekelini elde etmek ve savunmak. AMA, kurulduğu günden itibaren allopatiyi uygulamalarının temeli haline getirdi. Allopati, uygulayıcıları tanınmış bir tıp fakültesinde eğitim almış ve büyük ölçüde cerrahi prosedürlere ve ilaç kullanımına dayanan bir tıp türüdür. Bu tıp akımının liderleri Almanya'da eğitim almıştı. Kan alma ve yüksek dozda ilaç kullanımına büyük önem veriyorlardı. Akademilerden çıkmamış ve standart veya ortodoks prosedürleri takip etmeyen her türlü tıp akımına düşmanca yaklaşıyorlardı.

Allopati, on dokuzuncu yüzyılda yaygın olan bir başka tıp ekolü olan homeopati ile yoğun bir rekabet içine girdi. Bu ekol, Christian Hahnemann (1755-1843) adlı bir doktor tarafından kurulmuştu. Ekol,

Hahnemann'ın "similibus curentur" (benzer, benzeriyle tedavi edilir) formülüne dayanıyordu. Homeopati, hastalığa neden olan maddelere benzer, toksik olmayan dozlarda maddeler kullanarak bağışıklık sistemi üzerinden etki ettiği için günümüzde daha da büyük bir öneme sahiptir. Bugün bile Kraliçe Elizabeth, Buckingham Sarayı'nda kişisel homeopati doktoru tarafından tedavi edilmektedir. Yine de Amerika Birleşik Devletleri'nde, organize tıp, homeopatik tıp uygulamasını itibarsızlaştırmak ve ortadan kaldırmak için çılgınca çabalarını sürdürmektedir. İronik bir şekilde, 1899'dan 1924'e kadar Amerikan Tıp Derneği'ni domine ederek bu organizasyonu ulusal bir güç haline getiren Dr. George H. Simmons, yıllarca Nebraska'nın Lincoln kentinde, çalıştığı yerde, kendisinin bir "homeopatik hekim" olduğunu ilan eden reklamlar yayınlamıştı.

Klinik deneyler, homeopatinin yaygın olarak reçete edilen bazı artrit ilaçları kadar etkili olduğunu ve ayrıca hiçbir zararlı yan etki yaratmaması gibi büyük bir avantaja sahip olduğunu göstermiştir.

Bununla birlikte, homeopatinin başarıları tarihsel olarak görmezden gelinmiş ya da bahsedildiğinde bile büyük ölçüde yanlış yorumlanmış veya çarpıtılmıştır. Bu tekniğin klasik bir örneği, 1854'teki yıkıcı kolera salgını sırasında İngiltere'de yaşandı; kayıtlara göre, bu salgın sırasında homeopatik hastanelerde ölüm oranı sadece %16,4 iken, geleneksel tıp hastanelerinde ölüm oranı %50 idi. Bu kaydı, Londra Şehir Sağlık Kurulu tarafından kasten gizlendi.

On dokuzuncu yüzyıl boyunca, homeopati uygulaması Amerika Birleşik Devletleri ve Avrupa'da hızla yayıldı. Dr. Hahnemann, birçok pratisyenin onun yöntemlerini benimsemesini sağlayan "Homeopathica Materia Medica" adlı bir ders kitabı yazmıştı.

1847'de Amerika Birleşik Devletleri'nde Amerikan Tıp Birliği (AMA) kurulduğunda, homeopatların sayısı, AMA tipi doktorlar olan allopatların sayısını ikiye birden fazla aşıyordu. Homeopati mesleğinin bireysel doğası ve genellikle tek başlarına çalıştıkları gerçeği nedeniyle, allopatların ortak saldırısına karşı hazırlıksızdılar. Başlangıcından itibaren AMA, rekabeti bastırmak ve homeopatları işlerinden etmek amacıyla kurulmuş bir ticaret lobisi olduğunu kanıtladı. 1900'lerin başlarında, AMA bu hedefine ulaşmaya başladıkça, Amerikan tıbbı Karanlık Çağ'a girmeye başladı. Ancak şimdi, etkilenen tek bir bölgeye odaklanmak yerine tüm fiziksel sistemi tedavi etmeyi savunan yeni, bütünsel bir hareket sayesinde, o on yıllar süren karanlıktan çıkmaya başlıyor.

AMA'nın allopatik tıp okulunun ayırt edici bir özelliği, sürekli kendi reklamını yapması ve bir efsaneyi, yani kendi tıp türünün tek etkili tıp türü olduğu efsanesini yaymasıydı. Bu zararlı gelişme, yeni bir canavar yarattı: mutlak yanılmazlığı olan ve yargısı asla sorgulanmaması gereken çılgın doktor. Kesinlikle, onun hatalarından asla bahsedilmemelidir. Ivan Ilyich'in şok edici kitabı "Medical Nemesis, the Expropriation of Health" (1976) 'da işaret ettiği gibi, allopatik tıp okulunun etkinliği sadece bir efsane olduğu ortaya çıkmakla kalmadı, aynı zamanda doktorlar artık yeni vebalar yaratmışlardır; Ilyich'in "iyatrojenik" olarak tanımladığı hastalıklar, onun "iyatrojenez" olarak adlandırdığı bir vebaya neden olmaktadır. Ilyich, bu salgının şu anda ülkeyi kasıp kavurduğunu iddia ediyor. O, iatrojenez'i "bir doktorun tıbbi müdahalesinin neden olduğu hastalık" olarak tanımlıyor. Ilyich, yaygın olarak karşılaşılan üç iatrojenik türü tanımlamaya devam ediyor: doktorun yarattığı bir hastalık olan klinik iatrojenik; tıp-sanayi kompleksinin entrikalarıyla kasıtlı olarak yaratılan sosyal iatrojenik; ve insanların hayatta kalma iradesini zayıflatan kültürel iatrojenik. Bu üç iatrojenik türünden üçüncüsü en yaygın olanı olabilir. Çeşitli ilaçların reklamları buna "stres" diyor; totaliter hükümet ve kendi kişisel çıkarları için onu yöneten arkasındaki karanlık figürlerin neden olduğu günlük yaşam sorunlarının üstesinden gelmenin zorluğu. Bir Amerikan vatandaşının günlük yaşamının her yönüne müdahale eden bu canavarca varlıkla karşı karşıya kalan birçok insan, umutsuzluk hissine kapılıyor ve yapabilecekleri hiçbir şey olmadığına ikna oluyor. Aslında bu canavar, aşırı genişlemiş olması nedeniyle son derece savunmasızdır ve saldırıya uğradığında bir kağıt kaplan olduğu anlaşılır.

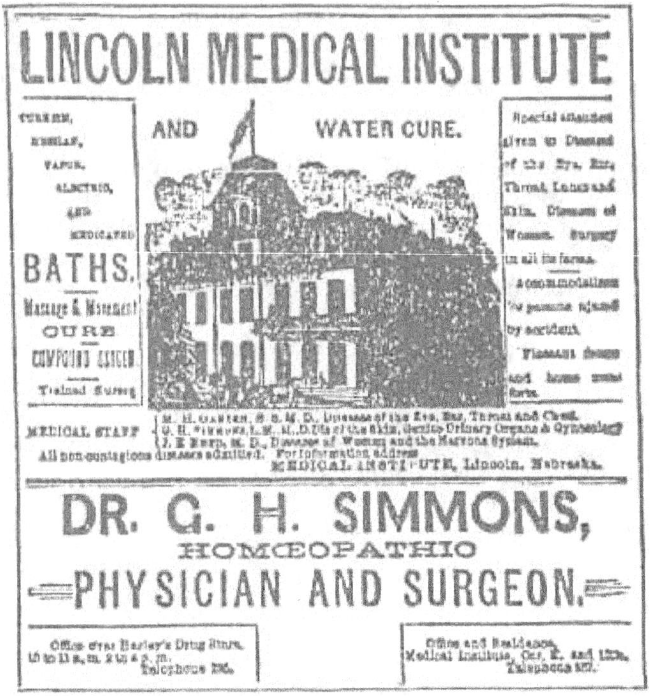

Amerikan Tabipler Birliği başkanının şarlatan reklamı

Bu reklam, Rush Tıp Fakültesi'nden posta yoluyla diplomasını almadan yıllar önce Nebraska, Lincoln'daki gazetelerde yayınlandı. Bu reklamda "Doktor" Simmons, kendisini bir homeopat olarak tanıtıyor. Daha sonraki reklamlarında daha da hırslı hale gelen Simmons, "İrlanda, Dublin'deki Rotunda Hastaneleri'nden Jinekoloji ve Kadın Hastalıkları Uzmanlığı Lisansı" sahibi olduğunu iddia etti. "Bileşik Oksijen" Tedavisi adlı bu sahtekarlığa dikkat edin.

AMA'nın tıbbi bakımı iyileştirdiğine dair çılgın iddialarına rağmen, kayıtlar Amerikan halkının sağlık durumunun kötüye gittiğini göstermektedir. On dokuzuncu yüzyıl boyunca, muhtemelen homeopatların çabaları sayesinde, sağlık durumu istikrarlı bir şekilde iyileşmişti. O dönemin tipik bir hastalığı tüberkülozdu. 1812'de New York'ta tüberkülozdan ölüm oranı 100.000'de 700 idi. Koch 1882'de basili izole ettiğinde, bu ölüm oranı zaten 370'e düşmüştü. 1910'da, ilk tüberküloz sanatoryumu açıldığında, bu oran 100.000'de 180'e kadar düşmüştü. 1950'ye gelindiğinde, bu ölüm oranı 100.000'de 50'ye düşmüştü. Tıbbi kayıtlar, antibiyotiklerin ve aşılamanın kullanılmaya başlanmasından önce, 1860-1896 yılları arasında kızıl, difteri, boğmaca ve kızamık nedeniyle çocuk ölümlerinde %90'lık bir düşüş olduğunu kanıtlamaktadır. Bu, ilaçların eyaletler arası ticaretine ilişkin devlet denetimini düzenleyen Gıda ve İlaç Yasası'nın 1905'te kabul edilmesinden de çok önceydi. 1900 yılında, her 750 Amerikalıya sadece bir doktor düşüyordu. Doktorlar genellikle iki yıllık bir çıraklık dönemi geçiriyorlardı ve bu sürenin ardından iyi bir tamirciyle yaklaşık aynı maaşı kazanmayı umuyorlardı. 1900 yılında, o zamanlar Dr. George H. Simmons'ın editörlüğünü yaptığı *AMA Dergisi*, harekete geçme çağrısı yaptı. "Bireysel üyeler tıp mesleğini kazançlı bir meslek olarak görebilmeleri için mesleğin büyümesi durdurulmalıdır." Herhangi bir mesleğin literatüründe, tekel için daha kararlı bir talep bulmak zor olurdu. Peki bu hedefe nasıl ulaşılacaktı? Sihirli değneğini sallayıp tıp mesleğinde bu dramatik gelişmeyi gerçekleştirecek olan Merlin, dünyanın en zengin adamı, doyumsuz tekelci John D. Rockefeller'dan başkası değildi. Devasa petrol tekelini kurma zaferinin coşkusuyla, antik Roma zaferleri kadar kanlı bir zaferin ardından, Rothschild Hanesi'nin yarattığı ve Wall Street elçisi Jacob Schiff olan Rockefeller, tıp tekelinin kendisine petrol tekelinden daha da büyük karlar getirebileceğini fark etti. 1892'de Rockefeller, Frederick T. Gates'i temsilcisi olarak atadı ve o 'a "tüm hayırseverlik çabalarının başkanı" unvanını verdi. Sonradan ortaya çıktığı üzere, Rockefeller'ın geniş çapta duyurulan "hayırseverlik faaliyetlerinin" her biri, sadece kendi servetini ve gücünü artırmakla kalmayıp, aynı zamanda onun ustaca temsil ettiği gizli figürlerin servetini ve gücünü de artırmak üzere özel olarak tasarlanmıştı.

Frederick T. Gates'in Rockefeller'a ilk hediyesi, Amerika Birleşik Devletleri'ndeki tüm tıp eğitim sistemini domine etme planıydı. İlk adım, Rockefeller Tıp Araştırma Enstitüsü'nün kurulmasıyla atıldı. 1907'de AMA, Carnegie Vakfı'ndan ülkedeki tüm tıp fakülteleri hakkında bir anket yapmasını "talep etti". Bu erken tarihte bile, Rockefeller'ın çıkarları, o zamandan beri sürdürülen Carnegie Vakıfları üzerinde önemli bir fiili kontrol sağlamıştı. Vakıf dünyasında, Carnegie Vakıflarının (birkaç tane vardır) yalnızca Rockefeller Vakfı'nın zayıf birer uzantısı olduğu iyi bilinir. Carnegie Vakfı, tıp fakülteleri araştırmasının başına Abraham Flexner'ı atadı. Tesadüfen, kardeşi Simon, Rockefeller Tıp Araştırma Enstitüsü'nün başkanıydı. Flexner Raporu, aylar süren seyahat ve araştırmaların ardından 1910 yılında tamamlandı. Rapor, Amerikan tıp camiasındaki Alman eğitimli allopatik temsilcilerin etkisi altında kalmıştı. Daha sonra Flexner üzerindeki en büyük etkinin Baltimore gezisi olduğu ortaya çıktı. Kendisi Johns Hopkins Üniversitesi mezunuydu. Bu okul, Daniel Coit Gilman (1831-1908) tarafından kurulmuştu. Gilman, Yale Üniversitesi'ndeki Russell Trust'ın (günümüzde Ölüm Kardeşliği olarak bilinir) ilk üç kurucusundan biriydi. Yale'deki genel merkezinde, Gilman'a Amerika Birleşik Devletleri'nde Illuminati'nin bu şubesini kurma yetkisi veren Almanca bir mektup bulunmaktaydı. Gilman, Peabody Fonu ve daha sonra Rockefeller Vakfı haline gelen John Slater Fonu'nu kurdu. Gilman ayrıca, Amerika Birleşik Devletleri'nin tıp eğitimi sistemini devralacak olan Rockefeller'ın Genel Eğitim Kurulu'nun, Carnegie Vakfı'nın ve Russell Sage Vakfı'nın kurucu üyelerinden biri oldu. Johns Hopkins Üniversitesi'nde Gilman, Woodrow Wilson'ın eğitim politikasının arkasındaki "kötü deha" haline gelen Richard Ely'ye de ders verdi. Gilman'ın hayatının son yılında elde ettiği son başarı, Herbert Hoover'a bir düşünce kuruluşu kurmanın yararları konusunda danışmanlık yapmasıydı. Hoover, Birinci Dünya Savaşı'ndan sonra Hoover Enstitüsü'nü kurarak Gilman'ın planını uyguladı. Bu kurum, Washington'daki "Reagan Devrimi"nin öncülerini yetiştirdi. Şaşırtıcı olmayan bir şekilde, Amerikan halkı kendini daha da fazla borç ve daha da baskıcı bir federal bürokrasi ile karşı karşıya buldu; bunların hepsi Daniel Coit Gilman'ın Illuminati prospektüsünün sonucuydu.

Flexner, Johns Hopkins Üniversitesi'nde zamanının çoğunu raporunu tamamlamakla geçirdi. 1893'te kurulmuş olan tıp fakültesi, çok modern kabul ediliyordu. Aynı zamanda Amerika Birleşik Devletleri'ndeki Alman allopatik tıp okulunun da merkeziydi. Kentucky, Louisville'de doğan Flexner, Berlin Üniversitesi'nde okumuştu. Amerika Siyonist Örgütü Başkanı Louis Brandies de Louisville'den geliyordu ve Flexner ailesinin eski bir dostuydu. Woodrow Wilson, Brandeis'i Yüksek Mahkeme'ye atadıktan sonra, Brandeis 1918'de Versay Barış Konferansı'na katılmak üzere kendisini Paris'e delege olarak atadı. Amacı, bu konferansta Siyonist hareketin hedeflerini ilerletmekti.

O dönemde New York'ta avukatlık yapan Bernard Flexner'dan, Paris'teki Siyonist heyetin resmi hukuk danışmanı olarak Brandeis'e eşlik etmesi istendi. Bernard Flexner daha sonra Dış İlişkiler Konseyi'nin kurucu üyesi ve kardeşi Simon ile birlikte Rockefeller Vakfı'nın mütevelli heyeti üyesi oldu.

Simon Flexner, 1903 yılında kurulan Rockefeller Tıp Araştırmaları Enstitüsü'nün ilk müdürü olarak atanmıştı. Abraham Flexner ise 1908 yılında Carnegie Eğitim Geliştirme Vakfı'na katıldı ve 1928'de emekli olana kadar burada görev yaptı. Ayrıca yıllarca Rockefeller Genel Eğitim Kurulu'nda üye olarak görev aldı. Kendisine Oxford Üniversitesi'nde Rhodes Anma Öğretim Görevlisi unvanı verildi. En önemli eseri olan "Avrupa'da Fuhuş" 1913 yılında yayınlandı.

Abraham Flexner, Rockefeller'a her açıdan tatmin edici görünen bir nihai rapor sundu. Raporun ilk maddesi, doktor sayısının çok fazla olduğu yönündeki AMA'nın yakınına kesin bir şekilde katılmasıydı. Flexner'ın çözümü basitti; tıp eğitimini o kadar elitist ve pahalı hale getirmek ve o kadar uzatmak ki, çoğu öğrencinin tıp kariyerini düşünmesi bile imkansız hale gelsin. Flexner programı, dört yıllık lisans eğitimi ve ardından dört yıllık tıp fakültesi eğitimi şartını koydu. Raporu ayrıca tıp fakülteleri için karmaşık şartlar da belirledi; pahalı laboratuvarlara ve diğer ekipmanlara sahip olmaları gerekiyordu. Flexner Raporu'nun şartları yürürlüğe girince, tıp fakültelerinin sayısı hızla azaldı. I. Dünya Savaşı'nın sonunda, tıp fakültelerinin sayısı 650'den sadece 50'ye düşmüştü. Yıllık mezun sayısı 7500'den 2500'e düşmüştü. Flexner kısıtlamalarının yürürlüğe girmesi, ABD'deki Tıp Tekeli'nin, varlıklı ailelerden gelen küçük bir elit öğrenci grubuyla sonuçlanacağını ve bu küçük grubun yoğun denetimlere tabi tutulacağını neredeyse garanti altına aldı.

Flexner Raporu ortalama bir Amerikan vatandaşına neye mal oldu? Bazı yeni istatistikler bu duruma ışık tutuyor. New York Times, 1985 yılında Amerika Birleşik Devletleri'nde kişi başına sağlık hizmetlerinin maliyetinin yıllık 1800 dolar, İngiltere'de yıllık 800 dolar, Japonya'da ise yıllık 600 dolar olduğunu bildirdi. Oysa hem İngiltere hem de Japonya, tıbbi bakım kalitesi ölçeğinde Amerika Birleşik Devletleri'nden daha üst sıralarda yer alıyor.

Örneğin, Amerika Birleşik Devletleri'nden daha yüksek bir yaşam standardına sahip olan, ancak vatandaşlarına kişi başına yıllık 600 dolarlık kaliteli tıbbi bakım sağlayan Japonya ile karşılaştırıldığında, Amerika Birleşik Devletleri'ndeki tıbbi bakımın değeri kişi başına yıllık 500 dolardan fazla olamaz. Kişi başına 1300 dolarlık fark nedir? Bu, Tıbbi Tekel'in aşırı ücretlendirme, suç teşkil eden sendikal faaliyetler ve İlaç Tröstü'nün faaliyetleri yoluyla Amerikan halkından yılda 300 milyar dolar yağmalamasıdır.

BÖLÜM 2

ŞARLATANLAR VE ŞARLATANLIK

> **Şarlatan** — tıbbi veya cerrahi beceriye sahip olduğunu iddia eden cahil bir sahtekar.
>
> **Şarlatanlık** — sahtekarlık. 1783, Crabbe, Village 1, "İnsan hastalıkları konusunda uzun süredir bilgili, öldürdüğü kurbanı önce aşağılayan güçlü bir şarlatan."
>
> *Oxford İngilizce Sözlüğü*

Geoffrey Marks'a göre, Amerikan tıbbının ilk önemli figürü teolog Cotton Mather (1663-1728) idi.

Harvard Üniversitesi Rektörü Increase Mather'ın oğlu olan Cotton Mather, birçok teolojik eser yazmış, ancak 1720'den 1724'e kadar yazdığı "The Angel of Bethesda" adlı kapsamlı bir tıp eseri de kaleme almıştır. Tıp mektupları büyük ölçüde yerel Kızılderili bilgeliğinden yararlanmıştır; ayrıca hastalıkta zihinsel faktörleri de ele almış ve "Neşeli bir kalp ilaç gibi iyi gelir, ama kırık bir ruh kemikleri kurutur" diye belirtmiştir.

Mather, Amerikan tıbbının uygulamalarıyla ilgilenen ilk ve son teolog gibi görünüyor. Amerikan tıbbında bir sonraki önemli isim Dr. Nathan Smith Davis (1817-1904) idi. New York'un kuzeyinde Dr. Daniel Clark'ın yanında çıraklık yaptıktan sonra Davis, 1847'de New York'a taşındı. Daha 1845'te, New York Eyaleti Tıp Derneği'nden tıp eğitimindeki en bariz suistimalleri düzeltmesini talep etmiş ve o dönemde moda olan dört aylık eğitimin altı aya çıkarılması konusunda ısrar etmişti. 11 Mayıs 1846'da, Amerikan Tıp Derneği'nin çekirdeğini oluşturmak üzere New York'ta bir grup hekimi bir araya getirdi. Örgüt, ertesi yıl 5 Mayıs 1847'de Philadelphia'da resmi statü kazandı; bu tarih, Amerikan Tıp Derneği'nin kurulduğu resmi tarihtir. New York toplantısına katılan yüz delegenin sayısı, Philadelphia'd 'dan iki yüz elliden fazlasına çıkmıştı. Kısa süre sonra birçok eyalette eyalet örgütleri kurdular. Smith daha sonra Chicago'ya taşındı ve burada Rush Tıp Fakültesi'ne katıldı. 1883'te, AMA dergisini kurduğunda, ilk editörü oldu ve 1889'a kadar bu görevde kaldı.

Kurucusu Dr. Davis'in iyi niyetine rağmen, AMA yaklaşık elli yıl boyunca can çekişmeye devam etti. 1899'da, Nebraska'dan Dr. George H. Simmons'ın gelmesiyle birlikte örgüt dev bir adım attı. Hayatı boyunca belki de alaycı bir şekilde "Doc" olarak bilinen Simmons, bugün önde gelen Amerikan şarlatanı olarak anılmaktadır. İngiltere'nin Moreton kentinde doğan Simmons, 1870'te Amerika Birleşik Devletleri'ne göç etti. Ortabatı'ya yerleşen Simmons, kariyerine gazeteci olarak başladı. İlginçtir ki, yirminci yüzyıl Amerikan tıbbının diğer iki önemli figürü olan Dr. Morris Fishbein ve Albert Lasker de kariyerlerine gazeteci olarak başlamıştı; Fishbein hayatı boyunca gazeteci olarak kaldı. Simmons, Nebraska'nın Lincoln kentinde *Nebraska Farmer* dergisinin editörü oldu. Birkaç yıl sonra, benzeri görülmemiş bir şarlatanlık kariyerine atılarak mali durumunu iyileştirmeye karar verdi. İlginçtir ki, AMA 1868'de şarlatanlığı resmi olarak "yasal olarak kurulmuş tıbbi otoriteler tarafından onaylanmamış ilaçların veya tedavilerin satışı veya uygulanması" olarak tanımlamıştı. Simmons bu şartı görmezden geldi. Hiç kimse, onun tıp diploması almaya hak kazanmak için herhangi bir yerde eğitim gördüğünü tespit edemedi. Yine de, muhtemelen İrlanda'nın Dublin kentine atıfta bulunarak, "Dublin Rotunda Hastanesi lisans sahibi" olduğunu ilan etmeye başladı. Aslında, Dublin Hastanesi hiçbir zaman lisans vermemişti ve bunu yapmaya yetkili de değildi. (Karşı sayfadaki tam sayfa Şekil No. 2'ye bakınız.)

Sözde usulüne uygun olarak lisanslı bir hekim olarak Amerika Birleşik Devletleri'ne gelen Simmons'ın neden bunun yerine birkaç yıl gazetecilik yapmayı tercih ettiği sorusunu kimse sormadı. Ayrıca, "Londra'nın en büyük hastanelerinde bir buçuk yıl geçirdiğini" ilan etse de, hasta, hademe veya başka bir görevli olarak hangi sıfatla orada bulunduğuna dair herhangi bir iddiada bulunmaktan kaçındı. Yıllar sonra, Lincoln'de tam zamanlı bir tıp muayenehanesi işletmeye devam ederken, ülkenin gelişen diploma fabrikalarından biri olan Chicago'daki Rush Tıp Fakültesi'nden posta yoluyla bir diploma aldı. Bu derecesi almadan önce Rush Tıp Fakültesi kampüsüne adım attığına dair hiçbir kayıt yoktur. Onun himayesindeki Morris Fishbein de Rush Tıp Fakültesi'ne devam etmişti. Fishbein'in gerçekten mezun olup olmadığı konusunda bazı şüpheler vardı; yıllar sonra, nüfuzlu olduğu dönemde, orada tıbbın halkla ilişkiler yönlerini öğretme konusunda uzmanlaşmış bir "profesör" oldu.

Kapsamlı ve ayrıntılı bir derleme olan "The Story of Medicine in America" (Amerika'da Tıbbın Tarihi) adlı referans eserinde, yazarlar Geoffrey Marks ve William K. Beatty, Simmons veya Fishbein'den hiç bahsetmemektedir; bu, tıp tarihimizin en kötü şöhretli iki pratisyen hekimi oldukları için bariz bir eksiklik gibi görünmektedir. Görünüşe göre bu iki adamın tıp tarihinin en ünlü şarlatanları olduğunu fark eden yazarlar, ihtiyatlı bir şekilde onları görmezden gelmeye karar vermişlerdir.

Simmons, *Who's Who'da* 1884'ten 1899'a kadar Lincoln'da hekimlik yaptığını belirtmektedir. Mezuniyet bilgisi olarak "L. M. Dublin 1884" yazmaktadır. Bu durum yeni sorular doğurmaktadır. Simmons, 1870 yılında Amerika Birleşik Devletleri'ne göç etmişti; 1870'ten 1899'da Chicago'ya taşınana kadar sürekli olarak Lincoln'da yaşamıştı. Nedense, 1936 baskısındaki *Who's* Who kaydında Rush Tıp Fakültesi'nden aldığı posta yoluyla alınan diplomasını belirtmekten kaçınmıştır; 1922 baskısında ise bu diplomayı 1892'de aldığını belirtmişti. Burada da yine, eğitim geçmişiyle ilgili hiçbir soru sorulmamıştır; bu geçmişe göre, tıp eğitimine ancak Amerika Birleşik Devletleri'ne geldikten sonra Dublin'de başlamıştır. Burada yeniden yayınladığımız "Doc" Simmons'ın Lincoln'daki reklamlarında, o dönemin standart bir ifadesi olan "Evimde sınırlı sayıda kadın hasta kabul edilebilir" ifadesi kullanılmıştı. Bu, kürtaj yaptığını ima eden şifreli bir bildirimdi. Ayrıca, görünüşe göre tek yetkilisi olduğu "Lincoln Enstitüsü"nün bir parçası olarak, aynı binada bir güzellik ve masaj salonu da işletiyordu. İlanlarında kendisini "homeopatik hekim" olarak tanıtıyordu, ancak kısa süre sonra AMA ile birlikte Amerika Birleşik Devletleri'nde homeopati mesleğini yok etmek için bir kariyere başlayacaktı. İlanlarında "kadınların tüm tıbbi ve cerrahi hastalıklarını tedavi ettiğini" duyuruyordu.

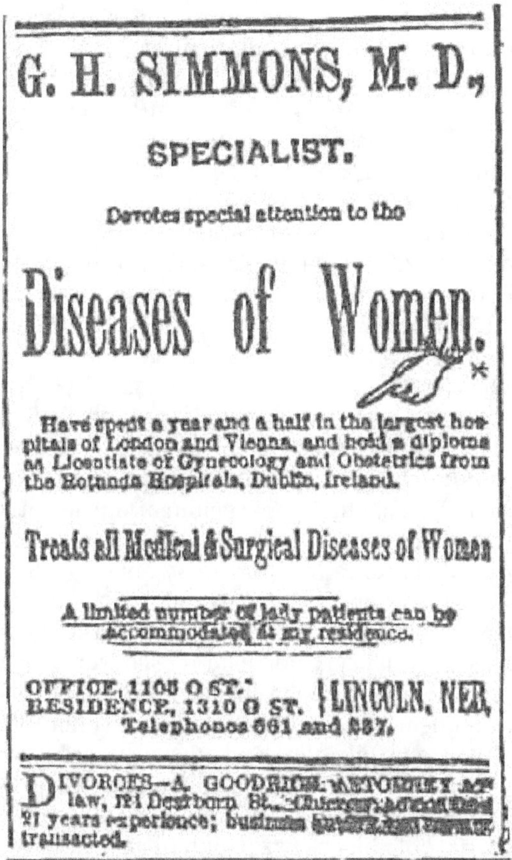

Amerikan Tıp Derneği'nin organizatörü ve patronunun, kürtajcılar tarafından kullanılan formatta hazırladığı şarlatan reklamı "Evimde sınırlı sayıda kadın hasta kabul edilebilir" satırları, o günlerde kürtajcıların reklamlarında düzenli olarak kullandıkları bir formdu. Londra ve Viyana hastanelerinde edindiği İrlanda lisansının sahte olduğu ortaya çıktı. Bu reklam, Lincoln Enstitüsü'nden daha geç bir tarihte yayınlandı, ancak "Doktor" Simmons'ın diploma fabrikasından diplomasını almasından yıllar önceydi.

Amerikan Tıp Derneği'ni öğrenen ve her zaman daha fazla statü peşinde olan Simmons, Nebraska şubesi olan Nebraska Tıp Derneği'ni kurdu. Organizatör olarak yetenekleri Chicago merkezinin dikkatini çekti ve AMA'nın Journal of dergisinin editörlüğünü devralması için çağrıldı. Böylece "Doc" Simmons, bir doktor olarak değil, bir gazeteci olarak AMA'ya geldi. AMA'nın, ulusal bir politikayı uygulayabilecek kimse olmadan sürüklendiğini gördü. Bu durum, onun yetenekleri ve azmi için biçilmiş kaftandı. Kısa süre sonra kendisini Amerikan Tıp Derneği'nin sekreteri ve genel müdürü olarak atadı ve örgütü, günümüze kadar sürdürdüğü diktatörce ve kendini yüceltmeye yönelik politikalarla yola çıkardı. AMA'ya gelen tüm paralar Simmons'ın elinden geçti ve operasyonların her ayrıntısını bizzat denetledi. Kısa süre sonra, daha önce Kentucky Eyalet Sağlık Kurulu Sekreteri olarak görev yapmış bir adamda yetenekli ve istekli bir yardımcısı buldu. Bu adam, Simmons'ın tam da aradığı türden biriydi, zira denetçiler hesaplarında yaklaşık 62.000 dolarlık bir eksiklik tespit ettikten sonra tutuklanmıştı. Eyalet bürokrasisinin saygın bir üyesi olarak, Kentucky Valisi'nden resmi bir af almayı başardı; ancak vali, başka bir yere yerleşmesinin kendisi için en iyisi olabileceği konusunda nazikçe uyardı. Chicago, trenle sadece kısa bir mesafedeydi ve orada Simmons'ın referanslarından çok etkilendiğini gördü. Bu beyefendi, Dr. E. E. Hyde, 1912'de lösemiden öldü. Bu, kulislerde bekleyen başka bir gazeteci, Dr. Morris Fishbein için şanslı bir durum oldu. Fishbein, görünüşe göre Rush Tıp Fakültesi'ndeki eğitimini tamamlamıştı, ancak henüz diplomasını almamıştı. Her halükarda, doktor olmak istemiyordu. Durand Hastanesi'nde birkaç ay boyunca düzensiz bir şekilde stajyerlik yapmıştı, ancak o dönemde akredite bir hastanede iki yıllık staj yapmayı gerektiren yönetmeliklere uymak istemiyordu. Sirk akrobatı olarak kariyer yapmayı ciddi olarak düşünüyordu ve bir opera topluluğunda figüran olarak yarı zamanlı çalışıyordu. Ayrıca AMA'da olası bir iş fırsatı olduğunu öğrenmiş ve Dr. Hyde'ın ölümcül hastalığı sırasında orada yarı zamanlı olarak yazılar yazıyordu. Simmons, Fishbein'i de kendine çok yakın bir insan olarak görmüştü. Dr. Hyde öldüğünde Simmons, genç adama 1913 yılı için oldukça yüksek bir rakam olan aylık 100 dolarlık çok cazip bir başlangıç maaşı teklif etti. Fishbein, AMA'da kendine bir yuva buldu; 1949'da, kelimenin tam anlamıyla kovulana kadar oradan ayrılmadı.

Fishbein'in ortaya çıkmasıyla birlikte, Amerikan Tabipler Birliği artık ülkenin en saldırgan iki şarlatanının eline geçmişti: Yıllardır hekimlik yapan, ancak gün ışığına çıkarsa geçerliliğini yitirecek bir tıp diplomasına sahip olmaması onu hiç utandırmayan Simmons ile, 1938'de yeminli ifadeyle hayatında bir gün bile hekimlik yapmadığını itiraf eden Morris Fishbein. "Doktor" Simmons, herkesin bildiği adıyla, kariyerinde açgözlülükten başka hiçbir motivasyon göstermediği için, AMA'nın sahip olduğu muazzam gücün kendisini adeta bir altın madenine attığını kısa sürede fark etti. AMA'nın iyiliği ve iyi niyetine karşılık belirli imtiyazlar talep etmekte gecikmedi. Bunların başında, yeni ürünler için "Onay Mührü" geliyordu. AMA'nın başlangıçta neredeyse hiç laboratuvarı, test ekipmanı veya araştırma personeli olmadığı için, Onay Mührü "yeşil araştırma" yoluyla elde ediliyordu;

yani, başvuranın ne kadar ödeme gücüne sahip olduğu ve bunun kendisi için ne kadar değerli olabileceğinin zahmetli bir şekilde belirlenmesi yoluyla. İlk başta, bazı ilaç üreticileri bu düzenlemeden hoşnutsuzluk duydu ve ödemeyi reddetti. Bu muhalefetin lideri, 1900 yılında Abbott Laboratories'i kuran Dr. Wallace C. Abbott'tı. Simmons, ne kadar çok ürün sunulursa sunulsun, Abbott Laboratories'in tek bir ürününü bile onaylamayı reddederek ona karşı çıktı. Bu çekişme bir süre devam etti, ta ki bir sabah "Doc" Simmons, ofisinde Dr. Abbott'un karşısında durduğunu görünce gözle görülür şekilde sarsılana kadar.

"Şey, efendim," diye kekeledi, "sizin için ne yapabilirim?" "Sadece sizden şahsen bir açıklama almak için geldim," diye cevapladı Dr. Abbott, "neden ürünlerimden hiçbiri AMA tarafından onaylanmadı?"

"Bu benim yetki alanıma girmiyor, efendim," diye yanıtladı "Doc" Simmons, "Araştırma departmanımızla görüşüp sorunun ne olduğunu öğrenmekten memnuniyet duyarım."

"Sorgulamanızı hızlandırabileceğim bir yol var mı?" diye sordu Dr. Abbott.

Simmons sevinçten havalara uçtu. Sonunda inatçı kimyager de onun bakış açısını anlamaya başlamıştı. "Elimden ne gelirse seve seve yaparım," dedi. "Yapabileceğiniz bir şey var," dedi Dr. Abbott, "eğer bu belgeleri inceler misiniz, karar vermenize yardımcı olabilir."

"Doc" Simmons'ın masasına bir dizi kağıt yaydı. Simmons, Dr. Abbott tarafından tutulan özel dedektifler tarafından özenle derlenen, kariyerinin eksiksiz bir kaydını incelediğini hemen fark etti. Sözde "diplomaların" tüm ayrıntıları, Lincoln'daki eski hastaları tarafından Simmons aleyhine açılan cinsel suçlamaların kayıtları ve hastaların ölümüne yol açan tıbbi ihmal suçlamaları gibi diğer sansasyonel konular vardı. Tuzağa düştüğünü biliyordu.

"Peki," dedi Simmons, "tam olarak ne istiyorsunuz?"

"Tek istediğim, AMA'nın ürünlerimi onaylaması," dedi Dr. Abbott. "Sence bu artık mümkün mü?"

"Tamamdır," dedi Simmons. O günden itibaren, o zamanlar hala Abbott Biologicals olarak bilinen Abbott'un şirketinin ürünleri, AMA sürecinden hızla geçirildi ve "Onaylandı" damgası vuruldu. Dr. Abbott bu özel muamele için tek bir kuruş bile ödemedi.

Yıllar boyunca, Abbott-Simmons çatışmasının çeşitli versiyonları tekrarlandı. Tom Mahoney'in "Merchants of Life" adlı kitabında yer alan, olayı yumuşatılmış bir versiyona göre, Simmons, Dr. Abbott'un tıp mesleğini "ticari hale getirmesine" karşı çıkmış ve ona bir ders vermek istemişti. Eczacılık ve Kimya Konseyi, Abbott'un ilaçlarının hiçbirini onaylamayı reddetmekle kalmadı, aynı zamanda Amerikan Tıp Derneği dergisinde reklam verme taleplerini de reddetti ve daha sonra protesto mektuplarını basmayı reddetti. Simmons daha sonra, derginin Aralık 1907 ve Mart 1908 sayılarında Dr. Abbott'a yönelik kişisel saldırılara başladı. Simmons'ın, Dr. Abbott'un tıp mesleğini ticarileştirmesini istemediğine dair dindar iddiası boş sözlerden ibarettir; Abbott, satış için ilaç ürünleri üretmekteydi. Sorun, onun Simmons'a her zamanki haraç ödemesini reddetmesiydi.

Bu karışıklık çözüldükten sonra, Abbott'un reklam müdürü S. DeWitt Clough, Morris Fishbein'in briç oynayan dostu oldu.

Simmons-Fishbein döneminde AMA'nın ateşli bir eleştirmeni olan New York'tan Dr. Emanuel Josephson, "Simmons ve ekibinin tıbbi yayınlar ve mesleğe yönelik reklamların tekelini ele geçirmek için kullandıkları yöntemler genellikle kaba ve gayri meşruydu. AMA, kendi dergileri dışındaki medyada reklam veren firmaları, ürünlerinin 'kabulünü' geri çekmekle açıkça tehdit etti" diye yazdı. Dr. Josephson, Simmons'ın uygulamalarını "ticareti kısıtlama komplosu ve gasp" olarak tanımladı. Ayrıca, yine haklı olarak, "tıp alanında faaliyet gösteren Federal Hükümetin neredeyse her kolunun Dernek tarafından tamamen domine edildiğini" iddia etti. Bu, daha sonra İlaç Tröstü'nün en korkunç haraç vakalarını aktif olarak uygulayan devlet kurumlarının birçok örneğini aktaran bu yazarın da doğruladığı bir durumdu. Simmons tarafından uygulanan kontroller o kadar kapsamlıydı ki, AMA Başkanı Dr. Nathan B. van Etten, daha sonra New York Bölge Mahkemesine yeminli bir beyanname sunarak, Amerikan Tıp Derneği Başkanı olarak herhangi bir para kabul etme veya sözleşme yapma yetkisi olmadığını belirtti. Bu tür tüm anlaşmalar Chicago merkez ofisi personelinin yetki alanındaydı. Daha sonra AMA'nın "hekimlerin gelirlerini, tıp uygulamalarına yönelik hükümet müdahalesine karşı korumaya odaklandığı" belirtildi. Bu, hem pastayı hem de onu yemeyi başaran bir durumdu. Tıp Tekeli'ne yönelik herhangi bir hükümet denetimine kararlı bir şekilde karşı çıkarken, tekelciler sık sık çeşitli devlet kurumlarını, tekellerine tehdit oluşturan herkese karşı harekete geçmeye zorlayarak, bu kişilerin tutuklanmasını, yargılanmasını ve hapse gönderilmesini sağladılar.

"Doc" Simmons'ın Amerikan Tıp Derneği üzerindeki kazançlı hakimiyeti, onu sayısız yan işlere yönlendirdi. 1921'de Chicago'da Tıp Enstitüsü'nü kurdu. Bu, görünüşe göre rüşvetleri için bir holding şirketinden başka bir şey değildi. Ayrıca, lüks bir Gold Coast dairesinde yaşayan dolgun göğüslü bir metresi ile Amerikan başarı öyküsünün ayrıcalıklarının tadını çıkarıyordu. Bir alçak olan Simmons, bu ilişkisini karısına göstermekle yetinmedi; ondan kurtulma kararlılığında giderek daha acımasız hale geldi. Ardından klasik bir taktiğe başvurdu: İstenmeyen karısını ortadan kaldırmak için ona uyuşturucu vermeye çalıştı, ona delirdiğine inandırmaya çalıştı ve umduğu gibi onu intihara sürüklemeye çalıştı. Bu muamelenin birkaç ay sürmesinden sonra, karısı ona karşı dava açarak karşılık verdi. 1924'te büyük yankı uyandıran bir duruşma, karısının, kocasının "tıbbi deneyimi"ne dayanarak kendisine yüksek dozda uyuşturucu verdiğini ve ardından onu deli ilan ettirmek için işlem başlattığını ifade etmesiyle sona erdi. Bu, o dönemde o kadar da sıra dışı bir prosedür değildi; kelimenin tam anlamıyla yüzlerce kadının başına gelmişti. Ancak karısı, çoğu kurbandan daha dirençli olduğunu kanıtladı. Mahkemede, kocasının kendisini akıl hastası olmakla suçlayarak tuzağa düşürmeye çalıştığını ifade etti. Bu dava, ilaç tedavisi ve psikolojik terör yoluyla karısını delirtmeye çalışan bir doktorun hikayesine dayanan bir düzineden fazla kitap, tiyatro oyunu ve filmin yazılmasına ilham verdi. Bunların en ünlüsü, Charles Boyer'in "Doc" Simmons rolünü mükemmel bir şekilde canlandırdığı, şanssız karısını ise Ingrid Bergman'ın oynadığı "Gaslight" idi.

Dava, Simmons'a hoş olmayan bir reklam seli getirdi ve onu AMA başkanlığından emekliye zorladı. Ancak, 1924'te görevinden ayrılıp 1937'deki ölümüne kadar "onursal genel editör" unvanını elinde tuttu. Hala şans yıldızı altında faaliyet gösteren Morris Fishbein, artık AMA'nın tam hakimiyetine geçmişti. İkisi birlikte, yarım asırdan fazla bir süre boyunca AMA'yı kontrol ettiler ve bu örgütü para toplamak, siyasi nüfuzlarını kullanmak ve doktorlar, hastaneler, ilaç şirketleri ve ilgili devlet kurumları üzerinde hakimiyetlerini sürdürmek için tekniklerini mükemmelleştirdiler. Simmons, Hollywood, Florida'ya taşındı ve 1937'ye kadar orada yaşadı. *New York Times'ta* yayınlanan ölüm ilanı, "Şarlatanlarla Savaşıyla Tanınan" başlığını taşıyordu. Uzun süredir onu eleştiren Dr. Emanuel Josephson, uzun süredir "Şarlatanların Prensi" olarak bilinen bir adam için bunun tuhaf bir anma yazısı olduğunu belirtti.

Morris Fishbein, AMA'daki Simmons'ın yetenekli yardımcısı Dr. Olin West'i (1874-1952) de devraldı. West, 1910'dan 1918'e kadar Rockefeller Sağlık Komisyonu'nun Tennessee eyalet müdürü olarak görev yapmıştı. Bu nedenle, AMA genel merkezinde Rockefeller bağlantısının temsilcisi olarak gerekli niteliklere sahipti. Dr. Josephson daha sonra Fishbein'i "tıp mesleğinin Hitler'i" ve West'i "onun Goering'i" olarak nitelendirdi. Fishbein, AMA'nın hükümet çalışanlarını AMA'nın amaçları için "kullanma" yeteneğinin farkındaydı. Eczacılık ve Kimya Konseyi'nin ilk on beş üyesinden üçü federal hükümetin bir parçası olmuştu.

Simmons'ın ortadan kaybolmasıyla Fishbein artık serbest kalmıştı. O günden itibaren, herhangi birinin AMA'dan bahsettiğinde, Morris Fishbein'e de saygı gösterilmesini sağladı. Oradaki konumunu, kitap yayıncılığı, konferanslar ve gazetelerde köşe yazıları yazmak dahil olmak üzere bir dizi özel girişim başlatmak için kullandı. AMA'dan aldığı yıllık 24.000 dolarlık mütevazı maaşla Fishbein, Batı Dünyasının Playboy'u haline geldi. Çocukları Fransız bir dadı tarafından bakılırken, kendisi haftada bir New York'a gidip Stork Club'da görülmek ve tiyatronun prömiyerlerine katılmak için gidip geliyordu. Ücretler, rüşvetler, ödüller ve diğer paralar adeta bir sel gibi kasasına akıyordu. AMA'da geçirdiği yirmi beş yıllık iktidarı boyunca, reklam yapmak ve kendini zenginleştirmek için hiçbir fırsatı kaçırmadı. Hayatında bir gün bile tıp pratiği yapmamış olmasına rağmen, King Features Syndicate'i ikna ederek, iki yüzden fazla gazetede yayınlanan "tıbbi" yorumlar yazan günlük köşe yazarı olarak kendisini işe almasını sağladı. 23 Mart 1940'ta *Editor and Publisher* dergisinde, yeni girişimini kutlamak için tam sayfa bir ilan yayınlandı ve "Tıp otoritesi olan Dr. Fishbein'in adı, bir gümüş parça üzerindeki 'sterling' damgası ile eş anlamlıdır" denildi. Bunun Yahuda'ya dolaylı bir atıf olup olmadığı belli değildir.

Fishbein, Amerika Birleşik Devletleri'nin en büyük ikinci yayını olan Look Magazine'in tıbbi danışmanı olarak atanarak ek gelir elde etti. 1935'te, muhtemelen en büyük mali başarısı olan, devasa bir ciltlik yıllık yayın olan "Modern Home Medical Adviser"a girişmişti. Kitap, komisyonlu olarak doktorlar tarafından onun için yazılmıştı, ancak o, "Her yerdeki doktorlar tarafından onaylanmıştır. En zengin milyoner bile daha iyi bir sağlık rehberi satın alamazdı" gibi sansasyonel reklam metinlerini yazmıştı. Açıkçası, hiçbir doktor bu kitabı eleştirmeye cesaret edemedi.

Fishbein'in AMA'daki giderek artan gücü, orada "editör" dışında hiçbir unvanı olmaması gerçeğiyle örtbas edildi. Amerikan Tıp Birliği'nin tüm yayınları üzerinde mutlak kontrolünü sürdürdü ve böylece örgüt üzerinde tam bir güç elde etti. Onunla aynı fikirde olmayan hiç kimse, herhangi bir hoşnutsuzluğunu dile getirme fırsatı bulamadı. Ayrıca, AMA'nın çeşitli komitelerinin personel seçiminde de mutlak kontrolü elinde tuttu, böylece hiç kimse onu eleştirebilecek bir konumda olamadı. Gıda Komitesi ile Eczacılık ve Kimya Konseyi, üreticiler ve reklamcılar üzerinde sahip oldukları büyük güç nedeniyle özellikle onun kontrolü altındaydı. Eczacılık ve Kimya Konseyi, Kongre'nin Gıda ve İlaç Yasası'nı kabul ettiği 1905 yılında kurulmuştu; bu iki grup her zaman çok yakın bir şekilde çalışıyordu. Reklam gelirleri her yıl artarken, Fishbein, AMA'nın herhangi bir kâr elde ettiğini kararlılıkla inkar ediyordu. 1926 tarihli *Review of Reviews* dergisinde şu sözleri aktarılmıştır: "Tüzükte belirtildiği gibi 'kar amacı gütmeyen bir kuruluş' olmaktan uzak olan Amerikan Tıp Birliği, hem maddi hem de can kurtarma açısından halk için son derece kârlı olmuştur." Böylece Fishbein, AMA'nın gelirine yönelik artan eleştirileri, bunun genel olarak halk için kârlı olduğu iddiasıyla ustaca savuşturdu.

Fishbein'in editörlüğünde, AMA'nın sağlık dergisi *Hygiea*, "SAF GIDALAR, DÜRÜST REKLAMLAR" başlığını taşıyordu. "AMA Gıda Komitesi'nin Onay Mührü, herhangi bir ürünün kalite iddialarının doğru olduğu ve reklamının gerçeğe uygun olduğu konusunda en iyi garantinizdir. Satın aldığınız her gıda ürününde bu mührü arayın. White Star Tuna ve Chicken of the Sea markalı ton balıkları bu onayı almıştır." Fishbein bu reklamları yayınlarken, Gıda ve İlaç İdaresi (FDA) tam da bu markaların ton balığı sevkiyatlarına defalarca el koyuyor ve "tamamen veya kısmen çürümüş hayvansal maddelerden oluştuğu" gerekçesiyle bunları kınıyordu. Onay Mührü de bu kadar.

AMA Gıda Komitesi, neredeyse hiç test cihazına sahip olmadığı için her zaman ifşa edilme ya da ciddi tazminat davalarıyla karşı karşıya kalma eşiğindeydi. *Business Week* dergisinin 24 Haziran 1931 tarihli sayısı, bu faaliyetler hakkında, özellikle de AMA'nın üreticilerin reklam metinlerini sansürleme yetkisi konusunda ciddi sorular gündeme getirdi. *Business Week*, "muhtemelen en yüksek etik standartlara göre yönetilen ulusal bir meslek kuruluşunun, ülkenin en büyük endüstrisi üzerinde denetim ve düzenleme yetkisi üstlenmeye çalışırken, eylemlerinin doğal sınırlarını sürekli olarak aşıp aşmadığını" sordu. *Business Week'in* editörleri, AMA personelinin çok az test yaptığının ve ürünlerin "kabul edilebilirliği" konusunda karar vermeye yetkili olmadığının gayet farkındaydı. Dergideki haber, AMA'ya bu alandaki faaliyetlerini durdurması ve vazgeçmesi için sessiz bir uyarı niteliğinde olabilir. Ancak Fishbein'in cüretkarlığını hesaba katmamışlardı. Fishbein'in rehberliğinde AMA Gıda Komitesi, faaliyetlerini on yıl daha sürdürdü. 1939'da Fishbein, yaklaşık 1.653 şirket tarafından üretilen 2.706 ürüne Kabul Mührü verdi. Bu alandaki başlıca rakibi olan Good Housekeeping Onay Mührü de, mührünü daha fazla müşteriye ulaştırmak için uyguladığı agresif taktikler nedeniyle giderek artan eleştirilere maruz kalmıştı. Mayıs 1941'de Federal Ticaret Komisyonu, Good Housekeeping Mührü'ne karşı "durdurma ve vazgeçme" emirleri çıkardı; Fishbein, durumun ciddiyetini fark etti ve kısa bir süre sonra genel amaçlı gıdalar için AMA Kabul Mührü ödüllerini sonlandırdı.

Eczacılık ve Kimya Konseyi ise bambaşka bir konuydu. Bu, büyük paranın anahtarıydı. Bir ilaç şirketi, yeni bir ürünü uygun bir destek altında piyasaya sürerse yüz milyon dolar kazanabilirdi; elbette en hayati olanı AMA Seal of Acceptance'dı. Büyük ölçekli rüşvet, komplo ve yolsuzluk fırsatları, göz ardı edilemeyecek kadar yaygındı. Bunun çok iyi farkında olan bir doktor, New York'tan Dr. Emanuel Josephson'du. Büyük bir servetin varisi olan Dr. Josephson, şehrin en pahalı bölgesinde, moda merkezi Upper East Side'da, Nelson Rockefeller'ın hemen köşesindeki milyonlarca dolarlık bir konakta yaşıyordu. Josephson, Fishbein'e ve onun para hırsına duyduğu küçümsemeyi gizleyemedi. 2 Ocak 1932'de, AMA'nın New York Şehir Tıp Derneği'nden resmi olarak istifa etti; AMA, Fishbein'in AMA'nın "kendisiyle ilişkilerini kestiğini" iddia eden bir mektubu yayınladığı 1938 yılına kadar istifa mektubunu görmezden gelmeyi tercih etti. 1939'da Dr. Josephson, çığır açan araştırmasının önemli kayıtlarını *Science Magazine'e* "Myasthenia Gravis'in Vitamin E Tedavisi" başlığıyla gönderdi, ancak dergi bunu basmayı reddetti. Dr. Josephson daha sonra, AMA'nın yirmi beş yıldan fazla bir süredir Vitamin E tedavisinin faydalarını kasten gizlediğini belirtti. Bu, AMA'nın hayat kurtaran bilgileri halktan sakladığı yüzlerce örnekten sadece biriydi. E vitamini tedavisinin faydaları artık tıp camiası tarafından genel olarak kabul edilmektedir.

Tüm yeni ürünleri kontrol etmek için AMA'nın kullandığı teknik, 20 Ocak 1940 tarihli bir United Press haberinde ortaya çıktı. Habere göre, AMA'nın "kapsamlı bir araştırma yapılmadan hiçbir şeyi tedavi olarak nitelendirmemek veya herhangi bir türden herhangi bir çareye reklam yapmamak" şeklinde açıkça tanımlanmış bir gazete politikası vardı. Örgüt genellikle, herhangi bir tedavi yöntemiyle ilgili raporların soruşturma için AMA'nın New York şubesine sevk edilmesini tavsiye ediyordu. Dr. Josephson'ın ifadesine göre, yıllarca AMA'nın New York şubesinin bulgularını soruşturmasını sağlamaya çalışmış, ancak her seferinde reddedilmişti.

AMA Eczacılık ve Kimya Konseyi, bireysel hekimlerin herhangi bir ilacı destekleyen referanslar vermesini yasaklamak üzere resmi AMA Etik Kuralları'nda değişiklik yaparak kontrolünü fiilen sağlamlaştırmıştı; bu değişiklik, Chicago'daki AMA genel merkezinin değerli tekelini koruyordu. Seçkin bir bilim insanı ve öğretim üyesi olan Dr. Frank G. Lydston, "Neden AMA Geriye Gidiyor" başlıklı bir kitapçık yayınladı ve burada şunları belirtti: "AMA oligarşisinin en yüksek sesle övündüğü başarısı, patentli ilaçlara, şarlatan ilaç üreticilerine ve kanıtlanmamış ürünlere karşı geç kalmış savaşı olmuştur. Oligarşinin mali refahını inşa ettiği reklamlardaki mide bulandırıcı patentli sahte ürün yelpazesini hatırladığımda, onun 'kendini herkesten üstün gören' tavrı iğrenç geliyor. AMA'nın yıllarca sahte üreticilerin ve masum insanları zehirleyen profesyonel zehirleyicilerin çıkarlarını yaymak ve onlardan yararlanmak için elinden geleni yaptıktan sonra, onu besleyen eli ısırması, psikolojik yapısına çok yakışıyordu. Oligarşinin gıda ve ilaç üreticileri üzerinde sahip olduğu despotik güçler tehlikelidir ve insan doğası gereği, bu gücün er ya da geç kötüye kullanılması beklenebilir."

Dr. Josephson ayrıca şunu da belirtmiştir: "AMA'nın Kabul Mührü'nün tarihi, mesleki ve kamu güvenine yapılan ihanetlerle doludur. En yüksek değere sahip ilaç ürünleri reddedilmiş veya kabulleri haksız bir şekilde ertelenmiştir. Değersiz, tehlikeli veya ölümcül gıda ve ilaçlar ise aceleyle kabul edilmiştir."

20 Nisan 1936'da *Time* dergisi, Amerikan Tıp Derneği'nin o tarihte 3.800.000 dolar değerinde olduğunu, bunun 2 milyon dolarının devlet tahvillerinde, 1 milyon dolarının nakit olarak bulunduğunu ve Chicago'da 800.000 dolarlık bir genel merkez binasına sahip olduğunu bildirdi. *Time dergisi*, AMA'nın tıbbi tekelinin az bilinen bir başka yönüne de değindi: "Ayak sorunlarını düzeltmek için tasarlanmış ayakkabılar, vicdanlı bir hekimin bunları reçete edebilmesi için önce AMA tarafından onaylanmalıdır." AMA'nın bu ayakkabı tekelini nasıl kurduğu tam olarak belli değildi.

7 Temmuz 1961'de *Time* dergisi, AMA *Dergisi'nin* tirajının 180.000'e ulaştığını ve yıllık gelirinin 16 milyon dolar olduğunu, "bu gelirin büyük kısmının ise dergide yer alan, çoğunlukla ilaç ve tıbbi cihaz üreticilerine ait reklamlardan sağlandığını" bildirdi. AMA Tüzüğü'nde, derneğin "tıp sanatını ve bilimini geliştirmek ve halk sağlığını iyileştirmek" amacıyla kurulduğu belirtilmektedir. Ancak AMA'nın tarihi, bu hedefle çelişen olaylarla doluydu. *Literary Digest*, 11 Haziran 1927'de, AMA'nın alkolün tıpta bilimsel bir yeri olmadığına dair bir karar kabul ettiğini bildirdi. Adil olmak gerekirse, 1917 tarihli kararın muhtemelen Rockefeller çıkarlarının emriyle kabul edildiği belirtilmelidir; Rockefeller çıkarları, kendi gizli amaçları doğrultusunda o dönemde içki yasağının kabul edilmesini güçlü bir şekilde destekliyordu.

9 Şubat 1977'de Federal Ticaret Komisyonu, belirli ilaç reklamlarını yasakladığı için AMA aleyhine bir karar çıkardı. Morris Fishbein'in AMA'daki 25 yıllık iktidarı boyunca, kuruluş belirli ürünler hakkında defalarca şaşırtıcı tavır değişiklikleri yaptı; bu tersine

dönüşlerin nedeni yalnızca Fishbein'in kendisi tarafından biliniyordu. Bu durum, yeni bir ürün için çok arzu edilen AMA Kabul Mührü'nü almadan hemen önce belirli bir ilaç firmasının hisselerine yatırım yaparak etkileyici karlar elde etme imkanı da sunuyordu. Böyle bir duyurunun ardından, ilaç firmasının hisselerinin fiyatının ikiye katlanması olağandışı bir durum değildi. Böyle bir onayın ne zaman açıklanacağını sadece Dr. Fishbein biliyordu.

Dr. Fishbein'in AMA'daki uzun görev süresi boyunca aldığı en kınanacak kararlardan biri, 1933 Dünya Fuarı'nın doruk noktasında Chicago'da meydana gelen tehlikeli amip dizanteri salgınına ilişkin sessiz kalma hamlesiydi. Salgının nedeninin Kongre Oteli'ndeki arızalı su tesisatı olduğu tespit edilmesine rağmen, Fishbein bir grup Chicago iş lideriyle bir araya geldi ve Fuar sona erene kadar herhangi bir uyarı yapılmaması konusunda AMA'nın işbirliği yapacağına söz verdi. Dünya Fuarı'nı ziyaret eden yüzlerce masum turist, genellikle yıllarca süren ve tedavisi veya iyileştirilmesi çok zor olan bu korkunç hastalığa yakalanmış olarak memleketlerine döndü.

Fishbein'in AMA'nın kamu sözcüsü olarak görev yaptığı süre boyunca onayladığı tehlikeli ilaçların listesi uzun ve korkutucudur. Fishbein, laboratuvar kayıtlarında sağlığa zararlı olduğu belirtilmesine rağmen, kötü şöhretli diyet ilacı dinitrofenolü aceleyle onayladı. Rockefeller Tıp Araştırma Enstitüsü'nün lisansı altında Merck tarafından üretilen bir başka ilaç olan triparsamid, tehlikeli bir arsenik ilacıydı. Sifilizin etkilerini gidermek için kullanılan bu ilaç, keşfi Paul Ehrlich tarafından, optik siniri körelterek körlüğe yol açtığı anlaşıldığında terk edildi. Ehrlich'in uyarıları, AMA, Merck veya Rockefeller Enstitüsü'nün bu ilacı dağıtmaya devam etmesini engellemedi.

21 Haziran 1937 tarihli sayısında, Morris Fishbein'in *Time* dergisinin kapağında bir portresi yer aldı. Bu, Fishbein'in sanki bir doktora ihtiyacı varmış gibi göründüğü, alışılmadık derecede çirkin bir fotoğraftı. *Time,* o yılın başlarında Fishbein'in Bell felci geçirdiğine dair bir haber yayınlamıştı. Yüzünün sağ tarafı sarkmıştı ve açıkça çok kötü durumdaydı.

Fishbein'in en tehlikeli hatalarından biri, 1941'de sülfatiazolü onaylamasıydı. 25 Ocak 1941'de Fishbein, Winthrop Drug Company'nin sülfatiazolünün "Eczacılık ve Kimya Konseyi tarafından yeni ve resmi olmayan ilaçların resmi listesine dahil edilmesi için kabul edildiğini" duyurdu. Winthrop, uluslararası ilaç karteli I. G. Farben'in bir yan kuruluşuydu.

Sülfatiazol, yeni ilaçlardan sorumlu FDA yetkilisi Dr. J. J. Durrett tarafından da onaylandı. Durrett, bu hayati pozisyona Rockefeller - 'ın onayladığı bir atamaydı. Aralık 1940'a kadar, her biri 5 grain Luminal içeren 400.000 tablet satılmıştı. Güvenli dozaj 1 grain Luminal idi. Winthrop dozajını alan birçok kişi bir daha uyanamadı.

1937'de AMA, dietilen glikol çözeltisi içinde son derece zehirli bir sülfanilamid preparatını onayladı; bu karışım bir dizi ölüm vakasına neden oldu. Kalp hastalığına "yardımcı" olacağı ilan edilmesine rağmen, beyaz kan hücresi kaybına neden oldu. Fishbein'in ayrılmasından çok sonra bile, AMA potansiyel olarak tehlikeli ürünleri desteklemeye devam etti. *Journal* of the American Medical Association'ın kış sayısında, 1985 yılının Aralık ayında FDA tarafından onaylanmış bir analjezik olan 200 mg'lık kapsüller halinde Suprol (suprofen) reklamları yer aldı. Bu ilaç, Johnson and Johnson'ın bir yan kuruluşu olan McNeil tarafından üretiliyordu. 13 Şubat 1986'ya kadar firma, akut böbrek hasarı ile ilgili ilk raporları almıştı, ancak 2 Aralık'ta FDA Artrit Danışma Kurulu, Suprol'un "alternatif bir analjezik" olarak satışta kalmasını tavsiye etti. İlaç, Danimarka, Yunanistan, İrlanda, İtalya ve Büyük Britanya'da zaten yasaklanmıştı; McNeil, 15 Mayıs'ta buradaki üretimini askıya aldı.

Fishbein'in uzun kariyerindeki en kınanacak olaylardan biri, sülfanilamidin Avrupa'da birkaç yıldır hayat kurtarmasına rağmen, bu ilaca AMA Kabul Mührü'nü vermemesiydi. Üreticileri Fishbein ile tatmin edici bir anlaşma yapamadıkları için, ABD'de çok sayıda kişi septisemi veya kan zehirlenmesinden ölmeye devam etti. Roosevelt ailesinden bir üyenin acil olarak sülfanilamid tedavisine ihtiyaç duyması ve doktorunun özel bir tedarik sağlaması üzerine baraj sonunda yıkıldı. Kısa bir süre sonra AMA Konseyi ilacı "kabul etmek" zorunda kaldı. 1935 ve 1936 yıllarında Konsey, hükümet kurumlarının bu ilacın eyaletler arası sevkiyatlarını hayata tehlikeli bir madde olarak el koyup imha ettiği tam da o dönemde, bir kalp uyarıcısı olan Digitol'ü kabul etti ve *Dergi'de* reklamını yaptı. Başka bir ürün olan Ergot Aseptic de Konsey tarafından kabul edildi ve bu ürünün reklamları *dergide* öne çıkan bir şekilde yer aldı; oysa aynı dönemde devlet kurumları, bu ürünün sevkiyatlarını katkı maddeleri ve yanlış etiketleme nedeniyle ele geçirip imha ediyordu.

Ülkenin en kötü şöhretli iki şarlatanı Simmons ve Fishbein'in önderliğinde, bugün her Amerikan vatandaşının sağlığı için ciddi bir tehdit oluşturan devasa bir ülke çapında ilaç operasyonu hayata geçirildi. Bu ilaçların sabit fiyatları, sağlık hizmetlerinin maliyetindeki ani artışın önemli bir nedeni olmuştur. 1976 yılında, ulusal fatura 95 milyar dolardı; bu, Gayri Safi Milli Hasıla'nın %8,4'ünü oluşturuyordu ve bu rakam 1962'deki %4,5'ten yükselmişti. 1955-1975 yılları arasında fiyat endeksi %74 artarken, sağlık hizmetlerinin maliyeti %300 arttı. Bağımsız bir sağlık uzmanı olan Dr. Robert S. Mendelsohn, Amerika Birleşik Devletleri'nde çekilen röntgenlerin %30'unun, yani yılda yaklaşık 300 milyon röntgenin, geçerli bir tıbbi ihtiyaç olmadığı halde çekildiğini tahmin etmektedir. Bir federal uzman, gereksiz röntgenleri üçte bir oranında azaltırsak, her yıl bin kanser hastasının hayatını kurtarabileceğimizi bildirmektedir. Ancak sorumlu kuruluş olan Amerikan Kanser Derneği, bu sorunu sürekli olarak görmezden gelmiştir. Röntgen ışınlarının nüfus üzerindeki genetik etkisinin, gelecek yıllarda yılda otuz bin kadar ölüme neden olacağı tahmin edilmektedir. 1976 yılında, doktorlar bir milyar doz uyku ilacı reçetesi yazmış, bu yirmi yedi milyon reçetenin yaklaşık yirmi beş bin tanesi, ilaçların yan etkileri nedeniyle acil servise başvurularla sonuçlanmış ve sakinleştiriciler nedeniyle acil serviste yaklaşık bin beş yüz kişi hayatını kaybetmiştir. Bu kurbanların yüzde doksanı kadındır. 1978 yılına gelindiğinde, beş milyar sakinleştirici hap reçete ediliyordu; bunların en kötü şöhretli olanı olan Valium, Hoffman LaRoche Co. şirketine yılda beş yüz milyon dolar gelir sağlıyor; bu, Aldous Huxley'in "Cesur Yeni Dünya"sında tanımladığı efsanevi "soma"nın tam bir örneğidir: "mükemmel ilaç, narkotik, hoş bir halüsinasyon yaratıcı."

İngiliz bir araştırma, aspirinin fetüslerde kusurlara, ölümlere, doğum kusurlarına ve yeni doğan bebeklerde kanamaya neden olduğunu gösterdi. Son zamanlarda, yeni araştırmaların günde bir aspirinin erkeklerde kalp krizini önlediğini "gösterdiğini" ilan eden ülke çapında bir kampanya başlatıldı. Sonradan eklenen bir not, bu rejime başlamadan önce kişisel bir doktora danışmanın akıllıca olabileceğini öne sürmüştür, ancak kaç bin erkek, korkunç bir kalp krizini ertelemek umuduyla ve aspirin alımının başka bir sonucu olan iç kanamadan muzdarip olabileceğinden habersiz olarak, bir anda günlük aspirin almaya başlayacaktır? Aspirinin kalp krizi önleyici olarak önerilmesine neden olan, kanı inceltici bu özelliğidir.

Aspirin, ateşi düşürmek için alındığında da şüpheli bir değere sahiptir; bazı durumlarda, özellikle pnömoninin başlangıcında ateşi düşürerek, pnömoninin semptomlarını gizler ve böylece doktor bu tanıyı koyamaz. Genellikle midede çözünmesi yirmi dakika sürer ve bu da ancak bir bardak (sekiz ons) su ile alındığında gerçekleşir. Aspirinin portakal suyu ile alındığında çözünmeyebileceği için etkinliğinin büyük ölçüde azaldığını çok az kişi bilir.

1980 yılının Eylül ayında, Gıda ve İlaç İdaresi (FDA), etkinliği kanıtlanmamış üç binden fazla ilacı piyasadan kaldıracağını duyurdu. Bir önceki yıl, Amerikalılar bu "kanıtlanmamış" ilaçlara bir milyar dolardan fazla para harcamışlardı ve bunların çoğu Amerikan Tıp Birliği (AMA) tarafından "kabul edilmişti". 1962'de Kongre, 1964 yılına kadar ilaç etkinliği gerekliliklerini yürürlüğe koyan Gıda ve İlaç Yasası'nda değişiklikler kabul etmişti. İlaç üreticileri, bu değişikliklere uymaya zorlanmaya yönelik tüm girişimlere direndiler ve FDA'yı yaklaşık on altı yıl sonra bu ilaçları piyasadan çekmeye zorladılar. Etkili bir ilacın ortalama ömrü yaklaşık on beş yıldır; bu, ilaç üreticilerinin geciktirme taktikleri sayesinde, bu kanıtlanmamış ilaçlardan tüm etkili pazar ömürleri boyunca kazanç elde etmelerine olanak sağladığı anlamına geliyordu!

Şimdi tarihimizdeki en şaşırtıcı suç sendikacılığı örneğine geliyoruz. Kongre, 1962'de ilaç üreticilerini ilaçlarının etkili olduğunu kanıtlamaya zorlamak için katı şartlar kabul ettikten sonra (bu şartlar, ilaçların değersiz olması nedeniyle çoğu durumda yerine getirilmesi imkansızdı), ilaç üreticileri, AMA ve reklam endüstrisindeki yandaşlarından, yeni Kongre şartlarına uymadıkları gerçeğinden dikkati başka yöne çekecek bir oyalama taktiği olan bir yangın başlatmanın akıllıca olacağı konusunda tavsiye aldılar. Bu dikkat dağıtma taktiğine "Şarlatanlığa Karşı Savaş" adı verildi. Yeni düzenlemelerin yürürlüğe girmesinden birkaç ay sonra, AMA Yönetim Kurulu bir araya gelerek yeni bir komite, Şarlatanlık Komitesi'ni kurdu ve bu komite 2 Kasım 1963'te resmen kuruldu. Bu komite başlangıçt, ülkenin en büyük ikinci sağlık grubu olan ABD'deki tüm kiropraktik mesleğini yok etmeyi amaçlıyordu. Komite kısa süre sonra, daha fazla kurban bulmak amacıyla "Sağlık Bilgileri Koordinasyon Konferansı" adıyla faaliyet alanını genişletti. Bu yan kuruluş, Pharmaceutical Advertising Council (İlaç Reklamcılık Konseyi) adlı, New York merkezli bir mektup kağıdı şirketinin fikriydi; bu şirket ise, New York'taki prestijli Grey Advertising Company'nin yüzde yüz iştiraki olan Grey Medical Advertising Company'nin başkanının masasındaki bir alandan ibaretti.

Görünüşte sadece bir danışma grubu olmasına rağmen, Sağlık Bilgileri Koordinasyon Konferansı kısa sürede Amerika Birleşik Devletleri'nin dört bir yanındaki bağımsız sağlık pratisyenlerine karşı topyekûn bir savaş başlattı. Kurbanları genellikle kar amacı gütmeyen AMA tarafından seçiliyordu; bu süreçte, bağımsız sağlık danışmanları hastaları kurtarırken kendilerinin hastaları öldürdüğü suçlamalarıyla sarsılmış olan Amerikan Kanser Derneği ve Artrit Vakfı gibi hayır kurumları da yardımcı oluyordu. Suç örgütleri, Federal Ticaret Komisyonu, Posta Bakanlığı, Gıda ve İlaç İdaresi ve Amerika Birleşik Devletleri Halk Sağlığı Servisi'ndeki bağlantıları aracılığıyla federal hükümetin tüm polis yetkilerini kullanmayı başardılar. Bu federal ajanlar, hayır kurumları tarafından Amerika Birleşik Devletleri'nin dört bir yanındaki yüzlerce masum sağlık uygulayıcısına karşı polis operasyonları başlatmaları için görevlendirildi. Bu, federal ajanların bugüne kadar gerçekleştirdiği en büyük, en iyi planlanmış ve en acımasız operasyonlardan biriydi. Birçok durumda, insanlar vitamin almak gibi zararsız sağlık uygulamalarını öneren kitapçıkları sattıkları veya bazen dağıttıkları için tutuklandılar! Bu dağıtıcılar artık Posta İdaresi, Adalet Bakanlığı ve Gıda ve İlaç İdaresi'nden kısıtlama emirleri altında buldular kendilerini. Çoğu bitkisel formüllere dayanan çeşitli merhemler, mucizevi ilaçlar ve diğer preparatları dağıtan diğerleri ise ağır para cezaları ve hapis cezalarına çarptırıldılar. Her durumda, çoğu yaşlı ve yoksul olan bu uygulayıcıların tüm stokları "tehlikeli maddeler" olarak el konuldu ve imha edildi. Bu müstahzarların hiçbirinin bir kişiyi yaraladığı, hatta öldürdüğü iddia edilmedi. Aynı zamanda, ilaç üreticileri böbrek hasarı, karaciğer hasarı ve ölüm gibi ciddi yan etkileri olan ilaçları satmaya devam ediyordu. Hiçbirine, bağımsız sağlık uygulayıcılarına karşı kullanılan şartlarla bu ürünleri dağıtması yasaklanmadı. Çoğu durumda, bu tehlikeli ilaçlar Amerika Birleşik Devletleri'nde yasaklandığında, üreticiler bunları Latin Amerika ve Asya'daki ülkelere sevk ettiler ve bu ülkelerde bugün bile satılmaya devam ediyorlar. Syntex Corporation'ın hisseleri, yabancı pazarlara steroid satmaya başladığında birkaç dolardan 400 dolara kadar yükseldi.

Saldırıların çoğu, laetrile adı verilen ve meyve özünden üretilen bir kanser ilacının dağıtıcılarına yönelikti. Son derece kârlı kemoterapi ilaçlarının rakiplerine karşı aşırı hassas davranan kanser vurguncuları, federal ajanlara rakiplerine karşı terörist baskınlar düzenlemeleri emrini verdiler. Genellikle geceleri, ağır silahlı SWAT ekipleri halinde harekete geçen federal ajanlar, kapıları kırarak yaşlı kadınları ve bitki çayları stoklarını ele geçirdiler. Bu ev hanımları ve emeklilerin çoğu, komşularına veya arkadaşlarına maliyetine sattıkları az miktarda vitamin ve sağlık preparatları bulunduruyordu. Federal hükümetin devasa kurumlarıyla mücadele edecek paraları yoktu; oysa bu kurumlar da aslında İlaç Tröstü'nün kuklalarından ibaretti. Çoğu durumda, kurbanlar Tıbbi Tekel için bir tehdit oluşturdukları için evlerini, birikimlerini ve diğer tüm haczedilebilir varlıklarını kaybettiler. Bu, Büyük Zenginler'in kârlı işletmelerini korumak için polis yetkilerini en bariz şekilde kullanmasıydı. Bugüne kadar, bu kurbanların çoğu Rockefeller Tekeli tarafından devre dışı bırakıldıklarından habersizdir.

Posta Genel Müdür Yardımcısı Sidney W. Bishop, 1963'teki İkinci Ulusal Tıbbi Şarlatanlık Kongresi'nde, "Gıda ve İlaç İdaresi, Federal Ticaret Komisyonu ve Posta Bakanlığı arasında, cezai kovuşturmanın başlatılmasına yol açan bilgi alışverişinde koordinasyonu sağlamak için var olan mükemmel düzenlemelerden özellikle gurur duyuyorum," diyerek "şarlatanlığa karşı savaş"ın başarısına övgüde bulundu. Daha sonra, Sağlık Bilgileri Koordinasyon Konferansı'nın tamamen Tıbbi Tekel'in önde gelen ilaç şirketleri Lederle, Hoffman LaRoche ve diğerleri tarafından finanse edildiği ortaya çıktı. 1964'ten 1974'e kadar, federal ajanlar tarafından herhangi bir tür sağlıklı gıda veya sağlık tavsiyesi sunmuş olan herkese karşı topyekûn bir savaş olarak arama ve yok etme kampanyası yürütüldü. Elbette amaç, büyük ilaç şirketlerine karşı tüm rekabeti ortadan kaldırmaktı.

1967'de AMA, toplam gelirinin %43'ünü, yani 13,6 milyon doları ilaç reklamlarından elde etti. Ardından Gıda ve İlaç İdaresi ile ortak bir mutabakat mektubu yayınlayarak, "sağlık sahtekarlığı amaçlı cihaz ve ürünleri etkisiz ve potansiyel sağlık tehlikesi olarak tanımlayarak halkın bu konudaki farkındalığını artırmak" amacıyla bir kampanya başlattı. Bunlar, ilaç şirketlerini, ilaçlarının etkinliğini kanıtlamaları yönündeki federal gerekliliklere uymaya ikna edemeyenlerin ta kendileriydi! Daha önce de belirttiğimiz gibi, tehlike, sağlıklı kalmak isteyenlere daha fazla sarımsak ve marul yemelerini tavsiye eden Kaliforniyalı yaşlı hanımlardan çok, İlaç Tröstü'nden kaynaklanıyordu.

Ölüm vakaları, holistik sağlık savunucuları tarafından dağıtılan preparatlardan değil, "onaylanmış" ilaçlardan kaynaklanıyordu.

AMA daha sonra, baş sözcüsü Kongre Üyesi Claude Pepper olan Ulusal Sağlık Dolandırıcılığı Konferansı'na sponsor oldu. Bu, olayların ironik bir dönüşüydü, çünkü birkaç yıl önce, Washington'daki en güçlü siyasi figürlerden biri olan dönemin Senatörü Claude Pepper, Amerika Birleşik Devletleri'nde sosyalist tıbbı desteklemeyi planladığı için AMA'nın öfkesini üzerine çekmişti. Siyasi sempatileri nedeniyle "Kızıl" Pepper olarak bilinen, sol görüşlerin uzun süredir sözcüsü olan Pepper, kendini AMA'nın büyük silahları ve parası tarafından saldırıya uğramış bulmuştu. Nixon'ın arkadaşı George Smathers'ı ona karşı aday olarak belirlediler ve Pepper, Florida'da yenilgiye uğradı. Kongre üyesi olarak geri dönen Pepper, artık kendisini koltuğundan edenlerin ayaklarını yalıyordu. Tıp Tekelinin gücüne meydan okumaya cesaret eden herkese karşı onların polis devleti yöntemlerini destekledi.

Rockefeller iktidarına sadakatini kanıtlayan Pepper'ın 1984'te bir başka sağlık konferansı düzenlemesine izin verildi. Bu konferans, bilgili gözlemciler tarafından tipik bir "Moskova şovu davası" olarak kınandı. Pepper'ın yeni yan gösterisi, Şarlatanlık Üzerine Kongre Duruşmaları olarak adlandırıldı. Pepper, "sağlık dolandırıcılığının" yılda on milyar dolarlık bir skandal olduğunu iddia etti; bu, esasen küçük bir ev endüstrisi için etkileyici bir rakamdı. Tıbbi Tekel'in uzun süredir savunucusu olan Bronx Gaziler İdaresi Hastanesi'nde görevli Dr. Victor Herbert'i çağırdı. Herbert, Adalet Bakanlığı'ndan, organize suçlara karşı kullanılan tekniklerin aynısını kullanarak "tıbbi şarlatanlara" ve "sağlık dolandırıcılığına" karşı RICO (Racketeer Inspired Criminal Organization) özel birimlerini devreye sokmasını talep etti. RICO, hükümetin "kanıtlanmış bir komplo sonucu" suçlu bulunanların tüm varlıklarına el koymasına izin verir. 1987 yılının Aralık ayında, aynı Dr. Victor Herbert tekrar ortaya çıktı ve Iowa'daki ABD Bölge Mahkemesine 70 sayfalık bir şikayet dilekçesi sundu. O, AMA'nın rakibi olan Ulusal Sağlık Federasyonu yetkililerinin ve diğer alternatif sağlık hizmeti uygulayıcılarının kendisine iftira attığını iddia etti. Davalıların avukatı Kirkpatrick Dilling, davayı ABD'deki sağlık hizmetlerinde seçim özgürlüğünü yok etmeye yönelik aleni bir girişim olarak nitelendirdi. Dilling, Herbert'in büyük gıda üretim şirketlerinin paravanı olan Amerikan Bilim ve Sağlık Konseyi adlı gizli bir grup tarafından desteklendiğini belirtti.

Dr. Herbert'e Pepper Duruşmalarında, Tıp Tekelinin uzun süredir ajanı olan Bayan Anna Rosenberg de katıldı. O, ABD'de İlaç Tekeli için hâlâ herhangi bir rekabetin olması gerektiğine dair öfkesini dile getirdi. Rockefeller ailesinin uzun süredir hizmetkarı olan Rosenberg, Amerikan Kanser Derneği'nin, tüm tedavileri ortodoks ve son derece kârlı olan "kes, biç ve yak" teknikleriyle sınırlandırmak için verdiği cesur mücadelede derneğin direktörlüğünü yapmıştı; ne yazık ki hastalar için bu teknikler genellikle ölümcül sonuçlar doğuruyordu. Anna Rosenberg, Julius Rosenberg ile evliydi. Rockefeller Center'dan sendikaları uzak tutmak ve düşük ücretli çalışanlarını işlerinde tutmak için "çalışma ilişkileri uzmanı" olarak haftada beş bin dolar kazanıyordu.

Sağlık Bilgileri Koordinasyon Konferansı yaklaşık on yıl boyunca çılgınca hareket ederek, çoğu durumda zayıf veya uydurma suçlamalarla yüzlerce kurbanı hapse gönderdi. Alternatif sağlık hizmetleri alanınd e aktif hale gelen herkesi terörize etmek istenen etki elde edildi. Çoğu sağlık pratisyeni yeraltına indi veya işlerini kapattı; diğerleri ise ülkeyi terk etti. Bu terörist operasyonlara karşı kaçınılmaz bir tepki başladı; 1974 yılına gelindiğinde, Posta İdaresi ve ABD Halk Sağlığı Servisi'nin yaşlı ev hanımlarına karşı kullandığı SWAT taktiklerinin Kongre tarafından soruşturulması yönünde kamuoyu talepleri ortaya çıktı. Böyle bir soruşturma, bu vicdanlı ve adanmış kamu görevlilerinin aslında, kendi güç ve çıkarları için ABD hükümetini manipüle eden, perde arkasındaki karanlık figürlerin yüzsüz araçları olduğunu kaçınılmaz olarak ortaya çıkaracaktı.

Söylemeye gerek yok ki, böyle bir Kongre soruşturması hiçbir zaman yapılmadı. Bunun yerine, CCHI aniden yeraltına çekildi. Kurbanları tarafından açılan karşı davalardan muaflardı, çünkü kurbanlara karşı tüm eylemler federal ajanlar tarafından gerçekleştirilmişti. Yasalara göre muaf değillerdi, ancak herhangi bir federal mahkemede onlardan tazminat alma şansı çok düşüktü. (Bu yazarın kendisi, federal mahkemelerde federal ajanlara karşı defalarca tazminat davası açmış, ancak her seferinde kibar bir federal yargıcın aleyhine karar vermesiyle sonuçlanmıştır.)

Sağlık Bilgileri Koordinasyon Konferansı'nın faaliyetlerini gizli hale getirmesinin ardından, Kaliforniya Eyaleti'ndeki sağlık çalışanları birdenbire kendilerini hiç olmadığı kadar yoğun bir saldırının hedefinde buldular. Artık aktivist, Kaliforniya Eyaleti Sağlık Kurulu'ydu. Daha sonra, hala Tıbbi Tekel'in işini yapan CCHI'nin gizli uşaklarının, ifşa edilme korkusuyla ulusal faaliyetlerini terk ettikleri, ancak kaçınılmaz intikamdan saklanan bir grup hastalıklı fare gibi Kaliforniya Eyaleti Sağlık Kurulu'na yerleştiği ortaya çıktı. CCHI o zamandan beri Kaliforniya Eyalet Sağlık Kurulu'nun içinde yer almaya devam etti ve eyaletteki sağlık pratisyenlerine karşı sürekli bir savaş yürüttü. İlaç karteli rahatsız edilmeden faaliyetlerine devam etti.

Amerikan vatandaşlarına karşı yürütülen bu savaş, Amerika Birleşik Devletleri'nde suç sendikacılığını yasaklayan kanunlar uyarınca kovuşturma için gerekli tüm şartları yerine getirmektedir. Bu, sözde kar amacı gütmeyen bir kuruluş olan Amerikan Tıp Derneği'nin, özellikle Amerikan Kanser Derneği ve Artrit Vakfı gibi bazı hayır kurumlarıyla işbirliği yaparak, kamu kurumlarını ulusal İlaç Tröstü'nün yararına bir savaş başlatmaya ikna ederken, Amerikan vatandaşlarının makul fiyatlı ve etkili sağlık hizmetlerinden yararlanmasını engellemesi gibi klasik bir durumdur. Sadece sağlık hizmetleri hareketinde aktif olan vatandaşların anayasal haklarının, çoğu zaman kâr elde etme arzusundan ziyade kamu hizmeti duygusuyla hareket eden vatandaşların haklarının defalarca ihlal edilmesi değil, aynı zamanda özel çok uluslu ilaç firmalarının kârı için resmi devlet kurumlarını altüst etmeye yönelik aktif bir komplo (RICO) olduğuna dair kanıtlar da göz ardı edilemeyecek kadar bol. CCHI komplosunun mağduru olanlar, Lederle, Hoffman LaRoche ve bu kişileri kirli işlerini yapmak üzere işe alan diğer ilaç firmalarına karşı da dava açabilirler. Sorumluluk zinciri açıktır; bunu mahkemede ispat etmek kolay olacaktır.

Bu arada, CCHI'nin tahribatının etkisi yıkıcı olmuştur. Milyonlarca Amerikalı, özellikle yaşlılar ve yoksullar, bu komplo nedeniyle makul fiyatlı sağlık hizmetlerinden zorla mahrum bırakılmıştır. Bu mağdurlar, makul fiyatlı sağlık danışmanlarından mahrum bırakılmış ve onları

Rockefeller ilaç tekelinin ürettiği pahalı ilaçlara yönlendiren, yüksek ücretli AMA doktorlarının bakımına terk edilmiştir. Bu ilaçların çoğunun aşırı pahalı, etkisiz ve potansiyel olarak tehlikeli olduğu gerçeği, halkı korumakla sorumlu federal kurumlar, özellikle de Gıda ve İlaç İdaresi tarafından rutin olarak örtbas edilmiştir. İlaç kartellerinin, Sherman Anti-Tröst Yasası'nın ilgili hükümleri uyarınca hiçbir devlet kurumu tarafından soruşturulmamış olması dikkat çekicidir, çünkü bu karteller uluslararası finans tekelcilerinin mülkiyetindedir.

Bu durum, birçok gözlemcinin yıllardır iddia ettiği şeyi kanıtlamaktadır: Kongre tarafından halkı korumak amacıyla yürürlüğe konduğu iddia edilen hükümet düzenlemelerinin, gerçekte sadece tekelcileri korumaya hizmet ettiği. 1986 yılına gelindiğinde, bu Tıp Tekeli yıllık 355,4 milyar dolarlık bir ciroya ulaşmış, bu da Amerika Birleşik Devletleri Gayri Safi Milli Hasılasının yüzde on birini oluşturuyordu. Tıp Tekeli, uzun zamandır tıp mesleğinin vicdanlı üyeleri arasında eleştirilere maruz kalmaktadır. Aralık 1922'de, *Illinois Medical Journal* dergisinde "Amerikan Tıp Birliği bir otokrasiye dönüşmüştür" diyen bir makale yayınlandı. Bu, Dr. Simmons'ın Chicago'daki iktidarının doruk noktası olan dönemine denk geliyordu. Makale, tüm tıp mesleği üzerinde diktatörce iktidarı ele geçirmeyi kınıyordu. İlk olarak 1847'de kurulmuş olmasına rağmen, AMA, 1897'de Illinois Eyalet Sekreterine üç dolarlık bir ücret ödeyene kadar resmi olarak tüzel kişilik kazanmamıştı. Kuruluşundan sonraki iki yıl içinde, "Doc" Simmons sahneye çıkarak yirmi beş yıllık iktidar mücadelesine başladı. Kısa sürede tıp fakültelerinin hastaneleri, tıp sınav kurullarının ise tıp fakültelerini kontrol ettiğini fark etti ve tıp sınav kurulları üzerinde tam kontrol sahibi olana kadar AMA'nın gücünü genişletti.

Kayıtlar, AMA'nın artan gücüyle eşzamanlı olarak, tıbbi bakımın kalitesinde ve hekimlerin hastalarına karşı kişisel sorumluluklarında buna paralel bir düşüş yaşandığını göstermektedir. AMA, hataları nedeniyle eleştiriye maruz kalan her hekim için bir koruma kalkanı görevi gören katı bir Etik Kurallar dizisi yürürlüğe koydu; bu hatalar, birçok durumda hastalarının sakat kalmasına veya ölümüne neden oluyordu. Bu aynı "kurallar", genellikle herhangi bir hekim, hemşire veya diğer hastane çalışanının, bir hekimin işlediği hatalar hakkında mahkemede ifade vermesini engelliyor.

Uzun süredir ABD Ordusu Tıp Kadrosu ve ABD Halk Sağlığı Hizmeti'nin önde gelen bir üyesi olan tanınmış bir hekim olan Dr. Norman Barnesby, "Doktorlar AMA'nın etik kurallarına, yani sessizlik kuralına uydukları sürece kaos ve suç kaçınılmazdır" demiştir. *(Bu,*

Cosa Nostra'nın sırlarını ifşa eden herhangi bir üyeye ölüm cezası uygulayan, mafyanın meşhur sessizlik kuralı Omerta'ya benzemektedir. Tıp Gnostikleri, yani AMA, kendi Cosa Nostra'sını kurmuştur; bu, herhangi bir tıbbi ihmali veya suçu ifşa eden herhangi bir doktora mesleki ölüm cezası verir; sonuç ise meslekten dışlanma, hastane ayrıcalıklarının reddi ve diğer sert ceza biçimleridir. Editörün Notu.) Doktorların benimsediği etik kuralları son derece şüphelidir. Bu, övünen herhangi bir medeniyet için bir utanç kaynağıdır. "Doktorlar, mesleki konularda halka karşı özel bir çekingenlik sergilemelidir; zira tıp etiği ve adabında, doktorların ilişkilerinde duygularının acı verici bir şekilde incitilebileceği birçok nokta mevcuttur ve genel toplum tarafından anlaşılamayacak veya takdir edilemeyecek bu konularda, ne anlaşmazlıkların konusu ne de tahkim kararları kamuoyuna açıklanmalıdır."

Bu paragrafın son kısmı, Dr. Barnesby'nin AMA Etik Kuralları'ndan yaptığı doğrudan alıntıdır. "Tıp etiği ve adabı"nın genel toplum tarafından anlaşılamayacağını iddia eden AMA'nın kibirine dikkat edin. Dr. Barnesby şöyle devam ediyor: "Çözümün, topluma zararlı tüm kuralların ve uygulamaların tamamen ortadan kaldırılması ve sistemin yasal denetim veya diğer sorumlu kontrol mekanizmaları doğrultusunda tamamen yeniden düzenlenmesi olduğuna inanıyorum." Dr. Barnesby'nin önerileri Tıp Tekeli tarafından görmezden gelindi.

11 Şubat 1988 tarihli bir AP haberinde, "Doktorların %5'i Yeterlilik Belgeleri Hakkında Yalan Söylüyor" başlığı altında, büyük bir sağlık şirketi olan Humana, Inc. tarafından ortaya çıkarılan gerçeklere yer verilmiştir. Bu araştırmada, altı aylık bir süre içinde kliniklerinde çalışmak için başvuran 727 doktordan 39'unun, yani %5'inin, sahte yeterlilik belgeleri sunduğu tespit edilmiştir. Daha da kötüsü, bir eyalette uyuşturucu veya cinsel suçlardan hüküm giymiş birçok doktor, Tıp Tekeli'nin koruması altında başka bir eyalete taşınıp muayenehane açmaktadır. Son yıllarda, bir eyalette hüküm giymiş müzmin cinsel suçluların başka bir eyalete gidip mesleki faaliyetleri yoluyla çocuklara yönelik istismar kariyerlerine yeniden başladıklarına dair korkunç hikayeler ortaya çıkmıştır.

Seçkin bir New England ailesinden gelen yetenekli bir hekim olan Dr. Ernest Codman, 2 Mart 1924'te yıllık AMA kongresinde şu konuşmayı yaptı:

"Kemiği sarkom olduğu düşünülen dört yüz kayıtlı vaka hakkında notlarım var. Bu dört yüz kayıtlı vakanın tümü, birkaç istisna dışında, hata ve başarısızlık kayıtlarıdır; bu vakalarda, ülkenin önde gelen birçok cerrah ve patologun kendi el yazısıyla yaptığı ağır hataları kanıtlayan kayıtlar elimde bulunmaktadır. Kesilmemesi gereken bacaklar kesilmiş, kesilmesi gereken bacaklar ise kesilmemiştir."

Dr. Codman'ın konuşması dinleyicileri hayrete düşürdü. Hiçbiri onun ifadelerine itiraz etmedi, ancak konuşması AMA yetkilileri tarafından kasten örtbas edildi. Dr. Codman alaycı bir şekilde, 'da, seçkin mesleki kariyeri boyunca bir daha hiçbir AMA toplantısında konuşma yapması istenmediğini belirtiyor.

Zaman zaman, diğer muhalifler de AMA toplantılarında ortaya çıkıp, itirazlarını dile getirerek kısa süreli çatışmalara girmiş, ardından da tıbbi tekeli korumak için yürütülen her şeyi yutan savaşta unutulup ortadan kaybolmuşlardır. *Time* dergisi, 6 Haziran 1970'te "Şizofrenik AMA" başlığıyla bu tür bir olayı kısaca özetledi. Haberde, otuz ila kırk kadar muhalifin, genç idealist doktorların, kürsüye hücum ederek AMA yıllık toplantısını birkaç gergin dakika boyunca ele geçirdikleri belirtildi.

Liderleri kürsüden AMA'yı sert sözlerle kınadı: "AMA, Amerikan Tıp Birliği'nin kısaltması değil, Amerikan Cinayet Birliği'nin kısaltmasıdır!" Silahlı korumalar, memnuniyetsizliklerini dile getirmek isteyen diğer grupların üyelerini geri çevirdi. Genç stajyer kürsüden indi ve muhtemelen bugün bir hastanede cerrahi şefi olarak çalışıyor, çünkü sisteme karşı savaşamayacağını öğrenmiş.

Bir başka muhalif olan Dr. Robert S. Mendelsohn, 1975 yılında 787.000 kadına histerektomi yapıldığını ve bunlardan 1.700'ünün bu ameliyatın sonucu olarak öldüğünü belirtti. O, bu kadınların yarısının kurtarılabileceğine inanıyor, çünkü ameliyatları gereksizdi. *Washington Post*, 21 Ocak 1988'de "Çoğu kalp pili gereksiz olabilir; yarısından fazlasının yararı net değildir" diye yazdı. Haberde, her 500 Amerikalıdan birinin artık kalp pili taşıdığı belirtildi. Bu sektör sadece yirmi yıllık bir geçmişe sahip olmasına rağmen, şu anda her yıl 120.000 implant takılıyor ve bu iş, yılda bir buçuk milyar dolarlık bir gelir getiriyor. Greenspan, "birçok iç hastalıkları uzmanı, bir kalp uzmanına danışmadan bu cihazları reçete ediyor" diye şikayet etti.

Dr. Mendelsohn ayrıca terramisinin etkisiz bir antibiyotik olduğunu, en önemli sonucunun ise çocuklarda sarı-yeşilimsi dişlere ve kemiklerinde tetrasiklin birikimine yol açması olduğunu belirtmiştir. O, Boston İşbirlikçi İlaç Gözetim Programı'ndan alıntı yaparak, bir Amerikan hastanesinde ilaç tedavisiyle ölme riskinin binde bir olduğunu ve her yıl 30.000 Amerikalının doktorları tarafından kendilerine reçete edilen ilaçlara karşı yan etkiler nedeniyle öldüğünü belirtmiştir. Mendelsohn, modern tıp hakkındaki görüşünü açıkça dile getiriyor. Ona "Ölüm Kilisesi" diyor ve bu kilisenin Dört Kutsal

Suyu'nun 1) aşılar; 2) florlu su; 3) damar içi sıvılar; ve 4) gümüş nitrat olduğunu belirtiyor. Mendelsohn, bu dördünü de "güvenliği şüpheli" olduğu gerekçesiyle reddediyor.

1940'ların başlarında, AMA'nın üst düzey üyeleri, üyelikle ilgili sorunlarının çoğunun sert tavırlı Morris Fishbein'den kaynaklandığı sonucuna varmışlardı. Çoğu doktor düşünce yapısı bakımından aşırı muhafazakârdı ve Fishbein'in tuhaf davranışlarını itici buluyorlardı. Bununla birlikte, Fishbein AMA'da o kadar ince bir ağ örmüştü ki, genel merkezdeki herkes bu ağın içine girmişti. Gücü, sansür, sindirme ve yetkilerini sonuna kadar kullanmaya dayanıyordu.

Rakiplerinin ondan kurtulması neredeyse on yıl sürdü. Fırsat, Fishbein'in yetenekli yardımcısı Dr. Olin West'in hastalanması ve Fishbein rejimi adına AMA genel merkezindeki demir yumruklu kontrolünü sürdürememesi ile geldi. Kendisine karşı kurulan komplodan habersiz görünen Fishbein, seyahat ve eğlence dolu neşeli hayatına devam etti ve tıbbi halkla ilişkiler çalışmalarıyla birçok ödül ve takdir topladı. O, William of Orange'ın İngiltere'yi işgalini ve ele geçirmesini ve ardından İngiltere Merkez Bankası'nın kurulmasını anan, çok gizli bir örgüt olan seçkin Orange-Nassau nişanının Subayı unvanını almıştı. Fishbein sık sık İngiltere'ye seyahat ediyordu; burada, Establishment'ın önde gelen üyeleri tarafından ağırlanıyordu; onlar, onun kendilerine faydalı olabileceğine inanıyor olmalılar.

Ancak, *Newsweek* tarafından "yüz düşmanı olan adam" (kesinlikle yılın en hafif tabiri) olarak tanımlanan bu adam, öncülü olan iğrenç şarlatan "Doc" Simmons'tan bile daha kaba bir şekilde kovulduğunda, bu onurların hiçbirinin bir faydası olmadı. Gezileri ve masraf hesaplarını kötüye kullanması konusunda kamuoyunda defalarca eleştirilmesine rağmen, Fishbein 4 Haziran 1949'da bir öğle yemeğinde, en az beş yıl daha görevde kalacağını kendinden emin bir şekilde açıkladı. Fishbein, AMA'daki iki grup, liberaller ve muhafazakarlar arasındaki geleneksel bölünmeye büyük ölçüde güveniyordu; Fishbein, bu iki grubun hiçbir konuda anlaşamayacağını ilan etmişti. O, yanılıyordu, çünkü onlar onun kovulması gerektiği konusunda anlaşmışlardı. Morris Fishbein'e karşı ortak nefretleriyle birleşen bu gruplar, Sezar'larını öldürmek için bir komplo kurdular. Martin Mayer, bu olayı anlatırken, 1944'ten beri AMA'daki önemli bir grubun, ne pahasına olursa olsun Fishbein'i kovmaya kararlı olduğunu belirtiyor. Fishbein, 1949'un başlarında ulusal bir radyo programı olan Town Meeting of the Air'de, sürekli yalan söyleyen biri olarak ifşa edilmişti. Fishbein, İngiltere'yi gezdiğini ve her gün genel pratisyen hekimlerin muayenehanelerini ziyaret ettiğini iddia etmişti. Radyo programı ise, onun aslında Olimpiyatlara katıldığını, İngiliz aristokrasisinin birkaç üyesiyle akşam yemeği yediğini ve Londra'da bir dizi tiyatro oyununa gittiğini, ardından da tıbbı tanıtmak adına Paris'e gidip gece kulüplerinde eğlendiğini ortaya çıkardı. 22 Şubat 1949'da Nelson Cruikshank tarafından yayınlanan program, Fishbein'in İngiltere'de kaldığı süre boyunca hiçbir doktorun muayenehanesine yaklaşmadığını belirterek, Fishbein'in itibarını yerle bir etti. Fishbein'in gezisiyle ilgili raporuna gelince, Cruikshank bunu bir yalan olarak nitelendirerek, "hastalarına hizmet etme geleneğiyle gurur duyan bir mesleğe iftira" olarak nitelendirdi. Fishbein'in hayatı, "New York'taki tiyatro gösterilerine, Stork Club'a ve Londra ve Paris'teki gece kulüplerine sürekli ziyaretler" olarak tanımlandı.

Bu kamuoyu tepkisinin sonucunda, AMA 1949 yılındaki kongresinde, Dr. Morris Fishbein'in yazı yazdığı ve konuşma yaptığı tüm görevlerden alınmasına dair oybirliğiyle bir karar kabul etti. Bu kararın "mümkün olan en kısa sürede" uygulanması öngörülüyordu; bu da o öğleden sonra gerçekleşti. Akşam saatlerinde Fishbein, AMA genel merkezinden ayrılmıştı ve bir daha geri dönmedi. Fishbein'in ayrılışının edebi kayıplarından biri, onun "Dr. Pepys'in Günlüğü" adını verdiği köşe yazısıydı. Bir eleştirmen tarafından "Morris Fishbein'in özel hayatının sürekli ya da geveze bir anlatımı" olarak tanımlanmıştı. Her Noel'de, Günlük iki kapak arasına yerleştirilip, sabit bir posta adresi olan hemen hemen herkese Fishbein Noel Kartı olarak dağıtılırdı. Fishbein'in tüm savurganlıkları gibi, bu cömertliğin masrafı da tamamen AMA'nın aidat ödeyen üyeleri tarafından karşılanıyordu.

Yıllar boyunca Fishbein, ilaç şirketlerini " " (Kendi İsteğiyle) dileklerine uymaya zorlamak için AMA Kabul Mührünün muazzam gücünü kullanmıştı. *Harper's Magazine* (Kasım 1949) dergisi, "Bu mühür muhtemelen şimdiye kadar icat edilmiş en büyük tek başına 'reklam çekici'dir. *Dergi*, dünyadaki en karlı yayın. Fishbein'in mutlak gücü —sık sık mührü cebinde taşıyormuş gibi konuşurdu— aynı zamanda diğer insanların gücünün de kaynağıydı."

Fishbein'in zorla ayrılmasının ardından, AMA yetkilileri Chicago Genel Merkezi'ndeki iktidar merkezini sulandırmak için harekete geçti. Eczacılık ve Kimya Konseyi, 1956'da adını İlaç Konseyi olarak değiştirdi; Kabul Mührü ise tamamen kaldırıldı. Ben Gaffin and Associates, AMA'ya şu raporu sunmuştu: "Reklamverenler genel olarak, AMA'nın, özellikle de Konseyler aracılığıyla, kendilerine güvenmediğini ve sürekli gözetim altında tutulmazlarsa aktif olarak etik dışı davranışlarda bulunacak potansiyel dolandırıcılar olarak gördüğünü düşünüyor." Bu, Fishbein'in paranoyak yaklaşımıydı, ancak tutumu, kontrolü elinde tutma ve etik ilaç üreticilerinden "bağış" almaya zorlama ihtiyacına dayanıyordu. Kabul Mührü kaldırılır kaldırılmaz, AMA'nın reklamcılardan elde ettiği gelirler beş yıl içinde ikiye katlandı; on yıl içinde ise üç katına çıktı, yıllık 4 milyon dolardan 12 milyon doların üzerine çıktı. Geriye dönüp bakıldığında, Fishbein'in kibri ve kısa vadeli politikaları, AMA'ya her yıl milyonlarca dolarlık gelir kaybına mal olmuştu.

AMA'dan Dr. Ernest Howard, Mührü kaldırmak için gereksiz nedenler öne sürerek, "çok keyfi bir uygulamaydı ve tek bir kuruma çok fazla yetki verilmişti. Ayrıca bazı yasal sorunlar da vardı" dedi.

Fishbein ayrılmış olmasına rağmen, onun zararlı etkisinin bazı yönleri yıllarca AMA genel merkezinde devam etti; bu durum kuruluşa milyonlarca dolarlık zarara ve büyük ölçüde olumsuz bir imaja mal oldu. Fishbein'in, Amerika Birleşik Devletleri'nde "sosyalist tıp" olasılığını ortadan kaldırmaya yönelik ateşli kararlılığı özellikle yıkıcıydı. Fishbein'in hakimiyeti altındaki AMA liderliğinin, yıllardır kendi amaçları için devlet kurumlarını, özellikle de Gıda ve İlaç İdaresi, ABD Halk Sağlığı Servisi ve Ulusal Kanser Enstitüsü'nü kullanmış olmalarına rağmen, tıp alanında "devlet müdahalesine" bu kadar şiddetle karşı çıkmaları paradoksal bir durumdu. Bir otorite olan James G. Burrow, AMA'nın zorunlu sağlık sigortasına yönelik tutumunu izlemektedir; bu tutum, 1917 ile 1920 yılları arasında keşif amaçlı ilgiden şiddetli düşmanlığa dönüşmüştür. Bu tutum, "anti-komünizm" olarak gerekçelendirilmiştir; zira sosyalist tıbbın uzun süredir Komünist Partinin birincil hedefi olduğu iyi bilinmektedir. Seçkin bir grup önde gelen Amerikan solcu, bu hedef doğrultusunda özel bir indoktrinasyon için Moskova'ya çağrılmıştı. Moskova Üniversitesi'nde "devlet işlevi olarak tıbbın organizasyonu" konulu bir yaz kursuna katıldılar. Grupta George S. Counts ve John Dewey gibi sadık liberaller de vardı. Döndüklerinde, ulusal sağlık hizmeti için bir kamuoyu harekete geçirme kampanyası başlattılar. İlk ikna ettikleri kişi, "liberal Cumhuriyetçi" Senatör Henry Cabot Lodge'du. Aslında o, tıbbi tekeli sürdürmek için Rockefeller ile ittifak halinde olan New England bankacı grubunu temsil ediyordu. 1 Mart 1940'ta Senatör Lodge, sağlık hizmetleri için yılda kırk dolar sağlayan bir sağlık sigortası tasarısı sundu. Tasarı kısa sürede rafa kaldırıldı, ancak meydan okuma yapılmıştı. Fishbein, kendi egemenlik alanını herhangi bir devlet dairesine devretmeye niyetli değildi. Sonraki birkaç on yıl boyunca, AMA "sosyalist tıp"la mücadele etmek için milyonlarca dolar harcadı; bu paranın tamamı Amerikalı doktorlara uygulanan özel vergilerle toplanmıştı. Ayrıca, faaliyetlerinin bir sonucu olarak birkaç pahalı antitröst davasına da karışmıştı.

AMA, 1938 gibi erken bir tarihte, Group Health Association davasında Adalet Bakanlığı tarafından suçlanmıştı. 1937'de, bir grup devlet memuru, bir grup hastanesi kurmak için Home Owners Loan Company'den 40 dolar borç almıştı. Plan, bireyler için yıllık 26 dolar, aileler için ise yıllık 39 dolar karşılığında grup sağlık hizmeti sunuyordu. Group Health Association adını alan bu dernek, dokuz doktoru işe aldı. Columbia Bölgesi Tıp Derneği, bu doktorların hastaneleri kullanmasına veya uzmanlara danışmasına izin vermedi. 4 Nisan 1941'de bir jüri, AMA ve Bölge Tıp Derneği'ni antitröst yasasını ihlal etmekten suçlu buldu. İki kuruluş ve on bir doktor, ticaretin kısıtlanması suçlamasıyla yargılanmıştı. Mahkûm olanlar arasında Dr. Morris Fishbein de vardı. İki buçuk yıl sonra, 1943'te Yüksek Mahkeme, mahkûmiyet kararını onadı. 2.500 dolarlık para cezası verildi ve AMA'ya, Group Health Association'a müdahalesini durdurması ve bundan kaçınması emredildi.

AMA, Medicare'e karşı yirmi yıllık mücadelesinde de pek başarılı olamadı. Yerel hekimin bağımsızlığının korunması değerli bir hedefti; ancak hekim zaten Rockefeller Tıp Tekelinin kontrolü altındaydı; ABD'de sosyal tıbbın kurulmasının neyi değiştireceği anlaşılmıyordu, zaten hiçbir şey de değişmedi. *Time dergisi*, 10 Aralık 1948'de, AMA'nın, insanları sosyalist tıbba karşı kışkırtmak amacıyla "tıbbi eğitim"e 3,5 milyon dolar harcamak üzere düzenlediği bir kampanya için her üyesinden 25 dolar tahsil ettiğini belirtti. Bu, AMA'nın yüz yıllık faaliyet tarihinde bu türden ilk tahsilattı. Neredeyse yirmi yıl sonra, *Saturday Evening Post* dergisi 1 Ocak 1966 tarihli sayısında, AMA'nın 1964 ve 1965 yıllarında Washington'daki Medicare lobisine karşı mücadele etmek için beş milyon dolar harcadığını belirtti. O yıl AMA'nın, yıllık 45 dolarlık aidatlardan ve ilaç şirketleri ile tıbbi malzeme firmalarına AMA yayınlarında verilen reklam satışlarından 23 milyon dolar gelir elde ettiği belirtildi.

1 Aralık 1978 tarihli *Time dergisi*, Federal Ticaret Komisyonu'nun idari hukuk yargıcı Fred Barnes'ın, AMA Etik Kuralları'nın doktorların reklam yapmasını engelleyerek aralarındaki rekabeti yasadışı bir şekilde kısıtladığına hükmettiğini belirtti. Ayrıca, AMA etik kurallarının gelecekte FTC tarafından onaylanması gerektiğine de hükmetti. AMA, karara karşı öfkeli bir basın açıklaması yayınladı: "Amerika Birleşik Devletleri'nde federal bürokrasinin herhangi bir bilimsel meslek için etik kuralları yazması veya onaylaması konusunda yasal bir emsal yoktur."

AMA Etik Kuralları konusu daha önce de birkaç kez gündeme gelmişti. *Science* dergisi, 21 Haziran 1940'ta "dolandırıcılık ve şarlatanları soruşturma bürosu" ile ilgili bir yazısında şu sorunun gündeme geldiğini belirtti: "Tıp etiği değiştirilmeli mi? Mevcut haliyle belirlenen tıp etiği ilkeleri, ifade ve düzenleme açısından iyileştirilebilir, ancak şu an yeniden yazma zamanı olmadığı da düşünülmektedir. Tıp etiği ilkelerimiz gibi kuruluşumuzun bu kadar temel niteliği üzerinde herhangi bir değerlendirme yapılmadan önce, bulanık suların durmasını beklemek akıllıca görünmektedir." Konuşmacının kimliği açıklanmamış olsa da, bu dindar beyanat ancak Fishbein'in kendisinden gelmiş olabilir. Konuşmacı, oldukça çekingen bir şekilde, " 'ın tıp etiği ilkelerinin iyileştirilebileceğini" kabul eder, ancak konu burada kapanır.

AMA'nın karşı çıkmak için milyonlarca dolarlık fon ayırmasının ardından Medicare'in kabul edilmesi, görünüşe göre hiçbir şeyi değiştirmedi. Bu, tıp mesleğinin daha vicdansız üyelerinin çoğu için beklenmedik bir talih kuşu oldu. Her bir pratisyen için yıllık milyonlarca dolarlık faturaları şişirmekte hiçbir sorun yaşamadılar. 1982'de Medicare yaklaşık 48,3 milyar dolar, Medicaid ise 38,2 milyar dolar ödeme yaptı. Daha ihtiyatlı tahminlere göre, bu fonların yaklaşık 11 milyar doları yasadışı kâr olarak sıyırıldı. AMA'daki Morris Fishbein'in mirasçıları, "sosyalist tıbbı durdurma" savaşını kaybetmiş olabilirler, ancak savaşı kazandılar.

Daha önce de belirttiğimiz gibi, AMA mütevelli heyeti 2 Kasım 1963 tarihli bir toplantıda, Şarlatanlık Komitesi aracılığıyla en büyük rakibi olan "kiropraktiği ortadan kaldırmaya" karar verdi. Bu komitenin sekreteri, 4 Ocak 1971'de mütevelli heyetine "komitenin birincil misyonunun öncelikle kiropraktiği kontrol altına almak, nihai olarak da ortadan kaldırmak olduğunu" bildirdi. Hiçbir kuruluşun kayıtlarında bu kadar açık bir komplo itirafı bulmak zordur. AMA'nın genel danışmanı Robert Throckmorton'un başkanlık ettiği Komite'nin özel soruşturma birimi, sigorta şirketlerini, hastaneleri, eyalet tıp lisans kurullarını, kamu ve özel üniversiteleri ve lobicileri kullanıyordu. Her türlü sindirme ve sansür yöntemi kullanıldı. Kaliforniyalı bir nörolog olan Dr. Philip Weinstein, kiropraktik gruplarına omurga hastalıklarının teşhisi konusunda birçok konferans vermişti; AMA, ona bu tür tüm etkinlikleri durdurmasını emretti. Yaklaşan bir konferansı iptal ettikten sonra bir özür notu gönderdi: "Kontrolümüz dışındaki koşullar nedeniyle bu geç iptal için en içten özürlerimizi kabul edin lütfen. (Kuruluşunuza) tıbbi konferanslar vermenin yasak olduğunu bilmiyorduk."

Throckmorton ayrıca, hükümetin kiropraktik okullarına garantili öğrenci kredisi veya araştırma için hibe vermesini engelleyerek bu okulları faaliyet dışı bırakmaya çalıştı. Okulların akreditasyon almasını engelledi; her eyalette, hükümet tarafından oluşturulan bir akreditasyon kurumunun kurulmasını önlemek için lobi faaliyetlerinde bulundu v 'de, doktorlardan ziyade eğitimcilerin oluşturduğu bir kurum olan

HEW Eğitim Ofisi, onun çabalarına direndiğinde ve 1974'te Kiropraktik Eğitim Konseyi'ni kiropraktik okulları için ulusal bir akreditasyon kurumu olarak onayladığında öfkelendi. AMA, 1972'de Long Island Üniversitesi'nin bir bölümü olan C. W. Post Üniversitesi'ne, kiropraktik öncesi öğrenciler için tasarlanmış bir dersi kaldırması için baskı uyguladı.

1960'ların sonlarında, AMA Hastaneler Akreditasyon Ortak Komisyonu (JCAH), hastanelere yeni şartlar getirdi; AMA Tıp Etiği İlkeleri, üyelerinin kiropraktörlerle her türlü ilişkiyi kurmasını yasakladı. 13 Ağustos 1973 tarihli bir JCAH mektubu, bir hastane yöneticisine, "Kiropraktörlerle ve hastanenizle yapacağınız herhangi bir anlaşma, Ortak Komite tarafından kabul edilemez olacaktır. Bu, JCAH'ın da bir gerekliliği olan AMA tarafından yayınlanan Tıp Etiği İlkelerine aykırı olacaktır." 9 Ocak 1973'te JCAH, New Mexico'nun Silver City kentindeki bir hastaneye şöyle yazdı: "Bu mektup, New Mexico'da hastanelerin kiropraktörleri tıbbi personelinin bir parçası olarak kabul etmesini zorunlu kılan bir yasa tasarısına atıfta bulunan 18 Aralık tarihli mektubunuza cevaptır. Kesinlikle haklısınız; bu son derece yanlış bir yasamanın talihsiz sonuçları, Ortak Komite'nin kadrosunda kiropraktörler bulunan hastanenin akreditasyonunu geri çekip reddedebileceği anlamına gelir."

AMA daha sonra Gaziler İdaresi'ni, gazilere kiropraktik hizmetleri için ödeme yapmayı reddetmeye zorladı. Bu taktikler, AMA'ya olumlu sonuçlar olarak rapor edilmişti. Şarlatanlık Komitesi tarafından 21 Eylül 1967 tarihli gizli bir memoranduma göre, mütevellilere şu övünme yapılıyordu: "Temel olarak, komitenin kiropraktik kültünü ve bunun elde edebileceği her türlü ek tanınmayı kontrol altına almaya yönelik kısa vadeli hedefleri dört nokta etrafında dönüyor: 1) Medicare yasasının 18. Başlığı altında kiropraktik kapsamının elde edilmemesini sağlamak için elimizden gelen her şeyi yapmak. 2) Kayıt, ABD Eğitim Bakanlığı'na kayıt veya bir Kiropraktik Akreditasyon Ajansı'nın kurulmasının SAĞLANMAMASI için elimizden gelen her şeyi yapmak. 3) İki Ulusal Kiropraktik Derneği'nin ayrılığının devam etmesini teşvik etmek. 4) Eyalet tıp derneklerini, kiropraktik uygulamalarını etkileyebilecek yasalar konusunda eyalet meclislerinde inisiyatif almaya teşvik etmek."

AMA'nın bariz faaliyetleri nedeniyle, birkaç kiropraktör sonunda komplo kurmakla suçlayarak dava açtı. Dava yıllarca sürdü ve 27 Ağustos 1987'de, on bir yıllık sürekli dava sürecinin ardından, ABD Bölge Mahkemesi Federal Yargıcı Susan Getzendammer, AMA'yı, Amerikan Cerrahlar Koleji'ni ve Amerikan Radyologlar Koleji'ni kiropraktik mesleğini yok etmek için komplo kurmaktan suçlu buldu.

Dava süresince AMA, kiropraktik kolejlerinde verilen derslerin içeriği veya kalitesi hakkında hiçbir zaman bilgi sahibi olmadıklarını ve şu anda da olmadıklarını açıkça kabul etti. Yargıç Getzendammer 101 sayfalık bir görüş yazısı kaleme aldı ve AMA'nın, "AMA üyesi, kurum veya hastanenin, kiropraktörler, kiropraktik öğrencileri veya kiropraktik kurumlarıyla mesleki olarak ilişki kurup kurmayacağına dair bireysel karar verme özgürlüğünü kısıtlamasını, düzenlemesini veya engellemesini ya da başkalarının bunu yapmasına yardım ve yataklık etmesini" durdurmasını ve bundan kaçınmasını gerektiren Kalıcı Yaptırım Kararı çıkardı."

Böylece Morris Fishbein'in AMA'ya bıraktığı kötü niyet ve engelleme mirası sona erdi. 20 Haziran 1949'da AMA'nın 98. toplantısında resmi olarak tüm görevlerinden alınmış olmasına rağmen, AMA dört on yıl daha onun takıntılarının pençesinde kaldı. Bir başka takıntısı da, hiçbir siyahi hekimin AMA üyeliğine kabul edilmemesini istemesi idi. Siyahilerin kabul edilmesi konusu gündeme geldiğinde – ki bu, onun yönetimi sırasında defalarca yaşandı – sık sık, siyahilere yönelik aşağılayıcı bir Yidiş terimi olan "der schwartzers" ifadesini küçümseyici bir şekilde kullandığı duyulurdu. Bu politikası, AMA'nın siyahileri kabul etmek zorunda kaldığı 1968 yılına kadar, yirmi yıl daha devam etti. Daha önce siyahlar, kendi örgütleri olan Ulusal Tıp Derneği'ni sürdürmüşlerdi. Bu kararı övgüyle karşılayan *Time* dergisi, "yosun kaplı AMA"dan küçümseyici bir şekilde bahsetti.

Simmons ve Fishbein'in yarım asır boyunca bu ulusal kuruluşa kendi önemsiz endişelerini dayatabilmiş olmaları, üyelerinin pek de övünülecek bir yanı olmadığını göstermektedir. sitesinde yer alan en anlamlı yorumlardan biri, T. Swann Hardy tarafından Haziran 1929 tarihli *Forum* dergisinde yapılmıştır. "Doktorlarımız Ne Kadar Bilimsel?" başlıklı bir makalede Hardy şöyle yazmıştır: "Tıp, bir meslek olarak, üyelerinin zihniyetiyle öne çıkan bir meslek değildir. Ortalama zeka seviyesi, belki de diğer tüm mesleklerden daha düşüktür. Amerika'daki organize tıp, 1) tıbbi tekeli tamamen bilimsel hale getirecek; 2) bu tür tedaviyi ihtiyacı olan herkesin genel olarak erişimine açacak; 3) yetersiz pratisyenlerin gelirlerini tehdit edecek herhangi bir yeniden yapılanma standardına değişmez bir şekilde karşıdır."

Tıp mesleğinin ambleminin, bir asa üzerinde birbirine dolanmış iki yılan olması dikkat çekicidir. Ancak Rochester Üniversitesi, bunun aşırı olduğuna karar vererek, yakın zamanda iki yılanı bir tanesine indirdi. Caduceus, Roma tanrısı Merkür'ün mitolojik sembolüdür. O, habercilerin koruyucusuydu, ancak aynı zamanda kanun kaçakları, tüccarlar ve hırsızların ortağı olarak da biraz tatsız birüne sahipti. Antik dünyada tüccarlar, diğer iki kategoriyle eşanlamlıydı.

BÖLÜM 3

KANSERIN GETIRDIĞI KAZANÇLAR

MÖ 400 yılında Hipokrat, kendi döneminde karşılaştığı bir hastalığa, vücutta yengeç gibi yayılması nedeniyle Kanser veya yengeç adını verdi. Yunanca adı "karkinos" idi. M.S. 164'te, Roma'daki hekim Galen, bu hastalığı tanımlamak için Yunanca "tymbos" (mezar höyüğü) ve Latince "*tumore*" (şişmek) kelimelerinden türetilen "tümör" adını kullandı. Bu hastalık o dönemde çok yaygın olamazdı; ne İncil'de ne de Çin'in eski tıp kitabı olan Sarı İmparatorun İç Hastalıklar Klasiği'nde bahsedilmektedir. Çoğu geleneksel toplumda bilinmeyen bu hastalık, Sanayi Devrimi'nin yükselişiyle birlikte yayıldı. 1830'larda, Paris çevresindeki ölümlerin yüzde ikisi kanserden kaynaklanıyordu; 1900 yılında ise Amerika Birleşik Devletleri'ndeki ölümlerin yüzde dördü kanserden kaynaklanıyordu.

Kanserin yaygınlaşmasıyla birlikte, onunla başa çıkmak için "modern" yöntemler de ortaya çıktı. Tıp camiasının önde gelen eleştirmenlerinden Dr. Robert S. Mendelsohn, "Modern kanser cerrahisi, bir gün George Washington'ın zamanında sülük kullanımına baktığımız gibi aynı dehşetle bakılacaktır" yorumunda bulunuyor. Bahsettiği cerrahi, şu anda Amerika Birleşik Devletleri'nde moda olan, yaygın olarak kabul gören ve dayatılan kanser tedavi yöntemidir. Buna "kes, biç ve yak" tekniği denir. Bu kanser tedavi yöntemi, aslında Amerika Birleşik Devletleri'ndeki Alman allopatik tıp okulunun zirvesini temsil eder. Neredeyse tamamen cerrahiye, kanamaya ve yoğun ilaç kullanımına dayanır; buna egzotik bir ek olarak radyum tedavisi de eklenir. Amerika Birleşik Devletleri'ndeki modern kanser tedavi yönteminin tapınağı, New York'taki Memorial Sloan Kettering Kanser Enstitüsü'dür. Bu merkezin baş rahipleri, buradaki cerrahlar ve araştırmacılardır.

Başlangıçta Memorial Hastanesi olarak bilinen bu kanser kurumu, ilk yıllarında Hollywood'un "çılgın doktor" karikatürlerinin tipik örnekleri olan iki " " doktor tarafından yönetiliyordu. Hollywood bu hastane hakkında bir film çekmeyi planlasaydı, bu iki doktorun her birini oynamak için sadece merhum Bela Lugosi'nin uygun olacağı gerçeği karşısında çıkmaza girerdi. Bu "çılgın" doktorlardan ilki Dr. J. Marion Sims'ti.

Güney Carolina'da bir şerif ve taverna sahibinin oğlu olan Sims (1813-1883), on dokuzuncu yüzyılın "kadın doktoru" idi. Yıllar boyunca Güney'deki köle kadınlar üzerinde deneyler yaparak "deneysel cerrahi" ile uğraştı. Biyografi yazarına göre, bu ameliyatlar "cinayetten farksızdı." Plantasyon sahipleri, köleleri üzerinde daha fazla deney yapmasına izin vermeyi reddettiklerinde, Sims 500 dolara on yedi yaşındaki bir köle kızı satın almak zorunda kaldı. Birkaç ay içinde, Anarcha adındaki bu talihsiz kıza yaklaşık otuz ameliyat yaptı. O dönemde anestezi olmadığı için, ameliyatı yaparken arkadaşlarından Anarcha'yı tutmalarını istemek zorunda kaldı. Bir veya iki kez böyle bir deneyimden sonra, genellikle onunla daha fazla ilgilenmeyi reddederlerdi. Sims, Anarcha üzerinde dört yıl boyunca deneyler yapmaya devam etti ve 1853'te New York'a taşınmaya karar verdi. Güney Carolina'daki küçük zenci hastanesinin bir gece, eski bir Frankenstein filminde olduğu gibi, meşaleler sallayan çığlık atan köylüler tarafından kuşatılıp kuşatılmadığı bilinmemektedir. Ancak, taşınma kararı oldukça ani olmuş gibi görünüyor. Dr. Sims, Madison Avenue'da bir ev satın aldı ve burada Phelps imparatorluğunun varisi Bayan Melissa Phelps Dodge'da bir destekçi buldu. Bu aile, günümüz kanser merkezinin önde gelen destekçileri olmaya devam etmiştir. Sims, onun mali yardımıyla 1 Mayıs 1855'te açılan, 30 yataklı, tamamen hayır amaçlı bir hastane olan Kadın Hastanesi'ni kurdu.

Daha sonraki bir şarlatan olan "Doc" Simmons gibi, Sims de kendini kadın hastalıkları uzmanı olarak tanıtıyordu; özellikle mesane ile vajina arasında oluşan anormal bir geçit olan "veziko-vajinal fistül" konusunda. Günümüzde bu durumun her zaman "iyatrojenik", yani doktorların müdahaleleri sonucu ortaya çıktığı bilinmektedir. 1870'lerde Sims, kanser tedavisi konusunda uzmanlaşmaya başladı. New York'ta Kadın Hastanesinde barbarca ameliyatlar yapıldığına dair söylentiler dolaşmaya başladı. "Çılgın doktor" yine iş başındaydı. 'ın kurum mütevelli heyeti, "tüm hastaların hayatlarının gizemli deneyler nedeniyle tehlike altında olduğunu" bildirdi. Dr. Sims, Kadın Hastanesinden kovuldu. Ancak, güçlü mali destekçileri sayesinde kısa sürede görevine iade edildi. Ardından, servetini eski John Jacob Astor'un Doğu Hindistan Şirketi, İngiliz Gizli İstihbarat Servisi ve uluslararası afyon ticareti ile olan bağlarına dayandıran Astor ailesinin üyeleri onunla temasa geçti. Astor ailesinden biri kısa süre önce kanserden vefat etmişti ve aile New York'ta bir kanser hastanesi kurmak istiyordu. İlk olarak Kadın Hastanesinin mütevelli heyetine, hastaneyi kanser hastanesine dönüştürmeleri halinde 150.000 dolarlık bir bağış teklifiyle başvurdular. Kısa süre önce kovulmanın acısını yaşayan Sims, Astor ailesiyle gizli görüşmeler yaparak mütevelli heyetini aldatmıştır. Onları, New York Kanser Hastanesi adını verdiği yeni bir hastaneye destek vermeleri için ikna etti. Hastane 1884'te açıldı. Dr. Sims daha sonra Paris'e gitti ve orada İmparatoriçe Eugenie'ye hizmet etti. Daha sonra Belçika Kralı tarafından Leopold Nişanı ile ödüllendirildi. Görünüşe göre cüretkarlığını hiç kaybetmemişti. New York'a döndü ve yeni hastanesinin açılışından kısa bir süre önce vefat etti.

1890'larda, diğer hayırseverlerden bağışlar aldıktan sonra, hastanenin adı Memorial Hastanesi olarak değiştirildi. Yirminci yüzyılın ortalarında, Sloan ve Kettering isimleri eklendi. Bu isimlere rağmen, bu kanser merkezi uzun yıllardır Rockefeller Tıp Tekelinin önemli bir uzantısı olmuştur. 1930'larda, Rockefeller ailesi, yeni binanın inşası için moda merkezi Upper East Side'da bir arsa bağışladı. Bina açıldığından beri yönetim kurulu, Rockefeller'ın adamları tarafından domine edildi. 1913'te, bir grup doktor ve meslekten olmayan kişi, ulusal bir kanser örgütü kurmak için Mayıs ayında New York'taki Harvard Club'da bir araya geldi. Doğal olarak, bu kuruluşa Amerikan Kanser Kontrol Derneği adı verildi. Unutmayın ki bu kuruluş, kanser tedavisi veya kanser önleme derneği olarak adlandırılmadı ve bunlar hiçbir zaman bu kuruluşun birincil hedefleri olmadı. 1913, elbette Amerikan tarihinde çok önemli bir yıldı. O kader dolu yıl boyunca, Başkan Woodrow Wilson, yaklaşan Dünya Savaşı için finansman sağlamak üzere oluşturulan Federal Rezerv Yasası'nı imzaladı; doğrudan Marx'ın 1848 tarihli Komünist " " Manifestosu'ndan alınan ulusal bir kademeli gelir vergisi, Amerikan halkına dayatıldı; ve yasama organlarının senatörleri atama anayasal görevi kaldırıldı; bundan böyle senatörler halk tarafından seçilecekti; artık hepsi halk oyu için rekabet etmek zorundaydı. Kanser derneği, bu heyecan verici sosyalist planlama döneminde ortaya çıktı. Doğal olarak, dernek John D. Rockefeller Jr. tarafından finanse edildi. Avukatları Debevoise ve Plimpton, 1920'ler boyunca yeni derneğin yönetiminde baskın rol oynadılar. Derneğin finansmanı Laura Spelman Rockefeller Vakfı ve J. P. Morgan'dan sağlandı.

Kuruluşundan itibaren Amerikan Kanser Derneği, Amerikan Kanser Derneği tarafından belirlenen modeli izledi. ACS'nin de bir mütevelli heyeti ve bir Temsilciler Meclisi vardı ve 1950'lerde bir Şarlatanlık Komitesi kurdu. Bu Komite daha sonra adını Kanser Yönetimi Kanıtlanmamış Yöntemler Komitesi olarak değiştirdi (burada "tedavi" değil, "yönetim" denildiğine dikkat edin), ancak dernek, mütevelli heyeti tarafından onaylanmayan veya kanser tedavisinin "kes, biç ve yak" yönteminden sapan herhangi bir yöntemi ifade ederken hâlâ "şarlatanlık" terimini serbestçe kullanıyordu.

1909'da demiryolu magnatı E. H. Harriman (serveti, Rockefeller'lar gibi, tamamen Kuhn, Loeb Co.'dan Jacob Schiff tarafından kendisine aktarılan Rothschild parasıyla finanse edilmişti) kanserden öldü. Ailesi daha sonra Harriman Araştırma Enstitüsü'nü kurdu. 1917'de ailenin varisi W. Averell Harriman, aniden siyasete atılmaya, daha doğrusu siyasi partilerimizi perde arkasından yönetmeye karar verdi. Enstitü aniden kapatıldı. Finansal desteği daha sonra Memorial Hastanesi'ne aktarıldı. O dönemde hastanenin başlıca destekçisi James Douglas (1837-1918) idi. O, Phelps Dodge Corporation'ın başkanıydı; bu şirketin 1853'teki varisi Melissa Phelps Dodge, sonunda Memorial Hastanesi haline gelen kurumun ilk destekçisiydi. O, William Dodge adında bir kuru gıda tüccarıyla evlenmişti; Dodge, Phelps servetini kullanarak bakır üretiminde bir dev haline gelmişti.

Ulusal Biyografi Sözlüğü, James Douglas'ı "madencilik ve metalurji mülklerinin dekanı" olarak tanımlamaktadır. Dünyanın en zengin bakır madenine, Copper Queen Lode'a sahipti. Kanada'da doğan Douglas, Quebec Akıl Hastanesi'nin başkanı olan cerrah Dr. James Douglas'ın oğluydu. Oğlu 1910'da Phelps-Dodge Company'ye katıldı ve daha sonra şirketin başkanı oldu. Batı'daki maden arazilerinde geniş uranyum cevheri yatakları keşfettiği için radyuma büyük ilgi duymaya başladı. Pratikte kontrol ettiği bir devlet kurumu olan Maden Bürosu ile işbirliği içinde Ulusal Radyum Enstitüsü'nü kurdu. Kişisel doktoru Dr. James Ewing (1866-1943) idi. Douglas, Memorial Hastanesi'ne 100.000 dolar bağışlamayı teklif etti, ancak bunun için birkaç şartı vardı. Bunlardan biri, hastanenin Dr. Ewing'i baş patolog olarak işe almasıydı; ikincisi ise, hastanenin sadece kanser tedavisi yapmayı taahhüt etmesi ve kanser tedavilerinde rutin olarak radyum kullanmasıydı. Hastane bu şartları kabul etti.

Douglas'ın maddi desteğiyle Ewing kısa sürede tüm hastanenin başına geçti. Douglas, radyum tedavisinin yararlarından o kadar emindi ki, o dönemde kanserden ölmek üzere olan kızında, eşinde ve kendisinde bu tedaviyi sık sık uyguladı; en önemsiz rahatsızlıklarda bile ailesini radyum tedavisine maruz bıraktı. Douglas'ın saygınlığı nedeniyle *New York Times*, kansere yönelik yeni radyum tedavisine büyük yer ayırdı. Gazeteci, haberine birinci sayfada "Herkese Ücretsiz Radyum Tedavisi" başlığını attı. "Bir sentlik radyum bile satılmayacak" iddiasında bulunuldu. Douglas bu açıklamadan büyük rahatsızlık duydu ve 24 Ekim 1913'te *Times'a* bir düzeltme yayınlattırdı. Şu sözleri aktarıldı: "İnsanlık ve hayırseverlikle ilgili tüm bu hikaye saçmadır. Bana ait radyumla istediğimi yapacağımı anlamanızı istiyorum." Bu, "hayırsever"in gerçek doğasına dair nadir bir bakış açısıydı. Bu alandaki rakipleri Rockefeller ve Carnegie, paralarını hiçbir koşul koşmadan daima bağışlıyorlardı. Bu güvenceyle, ülke üzerinde gizli güçlerini sinsice kurmayı başardılar. Douglas, "hayırseverlerimizin" gerçek doğasını ortaya çıkarmıştı.

Memorial Hastanesi'nin orijinal basın bültenleri aslında radyum tedavilerinin ücretsiz olacağını ima etmişti. Görünüşe göre, büyük hayırsever James Douglas'ın elindeki stoğu bağışlayacağına inanıyorlardı. Memorial Hastanesi Kuralları ve Yönetmelikleri derhal değiştirilerek "hastaların tedavisinde kullanılan Radyum Yayılımları için ek ücret alınacağı" belirtildi. 1924 yılında, Memorial Hastanesi'nin Radyum Bölümü hastalara 18.000 dolarlık radyum tedavisi uyguladı ve bunun için 70.000 dolar ücret aldı; bu, o yılki en büyük tek gelir kaynağıydı.

Bu arada, radyumuyla istediğini yapacağını övünen James Douglas, kendisine sık sık tedavi uygulamaya devam etti. 1913'teki *New York Times* haberinden birkaç hafta sonra, aplastik anemiden öldü. Tıp otoriteleri artık onun, radyumun erken dönem gelişimiyle ilişkili ve radyumun etkilerinden ölen birçok kişiden sadece biri olduğuna inanıyor; bunların en ünlüsü, radyumun keşfedicisinin eşi Marie Curie ve kızı Irene Joliot-Curie'dir. 1922'ye kadar, yüzden fazla radyolog X ışınlarının neden olduğu kanserden ölmüştü.

Douglas'ın öğrencisi Dr. Ewing, Memorial Hastanesi'nde birkaç yıl daha kaldı. Bir dizi rahatsızlık geliştirdi; en rahatsız edici olanı, kimseyle görüşmesini veya konuşmasını utanç verici hale getiren tik doloreux idi. Hastaneden ayrıldı ve Long Island'da inzivaya çekildi; sonunda 1943'te mesane kanserinden öldü.

Douglas'ın oğlu ve varisi Lewis Douglas, o dönemin en büyük Amerikan servetlerinden birini miras aldı. J. P. Morgan Co.'nun bir ortağının kızı olan Peggy Zinsser ile evlendi. Peggy'nin iki kız kardeşi de iyi evlilikler yaptı; biri Rockefeller çıkarlarının baş avukatı olan John J. McCloy ile, diğeri ise savaş sonrası Almanya'nın Şansölyesi olan Konrad Adenauer ile evlendi. Lewis Douglas, Morgan'ın kontrolündeki bir şirket olan Mutual Life of New York'un başkanı oldu. İkinci Dünya Savaşı'nın başlarında, Lend Lease İdaresi'nde W. Averell Harriman'ın himayesine girdi. Douglas daha sonra, Roosevelt yönetiminin ünlü "yılda bir dolarlık" adamlarından biri olarak Savaş Nakliye Kurulu'nun başkanlığına atandı. Savaşın ilerleyen dönemlerinde, Harriman'ın yerine ABD'nin İngiltere Büyükelçisi oldu. Hitler'in düşüşünden sonra, Douglas Almanya Yüksek Komiseri olmaya aday gösterildi, ancak kayınbiraderi John J. McCloy' 'un bu görevi almasına izin vermek için kenara çekildi. Kayınbiraderleri

Konrad Adenauer'in Şansölye olarak atanması, bu iki Amerikalıyı hoş bir sürprizle karşıladı. J. P. Morgan firmasının aile çıkarları, kontrolü tamamen ele geçirmişti. Aslında, Adenauer'in savaş dönemi Almanya'sındaki önceki siyasi faaliyetleri, Almanya'daki küçük bir J. P. Morgan grubu etrafında şekillenmişti. Hitler öldüğünde, onlar yönetimi devralmaya hazırdı.

1930'larda, otomotiv endüstrisinin iki devi, Memorial Hastanesi'ne bağış yapmaya ikna edildi. Alfred P. Sloan, uzun yıllar General Motors'un başkanlığını yapmıştı. Aynı zamanda J. P. Morgan Co.'nun da yöneticisiydi. 1938'de General Motors'un 750.000 hissesine sahipti. 1940'ta değeri bir buçuk milyon dolar olan 235 fitlik bir yatı vardı.

Charles Kettering, günümüzün otomobil ateşleme, ışık, marş motoru ve diğer elektrik sistemlerinin çoğunun mimarı olan gerçek bir icat dehasıydı. Fortune dergisi, 1960 yılında Sloan'ın servetini 200-400 milyon dolar, Kettering'in servetini ise 100-200 milyon dolar olarak tahmin etmişti.

Alfred Sloan'ın hayırseverlik konusundaki itibarı, General Motors'taki sicili nedeniyle bir miktar gölgelenmişti. Chevrolet otomobillerine güvenlik camı takılmasına kararlı bir şekilde karşı çıkmıştı. 1920'lerde güvenlik camının olmaması, nispeten küçük bir trafik kazasının, ön camın veya arabanın camlarının kırılmasına neden olması durumunda, yolcular için korkunç yaralanmalara veya ölüme yol açabileceği anlamına geliyordu.

Uçuşan cam parçaları araç içini delip geçerken yolcuları kesip yaralardı. O dönemde otomobillerde kullanılan sıradan cam, nispeten düşük bir maliyetle güvenlik camıyla değiştirilebilirdi. Günümüzde ise tüm araçlarda güvenlik camı kullanımı zorunludur. Sloan, 13 Ağustos 1929 tarihinde bu konuyla ilgili bir açıklama yaptı. "Güvenlik camının ortaya çıkması, hem kendimizin hem de şirketimizin kârımızdan ekstra maliyetin çok önemli bir kısmını üstlenmemize neden olacaktır. General Motors'un arabaları için güvenlik camını benimsememesi ve fiyatlarını bu ekstra maliyetin bir kısmı kadar bile artırmaması gerektiğini düşünüyorum." 15 Ağustos 1932'de Sloan, General Motors'un otomobillerine güvenlik camı takılmasına karşı olduğunu bir kez daha yineledi. "Güvenlik camı satmak benim sorumluluğum değil," diye şikayet etti. "Aynı parayı arabalarımızı başka şekillerde iyileştirmek için harcamayı çok daha fazla tercih ederim, çünkü bencil bir iş bakış açısıyla bakıldığında bunun çok daha iyi bir yatırım olacağını düşünüyorum." Alfred P. Sloan Vakfı iyi durumda; 1975'te 252 milyon dolarlık bir sermayeye sahipti ve bu rakam 1985'te 370 milyon dolara çıktı. Bu vakıf ve Charles F. Kettering Vakfı (75 milyon dolar), Sloan Kettering Kanser Merkezi'nin başlıca bağışçıları olmaya devam ediyor. Kettering Vakfı'nın başında liberal bir editör olan Norman Cousins bulunmaktadır. Alfred P. Sloan Vakfı'nın başında ise R. Manning Brown, Jr. bulunmaktadır. Yönetim kurulu üyeleri arasında eski Hazine Bakanı ve şu anda New York'taki yatırım bankası Goldman Sachs Co.'nun ortağı olan Henry H. Fowler yer almaktadır; ayrıca yönetim kurulu üyesi olan Lloyd C. Elam, Tennessee eyaletinin Nashville kentinde bulunan ve ülkedeki tek siyahi tıp fakültesi olan Meharry College'ın rektörüdür; Elam aynı zamanda dev Merck tıp firmasının, Kraft, South Central Bell Telephone ve Nashville Bank'ın da yönetim kurulu üyesidir; Franklin A. Long, Exxon'un yönetim kurulu üyesi olarak gerekli Rockefeller bağlantısını temsil etmektedir; aynı zamanda United Technologies ve Başkanlık Bilim Danışma Komisyonu'nun yönetim kurulu üyesidir; 1936'dan beri Cornell'de kimya profesörüdür, Guggenheim bursiyeridir, Albert Einstein Barış Ödülü'nü almıştır; Rockefeller'ın himayesindeki, komünist yanlısı finansçı Cyrus Eaton tarafından kurulan Amerikan Pugwash Yürütme Komitesi'nin üyesidir; Pugwash'ın KGB tarafından yönetildiği söylenmektedir; Herbert E. Longenecker, Tulane Üniversitesi rektörü; Fulbright öğrencileri için seçim komitesinde görev yapmaktadır, bu çok güçlü bir pozisyondur — *Who's Who*'daki ödül ve onur listesi birkaç paragraf sürer; National Cash Register'ın yöneticisi ve aynı zamanda Guggenheim bursiyeri olan Cathleen Morawetz; kendisi Praglı bir kimyager olan Herbert Morawetz ile evlidir; Uzun yıllar General Motors'un başkanı olan, aynı zamanda PepsiCo ve National Detroit Corporation'ın yöneticisi Thomas Aquinas Murphy; 1935'ten beri J. P. Morgan Company'de çalışan Ellmore E. Patterson; aynı zamanda Sloan-Kettering Kanser Merkezi'nin hazinedarı ve Bethlehem Steel, Engelhard Hanovia ve Morgan Stanley'in yönetim kurulu üyesidir; Reader's Digest, National Geographic Society ve Caneel Bay Plantation'ın yönetim kurulu üyesi Laurance S. Rockefeller; GM Acceptance Corporation ve New York Arab-American Bank'ın yönetim kurulu üyesi ve New York Roosevelt Hastanesi'nin mütevelli heyeti üyesi olan Charles J. Scanlon; ve Michigan Üniversitesi rektörü, Dow Chemical Corporation, Ford Motor Co., Burroughs, Kellogg ve Bank of Canada'nın yönetim kurulu üyesi olan Harold T. Shapiro — Shapiro, 1984'ten beri Merkezi İstihbarat Teşkilatı'nın danışma kurulunda yer almaktadır; ayrıca ABD Hazine Bakanlığı'nın danışmanıdır.

Memorial Sloan Kettering Kanser Enstitüsü'nün yönetim kurulu, yani Yönetim Kurulu, çeşitli Rockefeller holdinglerinin mali tabloları gibi görünmektedir. Uzun yıllar boyunca baş yöneticisi, ABD'deki

Rothschild bankacıları Kuhn, Loeb Co.'nun ortağı olan merhum Lewis Lichtenstein Strauss'tu.

Strauss, *Who's Who'da* kendisini "Rockefeller Beyler'in mali danışmanı" olarak tanıtmıştır. Ayrıca Studebaker, Polaroid, NBC ve RCA'nın da yöneticisiydi ve Ticaret Bakanı ve Atom Enerjisi Komisyonu Başkanı olarak hükümet görevlerinde bulunmuştur. Uzun yıllar boyunca Rockefeller fonlarını, kötü şöhretli bir komünist paravan kuruluş olan Pasifik İlişkileri Enstitüsü'ne aktarmıştır. Strauss, Princeton'daki bir Rockefeller düşünce kuruluşu olan İleri Araştırmalar Enstitüsü'nün başkanlığı ve Amerikan Yahudi Komitesi'nin mali direktörlüğünü de yapmıştır; bu komite için propaganda organı olan *Commentary* dergisini yayınlamak üzere fon toplamıştır.

Sloan Kettering'in bir diğer önde gelen yöneticisi, yaklaşık elli yıl boyunca New York sosyetesinin önde gelen isimlerinden biri olan Dorothy Peabody Davison'dı. O, J. P. Morgan'ın sağ kolu olan ve Rockefeller ailesinin bir akrabası olan Henry Pomeroy Davison'ın oğlu F. Trubee Davison ile evlenmişti. Davison, 1910 yılının Kasım ayında Federal Rezerv Yasası'nı hazırlamak üzere Jekyl Adası'nda Senatör Nelson Aldrich (kızı John D. Rockefeller, Jr. ile evliydi) ile gizli bir toplantıda bir araya gelen beş önde gelen bankacıdan biriydi. Ulusal Biyografi Sözlüğü, Davison'ın "kısa sürede J. P. Morgan'ın takdirini kazandığını, özellikle 1907 para krizi sırasında sık sık onunla istişare ettiğini" belirtir... "Senatör Aldrich, Paul M. Warburg, Frank A. Vanderlip ve A. Piatt Andrew ile birlikte, Federal Rezerv Sisteminin kurulmasına yol açan ' ' (dünya bankacılığı) düşüncesinin somutlaşmasına neden olan Jekyl Adası raporunun hazırlanmasına katıldı." Birinci Dünya Savaşı sırasında Kızıl Haç Savaş Konseyi'nin başkanı olarak Davison, 370.000.000 dolarlık bir fon topladı; bu fonun önemli bir kısmı, çökmekte olan Bolşevik hükümetini kurtarmak için Rusya'ya aktarıldı. Oğlu ve adaşı Henry P. Davison, Standard Oil Company'ye akan devasa nakit akışını yöneten National City Bank'ın başkanı James Stillman'ın kızı Anne Stillman ile evlendi. H. P. ayrıca J. P. Morgan Co.'nun ortağı oldu; kardeşi F. Trubee Davison ise ülkenin önde gelen hayırsever ailesi olan Peabody ailesinden Dorothy Peabody ile evlendi. Peabody ailesinin vakıf hayırseverliği kavramını icat ettiği söylenebilir; ilk büyük vakıf, J. P. Morgan bankacılık firmasının kurucusu George Peabody tarafından 1865'te kurulan Peabody Eğitim Fonu'ydu; bu vakıf daha sonra Rockefeller Vakfı haline geldi. Dorothy Peabody'nin babası, Franklin D. Roosevelt ve diğer birçok önde gelen ismin eğitim gördüğü Groton eğitim okulunun kurucusu, ünlü Endicott Peabody'ydi. Dorothy Peabody, uzun yıllar Amerikan Kanser Derneği'nin ulusal yönetim kurulunda yer aldı ve Sloan Kettering'in direktörlüğünü yaptı. Ayrıca tanınmış bir büyük avcıydı; Hindistan ve Afrika'ya birçok kez seyahat etti ve avladığı hayvanlarla birçok kupa kazandı. Kocası, 1926-1932 yılları arasında Hava Savaş Bakanı olarak görev yaptı ve uzun yıllar Amerikan Doğa Tarihi Müzesi'nin başkanlığını yürüttü; bu, Theodore Roosevelt'in en sevdiği hayır kurumuydu. Oğlu Endicott Peabody Davison, J. P. Morgan Co.'nun sekreteri oldu ve ardından şirketin Londra şubesinin genel müdürü oldu; 1979'dan beri U.S. Trust'ın başkanı, savunma şirketleri Scovill Corporation ve Todd Shipyards'ın yanı sıra Discount Corporation'ında yöneticisidir. Metropolitan Sanat Müzesi ve iletişim medyasında önemli hibeler sağlayan Markle Vakfı'nın mütevellisidir. Eisenhower'ın Dışişleri Bakanı John Foster Dulles de Pomeroy ailesi aracılığıyla Rockefeller ailesiyle akrabaydı.

Memorial Sloan Kettering Kanser Merkezi'nin mevcut Yönetim Kurulu'nda, George Washington Üniversitesi'nde Markle bursiyeri olan ve 1978'den beri Rockefeller Hastanesi'nde çalışan, Amerikan Kanser Derneği üyesi ve 1965'ten beri Memorial'ın baş tıbbi sorumlusu olan Edward J. Beattie; Rockefeller Family Associates'in yatırım müdürü ve adresinde yer alan Peter O. Crisp; Rockefeller servetinin bayraktarı olan Exxon Corp. başkanı Harold Fisher; Exxon Corporation başkanı, Citicorp, Citibank (eski National City Bank), PepsiCo, J. C. Penney, TRW, Equitable Life, Corning Glass ve ilaç firması Johnson and Johnson'ın yönetim kurulu üyesi Clifton C. Garvin, Jr.; Dev ilaç firması Squibb'in başkanı, American Express, Caterpillar ve Melville Corp.'un yönetim kurulu üyesi Louis V. Gerstner, Jr.; kendisi Harvard Üniversitesi ziyaretçi komitesinin bir üyesidir; 1935'ten beri J. P. Morgan'da çalışan Ellmore C. Patterson, New York'un önde gelen hukuk ailesinden Anne Hyde Choate ile evlidir; Patterson, Memorial Sloan Kettering'in hazinedarıdır; ayrıca, eskiden Alger Hiss'in başkanlığını yaptığı Carnegie Uluslararası Barış Vakfı'nın mütevelli heyeti üyesidir; Patterson'ın kayınbiraderi Arthur H. Choate, Jr., birkaç yıl boyunca J. P. Morgan Co.'nun ortağıydı; daha sonra Clark Dodge & Co.'ya katıldı; Robert V. Roosa, yatırım bankacılığı şirketi Brown Brothers Harriman'ın ortağıdır; Rhodes bursiyeri olan Roosa, uzun yıllar Federal Rezerv Sisteminin beyinlerinden biri olarak Paul Volcker'ı yetiştirmiş ve ardından onu Washington'daki Federal Rezerv Yönetim Kurulu başkanlığına aday göstermiştir; Roosa ayrıca David Rockefeller'ın Trilateral Komisyonu kurmasına yardım etmiştir ve halen bu komisyonun yöneticilerinden biridir; Benno C. Schmidt, Schlumberger, Freeport Minerals ve CBS'de büyük hisseleri bulunan yatırım bankacılığı şirketi J. H. Whitney Co.'nun uzun yıllar boyunca yönetici ortağıydı; Schmidt, II. Dünya Savaşı sırasında Savaş Üretim Kurulu'nun genel danışmanıydı ve 1945 ile 1946 yıllarında milyarlarca dolar değerindeki malzemeyi bedavaya elden çıkaran Yabancı Tasfiye Ofisi'ni yönetti; Schmidt, 1971-80 yılları arasında Başkanın Kanser Paneli'nde yer almıştır; General Motors Kanser Araştırma Vakfı, Carnegie Uluslararası Barış Vakfı ve Whitney Müzesi'nin yönetim kurulu üyesidir; 1972 yılında Amerikan Kanser Derneği'nden kanserle mücadele kampanyasındaki üstün hizmetleri nedeniyle Cleveland Ödülü'nü almıştır (bu gruplar her zaman birbirlerine onur ve ödüller vermektedir, başkalarının başvurmasına gerek yoktur); Schmidt ayrıca 1979'da kanser araştırmalarındaki üstün hizmetleri nedeniyle Bristol Myers ödülünü aldı; oğlu Benno Schmidt Jr., patronun kızı Helen Cushing Whitney ile evlendi ve şu anda Yale Üniversitesi'nin rektörüdür; 1960'lard 'da Yüksek Mahkeme Başkanı Warren'ın hukuk danışmanı olarak görev yapmış ve daha sonra Adalet Bakanlığı'nda hukuk danışmanı olarak çalışmıştır.

Yönetim Kurulu'nun diğer üyeleri arasında, şu anda Prudential Bache olan yatırım şirketi Bache Halsey Stuart Shields'ın başkanı H. Virgil Sherrill; her ikisi de kimya şirketi olan Organon ve Ogden Corp.'un direktörü Frank Seitz bulunmaktadır; Seitz, 1975'ten beri önemli bir siyasi grup olan Stratejik Araştırmalar Enstitüsü'nün başkanlığını yürütmektedir; Seitz, Ulusal Kanser Danışma Kurulu ve Rockefeller Vakfı'nın yönetim kurulunda yer almaktadır; ayrıca, I. Dünya Savaşı'ndan sonra Herbert Hoover'ın Belçika'daki hayır işlerinden elde ettiği kârları gizlemek için kurduğu Belçika-Amerika Eğitim Vakfı'nda da görev yapmaktadır; Seitz, 1985 yılında 105 milyon dolarlık varlığa sahip olan ve hayır işleri için sadece 7,5 milyon dolar harcayan John Simon Guggenheim Vakfı'nın yönetim kurulunda da görev yapmaktadır; William S. Sneath, son yıllarda kimya fabrikalarında birçok kaza yaşayan dev kimya şirketi Union Carbide Corp.'un başkanıdır; aynı zamanda Morgan çıkarları tarafından kontrol edilen Metropolitan Life, Rockwell International ve dev reklam şirketi JWT Group'un da yöneticisidir; Lewis Thomas, başarıları *Who's Who*'da tam bir sütunu kaplayan; Rockefeller Enstitüsü'nün yatırım danışmanı, Yale Tıp Fakültesi dekanı ve 1973'ten beri Cornell Üniversitesi Tıp Fakültesi profesörüdür; Thomas, ilaç firması Squibb'in yöneticisi, Memorial Sloan Kettering'in onursal başkanı, Rand Enstitüsü, Rockefeller Üniversitesi, John Simon Guggenheim Vakfı, Menninger Vakfı, Lounsbery Vakfı, Sidney Farber Kanser Enstitüsü ve Aaron Diamond Vakfı'nın yöneticisidir; Morgan bankası Morgan Guaranty Trust'ın başkan yardımcısı J. S. Wickerham; Rockefeller Family Associates'te çalışan ve Laurance Rockefeller'ın uzun süredir ortağı olan Harper Woodward.

Bu, ülkenin önde gelen kanser merkezi olan Memorial Sloan Kettering'in Yönetim Kurulu'ndan sadece bir kesittir. Yönetim Kurulu'ndaki her bir üye, Rockefeller çıkarlarıyla birçok doğrudan veya dolaylı bağlantıya sahiptir. Merkezin Denetim Kurulu'nda, önde gelen ilaç üreticisi ve Amerikan Kanser Derneği'nin yeniden yapılanmasını gerçekleştiren Elmer Bobst'un dul eşi Bayan Elmer Bobst; Bell Telephone Laboratories'in başkanı Dr. James B. Fisk; American Cyanamid, Corning, Equitable Life, John Simon Guggenheim Vakfı, Chase Manhattan Bank (Rockefeller Bankası), Harvard Denetim Kurulu ve Cabot Corporation'ın yönetim kurulu üyesi ol ; dev ilaç firması Squibb'in başkanı, dev mühimmat üreticisi Olin Corporation'ın yöneticisi ve genel danışmanı ve American Express'in yöneticisi Richard M. Furlaud; Rusya'nın Wilno kentinde doğan Dr. Emanuel Rubin Piore, 1942-46 yılları arasında ABD Donanması Özel Silahlar Grubu'nun başkanı, 1948'de Donanma Elektronik Bürosu'nun başkanı, 1956'dan beri IBM'de araştırma direktörü, Rockefeller Üniversitesi'nde profesör, MIT ve Harvard'da danışman, Paul Revere Investors'ın direktörü ve 1976'dan beri Sloan Kettering'in direktörüdür; İbrani Üniversitesi'nden Kaplan Ödülü'nü aldı; eşi Nora Kahn, 1957'den beri New York Şehir Sağlık Departmanı'nda uzun süredir sağlık analisti olarak görev yapmaktadır; Commonwealth Fund'ın direktörü, Blue Cross Kıdemli Üyesi, United Hospital Fund, Robert Wood Johnson Vakfı (ilaç firması Johnson and Johnson'a ait), Pew Memorial Trust, Vera Vakfı, Urban League'de görev yapmaktadır ve ABD Halk Sağlığı Servisi'nden hibe almaktadır; James D. Robinson III, Kuhn, Loeb Co. ve Lehman Brothers yatırım bankalarını Shearson Lehman Hutton bünyesine katan American Express'in başkanı; daha önce Morgan Guaranty Trust'ta çalışmış olup, şu anda Bristol Myers ilaç firması, Coca Cola ve Fire-mans Fund Insurance'ın yöneticisi, Memorial Sloan Kettering ve Rockefeller Üniversitesi'nin başkanıdır; Cranston Print Works'ün yöneticisi James S. Rockefeller; 18 milyon tirajlı Reader's Digest ve 10 milyon tirajlı National Geographic'in yöneticisi Laurance Rockefeller — bu, her ay 28 milyon orta sınıf Amerikan hanesine etki ettiği anlamına gelir — Memorial Sloan Kettering'in eski halkla ilişkiler müdürü Dr. Ralph Moss, Reader's Digest'in genellikle kanser sorunu konusunda ortodoks düşüncenin bir barometresi olduğunu belirtmiştir. Rockefeller ailesi, Memorial Sloan Kettering'in en önemli bağışçıları olmaya devam etmektedir; William Rockefeller aynı zamanda denetçidir — Rockefeller çıkarlarını temsil eden Shearson Sterling hukuk bürosunun ortağıdır; ayrıca Cranston Print Works ve Oneida Ltd.'nin de yöneticisidir; Rockefeller Family Associates'te görev yapan T. F. Walkowicz; National Aviation and Technology Corporation, CCI, Itek ve Mitre' Corporation, Safetrans Systems ve Quotron Systems'ın yönetim kurulu başkanıdır; Arthur B. Treman, Jr., uzun yıllar Dillon Read yatırım bankacılığının genel müdürüydü.

Memorial Sloan Kettering yönetim kurulları sadece Rockefeller'larla doğrudan bağlantılı olmakla kalmaz; aynı zamanda savunma sanayii, CIA ve kimya ve ilaç firmalarıyla da yakından bağlantılıdır. Kanser tedavisi konusundaki önerileri, bunlardan yararlanacak konumda olanlar için kelimenin tam anlamıyla milyarlarca dolarlık kâr anlamına gelen bir kurumun yönetim kurulunda görev almaları tesadüf değildir. Ve siz bunun bir hayır kurumu olduğunu sanıyordunuz! Gerçek şu ki, Memorial Sloan Kettering ve Amerikan Kanser Derneği, Amerikan Tıp Derneği ile birlikte Rockefeller Tıp Tekelinin başlıca örgütsel işleyişini yürütmektedir. 1944 yılında, Amerikan Kanser Kontrol Derneği adını Amerikan Kanser Derneği olarak değiştirdi; daha sonra, ABD'nin en kötü şöhretli iki patentli ilaç satıcısı olan Albert Lasker ve Elmer Bobst'un eline geçti.

Almanya'nın Freiburg kentinde doğan Albert Lasker (1880-1952), "modern reklamcılığın babası" olarak anılır. Mesajlarını Amerikan halkının zihnine kazımak için kolayca akılda kalan sloganlara ve sürekli tekrarlamaya odaklandı. Bu sayfalarda anılan diğer başarılı satıcılar gibi, o da kariyerine gazeteci olarak başladı. Ailesi tarafından bu ülkeye getirilen Lasker, Teksas'ın Galveston kentine yerleşti. Babası Morris Lasker, Rothschild bankacılık çıkarlarının temsilcisi oldu ve kısa sürede Teksas'taki beş bankanın başkanı oldu. Galveston'da lüks bir malikanede yaşayan Morris Lasker, önde gelen bir tahıl ve pamuk tüccarıydı ve Batı Teksas'taki geniş çıkarları nedeniyle "Panhandle'ın godfather'ı" olarak tanındı. 1916'da vefat ettiğinde, oğlu Albert'i vasiyetinin icracısı olarak bıraktı. Reklamcılık işini büyütmek için nakit paraya ihtiyaç duyan Albert Lasker, arazileri aceleyle ucuza sattı; 1916'da bu çok da fazla bir meblağ değildi. İş zekası burada onu yanıltmıştı, çünkü daha sonra bu arazilerde bir milyar dolardan fazla değerde petrol keşfedildi.

On altı yaşında Albert Lasker, *Galveston News'te* muhabir oldu; kısa süre sonra Dallas'ta, Teksas'ın " " bölgesindeki en büyük gazete olan *Dallas Morning News'te* daha iyi maaşlı bir pozisyona geçti. Kısa sürede gazete işinde asıl paranın gazetecilikten değil, gelirlerin çoğunu sağlayan reklamcılıktan geldiğini fark etti. Lasker, Chicago'ya gitti ve şehrin en büyük ajansı olan Lord and Thomas'ta bir pozisyon elde etmek için ikna edici konuşmalar yaptı. O zamanlar sadece on dokuz yaşındaydı. Maaşının şirkete ne kadar iş getirebildiğine bağlı olacağı konusunda anlaşmış olduğu için, fanatik bir iş adamı haline geldi.

Yirmi beş yaşında, ailesinin parasıyla birlikte ajansın yüzde yirmi beşini satın alacak kadar para biriktirmişti. O dönemde haftada bin dolar kazanıyordu; o zamanlar ABD başkanının yıllık maaşı on bin dolardı. Otuz yaşında Lasker ajansın tamamını satın aldı. Ardından sektör tarihinin en unutulmaz reklam kampanyalarından bazılarına katıldı. Lake Forest'ın seçkin banliyösünde üç buçuk milyon dolarlık bir malikane inşa etti: Mill Road Farm, 480 dönümlük bir alana yayılmış, yirmi yedi binadan oluşan ve Bob Jones'un Amerika Birleşik Devletleri'ndeki en iyi üç golf sahasından biri olarak tanımladığı bir milyon dolarlık bir golf sahası. 42 yaşında zirveye ulaşmıştı. Malikanede, her hafta altı mil uzunluğundaki çitleri budayan elli işçi çalışıyordu. Tüm bu lüksün ortasındaki Fransız şatosu, onu açıkça hoşnutsuzlukla bakan huysuz komşularının inşa ettiklerinden daha görkemliydi. Yıllar boyunca, o bölgedeki tek Yahudi sakiniydi ve malikanesini vasiyetinde bir Yahudi toplum merkezi olarak bırakmayı planladığını herkese duyurmaktan büyük keyif alıyordu.

Lasker, Amerikan Yahudi Komitesi ve güçlü Anti-Defamation League'de görev alarak, büyük Yahudi örgütlerinde her zaman çok aktifti. Kız kardeşi Florine, New York'ta Ulusal Yahudi Kadınlar Konseyi ve Sivil Özgürlükler Komitesi'ni kurdu; bir diğer kız kardeşi Etta Rosensohn ise Hadassah Örgütü'nün başkanı olan tutkulu bir Siyonistti.

Birinci Dünya Savaşı sırasında Lasker, arkadaşı Bernard Barruch'un ikna etmesiyle Woodrow Wilson'ın kabinesine yardımcı sekreter olarak katıldı; bu, onun tek hükümet görevi olacaktı. Lord and Thomas'ı dev bir reklam ajansına dönüştürmüş olmasına rağmen, Chicago'nun kendisi için çok küçük olduğunu hissetti; kısa süre sonra genel merkezini New York'a taşıdı. Ajansa katıldığında, ajansın yıllık geliri sadece 900.000 dolardı ve bunun üçte biri tek bir üründen, müshil ilacı Cascarets'ten geliyordu. New York'a taşındıktan sonra, hisselerinin değeri büyük ölçüde artacak ürünleri satmak için ulusal kampanyalar başlatabilecek bir konumda olduğunu fark etti. Henüz geniş bir kitle tarafından kabul görmemiş ürünlere akıllıca büyük meblağlar yatırdı; en dikkat çekici başarısı Kotex'in tanıtımıydı. Basın, Kotex'ten bahsedilmesinden uzun süredir çekiniyordu ve ürün nadiren reklam ediliyordu. Lasker, üreticisi olan International Cellulose'un hisselerinden bir milyon dolarlık satın aldı ve ardından gazetelerde ve dergilerde muazzam bir kampanya başlattı. Bu tek işlemden milyonlarca dolar kar elde etti. Reklam kampanyası için firmadan ücret almakla kalmadı, aynı zamanda hisse senedi işlemlerinden de milyonlar kazandı. Bu formülü diğer ürünlerle de tekrarlayarak elli milyon dolarlık bir servet biriktirdi. Daha sonra "Kimse reklamcılıktan benim kadar para kazanmadı" diye övündü.

Lasker, ülkenin en başarılı radyo programlarının çoğunun arkasındaki isimdi. Bob Hope'u seçmelere çağırdı ve onu altmış yıllık bir kariyere başlattı. Amos and Andy'yi Amerika Birleşik Devletleri'nin en popüler radyo programı yapan Lasker'dı. Onları Pepsodent reklamlarında oynatmak için işe aldı; çünkü her akşam programı dinleyen Amerikan nüfusunun yarısının, "o esmer yüzlerde" parıldayan beyaz dişleri hayal edeceğini söylemişti. Programın sponsoru Pepsodent diş macunuydu. Program şu anda Amerikan siyahlarına hakaret ettiği gerekçesiyle kötüleniyor olsa da, Lasker hayatta olsaydı onu ülkenin en başarılı televizyon programı olarak tanıtmaya devam ederdi.

Lasker, Chicago Cubs'ın sahibiydi ve ağır bir kumarbazdı. Tek bir golf maçına 40.000 dolar kadar bahis oynadığı biliniyordu. Ayrıca çok çalışkan bir işverendeydi. 1931'deki ekonomik bunalım yılında, kişisel kârı bir milyon dolardı. Bu, işinin giderlerini kısmasından onu alıkoymadı. Yaygın işsizlik ve ekonomik bunalımdan yararlanarak Lord and Thomas'ın kadrosundan elli kişiyi işten çıkardı; kalanların maaşları yüzde elli oranında kesildi.

Lasker'in en başarılı tanıtım kampanyalarından biri, Sunkist şirketi için portakal suyu içmeyi yaygınlaştırmaya yönelik kampanyasıydı. Ancak en çok, American Tobacco'dan George Washington Hill ile olan ilişkisi ile hatırlanır. Lasker sahneye çıktığında, Percival Hill hâlâ şirketin başkanıydı. Philadelphia'nın önde gelen bir bankacısının oğlu olan Hill, başarılı bir halı işi kurmuş, bunu sattıktan sonra elde ettiği geliri Blackwell Tobacco adlı bir tütün şirketine yatırmıştı; daha sonra bu firmayı tütün kralı James Duke'a sattı. Duke, 1911'de firmayı yeniden yapılandırdı ve Hill'den başkan olmasını istedi; oğlu George Washington Hill ise başkan yardımcısı oldu. Lasker, tütün üreticilerinin reklam harcamalarında oldukça muhafazakar davrandıkları I. Dünya Savaşı'ndan sonra bu müşteriyi aldı. Tek bir markayı tanıtmak için nadiren büyük meblağlar harcıyorlardı; bunun yerine tüm ürün yelpazesini tanıtmayı tercih ediyorlardı. Lasker, Hill'leri reklamlarını yoğunlaştırmaya ve bütçelerini artırmaya ikna etti.

Bunu yaptılar ve satışlar fırladı. Lasker, tek bir yıl içinde reklam bütçesini bir milyon dolardan yirmi beş milyon dolara çıkardı. Sidney Greenstreet'in "The Hucksters" filminde kabalığıyla anılan kibirli ve otoriter George Washington Hill ile iyi ilişkiler kurmayı başardı. Greenstreet, Hill'i yöneticilerinin önünde masaya büyük bir tükürük atarak fikrini belirten iğrenç bir pasaklı olarak canlandırdı.

Lasker, Lucky Strikes için akılda kalıcı "It's Toasted" sloganını yarattı. İkinci Dünya Savaşı başladığında, Amerikan halkına sözde vatansever bir slogan dayatmaya çalıştı: "Lucky Strike Green Has Gone To War." Kampanya fiyaskoyla sonuçlandı. Pakette kullanılan yeşil rengin savaş çabaları için istimlak edildiği, zayıf bir bahaneydi.

Lasker'in en büyük başarısı, kadınları kamuya açık yerlerde sigara içmeye ikna etmek için yürüttüğü ulusal kampanyaydı. Onun, kadınlarda akciğer kanserinin babası olduğu söylenebilir. O dönemde, kamuya açık yerlerde sigara içerken görülmeye cesaret edebilecek çok az kadın vardı. Hollywood'daki yardımcılarının ustaca desteğiyle Lasker, filmlerin birçok sahnesinde başrol kadın oyuncularının kamuya açık yerlerde sigara içerken gösterilmesini sağladı. En büyük başarısını, neredeyse her sahnede kalın bir duman bulutunun içinden repliklerini söyleyen Bette Davis sayesinde elde etti. Artık kamuya açık yerlerde sigara içmek yaygın hale geldi ve bu da sigara için devasa bir yeni pazar yarattı; ki bu, elbette Lasker'in tek amacıydı. Yaklaşık yirmi yıl sonra, bu kadınların birçoğu amfizem veya akciğer kanserinden ölüyordu.

Lasker'in çılgın temposu bedelini ödetti. Üç kez sinir krizi geçirdi, ancak en büyük şoku 1936'da karısının ölümüyle yaşadı. Ertesi yıl aktris Doris Kenyon ile tanıştı ve dürtüsel bir şekilde onunla evlendi. Evlilik sadece birkaç ay sürdü. Doris Hollywood'a geri döndü, ondan boşandı ve piyanist Arthur Rubinstein'ın kayınbiraderiyle evlendi; bu evlilik başarılı oldu. 1939'da, kısa süre sonra savaş zamanı OSS'nin, daha sonra da CIA'nın başkanı olacak olan Wild Bill Donovan ile "21 Club"da öğle yemeği yerken, çekici bir boşanmış kadınla tanıştırıldı; adı Mary Woodard olan bir sanat tüccarıydı. Wisconsin'li bir bankacının kızı olan Woodard, çalışan kızlar için ucuz elbiseler tasarlayan Hollywood Patterns adlı bir giyim şirketi kurmuş, ardından da sanat işine girmişti. Birkaç gün sonra, yayıncı Richard Simon ile öğle yemeği yerken, Mary ile ikinci kez karşılaştı ve onunla evlenmeye karar verdi. O, sanat koleksiyonu oluşturmaya yeni başlamıştı ve resim hakkında çok az şey biliyordu. Daha sonra, satış komisyonlarından bir milyon dolar tasarruf etmek için onunla evlendiğini iddia etti; muhtemelen de öyle yapmıştı. Eşi, onun rahatlamasını sağlamaya çalıştı ve kısa sürede onu bir psikanaliste götürdü. Yine Richard Simon ile öğle yemeği yerken aniden ayağa kalkıp, "Psikanalistime geç kalacağım" dedi. Simon şaşkın görünüyordu ve Lasker, "Bunu, reklamcılık sektörünün içime yerleştirdiği tüm *nefreti* atmak için yapıyorum" diye açıkladı. Muhtemelen o, reklamcılık sektörüne, sektörün kendisine yerleştirdiğinden daha fazla nefret aşılamıştı. Bernard Baruch, Anna Rosenberg, David Sarnoff, New Yorklu reklamcı Ben Sonnenberg ve Kuhn, Loeb Company'den Lewis Strauss gibi neredeyse tüm yakın arkadaşları önde gelen Yahudiler olmasına rağmen, reklam ajansında nadiren Yahudileri işe alırdı. Bu konuda kendisine sitem edildiğinde, sadece gülümser ve şöyle derdi: "Bakın, bu şirkete girdim ve devraldım. Sence birinin bana da aynısını yapmasını ister miyim?"

Çırakları arasında Emerson Foote, William Benton ve Fairfax Cone gibi çok başarılı reklamcılar vardı ve hepsi de Yahudi olmayanlardı. Lasker onlara "küçük goyimlerim" demeyi severdi. Onlara bağırdığında nasıl zıplattığını şaka yapardı.

1942'de, büyük bir servet edinen Lasker, Lord and Thomas'ı kapatmaya karar verdi. Koruyucuları, Fairfax Cone and Belding firmasını kurdu; avukat William Edward, büyük mağaza servetinin sahibi Bernard Gimbel'in kızı Carla ile evlenmişti. Düğünde Lasker, eski bir Yahudi atasözünü somurtkan bir şekilde alıntıladı: "İki bozuk yumurtadan omlet yapamazsın." Haklı olduğu ortaya çıktı; çift boşandı. Kızı Mary, Inland Steel'in sahibi olan Chicago'lu çelik magnatı Leigh Block ile evlendi. Milyonlarca dolarlık bir sanat koleksiyonu oluşturdular. Mary ayrıca Foote, Cone and Belding'in başkan yardımcısı oldu. Block'un kardeşi Joseph, Yahudi Federasyonu'nun başkanı oldu.

Lasker beyaz gömlek giymekten sıkılmıştı; New York'ta mavi gömlek giyme modasını başlattı ve bu, reklamcılık mesleğinin simgesi haline geldi. Hiç araba kullanmayı öğrenmedi ve mekanik becerisi yoktu. New York'a taşındıktan sonra, Lake Forest'taki malikanesinin muazzam bakım masraflarından şikayet etmeye başladı; 1939'da malikanesini Chicago Üniversitesi'ne bağışladı. Mütevelli heyeti malikanesini derhal inşaat arsası olarak sattı; milyon dolarlık malikane 110.000 dolara el değiştirdi.

Lasker'in bu anlatıdaki önemi, kendisi ve Elmer Bobst adında bir patentli ilaç satıcısından oluşan ekibinin, 1940'ların başında can çekişen bir grup olan Amerikan Kanser Derneği'ni devralıp, birkaç ay içinde onu güçlü bir ulusal güce dönüştürmüş olmalarıdır. Bu grubu, milyarlarca dolarlık yeni kanser tedavisi dünyasının en güçlü gücü haline getirmek için tanıtım, bağış toplama ve iş organizasyonu alanındaki tüm tekniklerini kullandılar; bu başarı için Rockefeller Tıp Tekeli onlara son derece minnettardı. Çok merkezi olmayan ve Women's Army olarak bilinen hantal bir organizasyonu derhal ortadan kaldırdılar ve Amerikan Kanser Derneği'nin tüm gücünü New York'a yerleştirdiler. Tüm toplantıları orada yapılır. Ayrıca iş bağlantılarını kullanarak bankacılık ve sanayinin en büyük isimlerinden yeni bir mütevelli heyeti oluşturdular ve yönetim kurulunda görev alma ayrıcalığı için her birinden 100.000 dolar talep ettiler.

Amerikan Kanser Derneği'ni işlevsel bir organizasyon olarak hayata geçirdikten sonra, Lasker'in kendisi kansere yakalandı. 1950'de bağırsak kanseri ameliyatı geçirdi, ancak kanseri kesmenin onu hemen vücuda yayacağını bilmiyordu. 1952'de Harkness Rockefeller Pavyonu'nda öldü. Ölmeden önce, Mary Lasker'ı Amerikan tıbbının en güçlü kadını yapacak olan Albert ve Mary Lasker Vakfı'nı kurmuştu. Kısa sürede hibe, vakıf, Washington lobicileri ve diğer kuruluşlardan oluşan devasa bir imparatorluğu kontrol altına aldı. Bu gücü elde etmesinde en yetenekli yardımcısı, yıllardır onunla yakın bir şekilde çalışan Rockefeller çalışanı Anna Rosenberg'di.

Lasker'in Amerikan Kanser Derneği'ni zirveye taşıyan ortağı Elmer Bobst da bir iş adamıydı. Lasker'in aksine Bobst yoksul bir aileden gelmişti, ancak o da doğuştan bir satıcı zihniyetine sahipti; bu zihniyeti, "Her dakika bir enayi doğar" diyen Amerikalı girişimci P. T. Barnum'dan almıştı. Bobst, 1911'de Hoffman LaRoche ilaç şirketine katıldı ve burada satışçı olarak yetenekleri sayesinde şirketin başkanlığına yükseldi. Aynı zamanda kurnaz bir iş adamıydı; I. Dünya Savaşı'nın hemen ardından, emtia fiyatlarının düşeceğini bildiği halde, şirketin New Jersey'deki depoda devasa bir stok biriktirdiğini görünce şok oldu. Hemen Eastman Kodak ile bir anlaşma yaparak, sadece ağrı kesicilerin değil, fotoğraf malzemelerinin de ana bileşeni olan beş ton bromür satın aldı. Bromürleri pound başına 60 sentten, yani piyasa fiyatının 10 sent altında bir fiyata sundu. Birkaç hafta içinde piyasa fiyatı pound başına 16 sente düştü.

Bobst'un Hoffman LaRoche'daki en büyük başarısı, vitaminler için yürüttüğü reklam kampanyasıydı. Kampanya o kadar başarılı oldu ki, kendisine "Vitamin Kralı" lakabı takıldı. Borsada milyonlarca dolar kazandı ve daha iyi fırsatlar için Hoffman LaRoche'dan ayrılmaya karar verdi. 1944'te, şartlarını müzakere etmek için Kuhn, Loeb Company'nin avukatları Cravath, Swaine ve Moore'u çağırdı; onlar, ilk yıl 150.000 dolar ve yetmiş beşinci yaş gününe kadar her yıl 60.000 dolarlık çok avantajlı bir anlaşma sağladılar. Vitamin satarak servet kazanan Lambert, daha pahalı haplara yönelerek Warner-Lambert'in başına geçti. Bu firmanın en büyük ürünü Listerine'di. Kendisi de azımsanmayacak bir satıcı olan Gerald Lambert, esas olarak "ağız kokusunun" tehlikeleri konusunda durmaksızın yaptığı uyarılar sayesinde Lambert Pharmacal'ı dev bir imparatorluğa dönüştürmüştü. Babası, hastanelerde antiseptiklerin ve asepsisin mucidi olan tıp dünyasının en ünlü ismi Baron Joseph Lister'in adını kullanarak bir ağız gargarası icat etmişti: Listerine. Ünlü bir cerrah olan Baron Lister,

Kraliçe Victoria'nın tek ameliyatını gerçekleştirmişti. Gerald Lambert, Listerine için tam sayfa reklamlar vererek bu ismi herkesin diline dolandırdı. Manşetler, "En yakın arkadaşınız bile size söylemez" diye uyarıyordu. Lambert, bu rahatsızlık için Latince'deki "kötü nefes" anlamına gelen "halitosis" kelimesini icat etti. 1920'lerin borsa patlamasının zirvesinde, Gerald Lambert şirketini Warner Corporation'a 25 milyon dolara sattı; bu rakam 1980 dolar değeriyle 500 milyon dolara denk geliyordu. Anlaşma 1928'de tamamlandı; bir yıl içinde şirketin değeri 5 milyon dolara düştü.

Ortaya çıkan Warner-Lambert Corporation, 1930'larda çok az büyüme gösterdi. Bobst, öncelikle pazarlama becerileri nedeniyle işe alındı, ancak kısa sürede bir imparatorluk kurucusu olduğunu kanıtladı ve elliden fazla şirketi satın aldı. Zekice bir hamle ile Albert Driscoll'u şirketin başkanlığına atadı. Driscoll, New Jersey Valisi olarak yedi yıl görev yapmıştı. Bobst, yönetim kurulu üyeleri olarak Wall Street'in en zeki beyinlerini, Goldman Sachs'tan Sidney Weinberg'i ve Eberstadt and Company'den Frederick Eberstadt'ı getirdi. Halkla ilişkiler direktörü olarak, uzun süredir Rockefeller ailesinin ana holdingi Rockefeller Center'da işçi ilişkileri direktörü olarak görev yapan Anna Rosenberg'i işe aldı. Bu, Anna Rosenberg'in eski işverenleriyle yakın ilişkisini sürdürmesi nedeniyle Bobst'un artık önemli bir Rockefeller bağlantısı kurduğu anlamına geliyordu.

"Çünkü iddialı planlarından haberdar olan tek kişi kendisi olduğu için, Bobst büyük genişlemesine başlamadan önce Warner-Lambert hisselerine büyük miktarda yatırım yapmıştı. Sonuç olarak, hisselerin değeri kat kat arttı. Artık milyonlarca dolarlık servete sahip en büyük hissedar olmuştu. Fortune dergisi, onun feodal yaşam tarzını, New Jersey'deki devasa mülklerini, Spring Lake'teki 87 fitlik yatını ve Waldorf'taki süitini anlattı." Aslında Bobst, arka arkaya beş yat sahibi oldu; her biri bir öncekinden daha büyüktü ve hepsinin adı Alisa idi; sonuncusunun adı Alisa V idi. Ayrıca ikinci kez evlendi; eşi, Birleşmiş Milletler'deki Lübnan delegesiydi. II. Dünya Savaşı sırasında New Jersey'deki Savaş Tahvili kampanyasının başkanıydı ve siyasi kampanyalara büyük katkıda bulundu. Böylece Cumhuriyetçi Parti'de perde arkasında çok etkili bir figür haline geldi, o kadar ki başkanlık için kendi adamını seçti.

Eisenhower'ın Hazine Bakanı, Rothschild Bankası ve Cleveland National City Bankası'ndan George Humphrey, Bobst'un başkanlığını yaptığı New Jersey'deki bir bağış toplama mitinginde konuşma yapması planlanmıştı. Ancak Humphrey hastalandı ve yerine Başkan Yardımcısı Richard Nixon gönderildi. Bu olay, Bobst ile Nixon arasında neredeyse baba-oğul ilişkisi niteliğinde yakın bir ilişkinin başlangıcı oldu. Nixon, Bobst'un milyoner yaşam tarzından çok etkilenmişti ve Bobst ailesinin Beyaz Saray'daki akşam yemeklerine sık sık davet edilmesini sağladı. 1957'de Nixon, Beyaz Saray'da düzenlenen bir toplantıda Bobst'u İngiltere Kraliçesi ile tanıştırdı.

Nixon'ın Kaliforniya'daki seçim kampanyasının ardından basına yönelik, haklı olsa da akılsızca sayılabilecek saldırısının ardından, siyasi kariyerinin sona erdiği düşünülüyordu. Ancak Bobst, böylesine potansiyel bir müttefikten vazgeçmeye niyetli değildi. Nixon daha sonra Bobst'un kendisine verdiği en iyi tavsiyeyi sevgiyle anımsadı. Bobst, Nixon'ın büyük bir bunalım yaşadığı bir dönemde onu kenara çekmiş ve ciddiyetle şöyle demişti: "Dick, artık hayatın gerçeklerini öğrenmenin zamanı geldi. Bak, dünyada aslında sadece iki tür insan vardır: yiyenler ve yenilenler. Hangi gruba dahil olacağına karar vermen gerekiyor."

Nixon'ın neredeyse hiç umudu kalmadığı bir dönemde, Bobst avukatı Matt Herold'a gitti. Herold, Wall Street'teki Mudge, Rose and Stern firmasının kıdemli ortağıydı. Warner Lambert, firmanın en büyük müşterisiydi ve Bobst, Herold'a Nixon'ı Kaliforniya'dan firmanın ortağı olarak getirmesini "önerdiğinde", Herold bunu seve seve kabul etti. Bu sıçrama tahtası sayesinde Nixon, başkanlık için başarılı bir kampanya başlatabildi.

Bu hamle, her açıdan akıllıca bir yatırım oldu. Nixon seçimi kazandıktan sonra, New Jersey, Nebraska, Kentucky ve Batı Virginia eyaletlerinin Cumhuriyetçi valileri, tüm vergiden muaf tahvil işlerini Mudge Rose'a devrederek, firmaya yılda bir milyon dolarlık ek gelir sağladı. 1971 yılının Ocak ayında, Mudge Rose, Warner-Lambert ve Parke-Davis şirketlerinin birleşmesi konusunda Adalet Bakanlığı'na başvurdu; bu karar, Bobst için milyonlarca dolar anlamına geliyordu. Bobst'un bir diğer himayesindeki kişi olan Başsavcı John Mitchell, davadan çekildi; onun yerine Başsavcı Yardımcısı Richard Kleindienst, birleşmenin gerçekleşmesine izin verdi. Bunlar, kamuoyunun bilgisine ulaşan tek anlaşmalardı; şüphesiz çok daha fazlası vardı. Mitchell, zekice bir vergi hamlesiyle Bobst'a, Bobst Kütüphanesi için New York Üniversitesi'ne 11.000.000 dolar bağışlamasını tavsiye etti.

1973'te Bobst, otobiyografisini New York'taki David McKay Company tarafından yayınlattı. Açıkça "övgü dolu" bir çalışma olan kitap, Bobst'un başarılarını, herhangi bir olumsuz yorumla lekelenmemiş, parlak bir şekilde anlatıyordu. Bobst 1978'de öldüğünde, *New York Times'ta* hiçbir ölüm ilanı yayınlanmadı. Bu, New York'un en önde gelen iş adamlarından biri için şaşırtıcı bir durumdu. *Times*, New York firmalarının alt düzey yöneticilerini bile rutin olarak anıyordu. Garip bir şekilde, *Times*'ta Bobst hakkında bir kamuoyu açıklaması yayınlandı; bu, uzun süredir arkadaşı olan Sloan Kettering'in başkanı Laurance Rockefeller'ın yazdığı bir anma yazısıydı. Rockefeller, "Kanserle mücadeledeki çabaları, kanser hastaları ve araştırmacıların yanı sıra genel halkın da içten şükranını kazandı" demişti. Belki de Bobst'un gerçek anıtı, hâlâ "Ağız kokusu, böcek ısırıkları, bulaşıcı kepek için; %26,9 alkol" mesajını taşıyan Listerine etiketidir.

Rockefeller, Bobst'un Amerikan Kanser Derneği'ni yeniden canlandırmasından bahsediyordu. Onun liderliğinde dernek, 23 Haziran 1944'te yeni bir tüzük aldı ve tamamen yeniden düzenlendi. Personel sayısı 300'e çıkarıldı ve bu iki satıcı, "kanserle mücadele" için fon toplamak üzere ülkenin her köşesini dolaşacak iki buçuk milyon "gönüllü" toplamak amacıyla ulusal bir kampanya başlattı. Bu kampanyaya katılma emirleri her zaman iş dünyasının devlerinden, toplum liderlerinden ve politikacılardan geldiği için, kitlelerin başka seçeneği yoktu; itaat etmek zorundaydılar. Bobst ve Lasker'in seyyar satıcı yetenekleri, milyonlarca köylünün her yıl düzenlenen bir yürüyüşte sokaklara sürülüp teneke kutuları sallayarak süper zenginler için bağış dilenmesi gibi, çoğu zaman gülünç manzaralara yol açtı. 'daki tek eşdeğer kampanya, muhtemelen Almanya'daki Nazi Partisi'nin Winterhilfe kampanyası için yaptığı yıllık bağış toplama kampanyasıydı. ACS kampanyası da aynı şekilde işliyordu. Milyonlarca "gönüllü", işleri, sosyal konumları ve aileleri, o sırada "Geçmiş ve Gelecek Kanserlerin Hayaleti" kılığına girmiş olan Mammon Tanrısı'na fedakarlık yapmaya istekli olmalarına bağlı olduğu için kendilerini bu yıllık göreve adadılar.

Amerikan Kanser Derneği başkanı Clarence D. Little, 1929 yılında, Mt. Desert Island'daki yazlık evlerinde kendisi için bir laboratuvar kurmuş olan uzun süredir iş ortakları olan Rockefellerlar tarafından bu göreve atanmıştı. Kansere hiç ilgi duymuyor gibi görünüyordu; zamanının çoğunu Amerikan Doğum Kontrol Birliği, Ötenazi Derneği ve Harriman ailesinin gözde projesi olan Eugenik Derneği'nin başkanlığıyla geçiriyordu. 1943'te Amerikan Kanser Derneği'nin araştırmaya hiçbir harcama yapmadığını itiraf etmişti. Little, Michigan Üniversitesi'nin rektörüydü ve şu anda Harvard Üniversitesi'nin müfettişlik görevini yürütüyordu. Onun liderliği altında, kanser grubu, New York'ta ara sıra bir araya gelen küçük bir elitist gruptan ibaretti.

Daha iş odaklı bir yapıya kavuşturulmasına rağmen, Amerikan Kanser Derneği, Little'ın ayrılmasından çok sonra bile, başarısızlıklarla dolu şaşırtıcı bir sicili biriktirmeye devam etti. Uzun süredir federal memur olarak görev yapan bir eleştirmen, derneğin adının "ulusal felç için çocukça dernek" olarak değiştirilmesi gerektiğini kamuoyuna açıkladı. Ancak derneğin kansere bir çare bulamaması pek de tesadüfi değildi. Bobst-Lasker'ın etkisi, derneği uzun süredir "Araştırmaya milyonlar, tedaviye tek kuruş yok" sloganını benimseyen Sloan Kettering Enstitüsü'nün etki alanına sıkı sıkıya bağladı. *San Francisco Chronicle* gazetesinin saygısız köşe yazarı Charles McCabe, 27 Eylül 1971'de şöyle yazdı: "Amerikan Kanser Derneği, kanser araştırma vakıfları ve diğer kutsal kuruluşların personelinin kansere çare bulmakla gerçekten ilgilendiğini merak ediyor olabilirsiniz. Ya da varlıklarını sürdürmelerini sağlayan bir sorunun olmasını mı tercih ettiklerini."

Amerikan Kanser Derneği'nin yeni Bobst-Lasker yönetim kurulunda her zamanki gibi Rockefeller çevresinden isimler yer alıyordu: Anna Rosenberg, Ticaret Odası'nın uzun süredir başkanlığını yürüten Eric Johnston ve şu anda Sinema Derneği'nin başkanı olan, Hollywood patronlarının halkla ilişkiler sözcüsü ; Lazard Freres'in ortağı ve Standard Brands'ın başkanı John Adams; İngiliz İstihbarat Servisi tarafından ülkenin casus ağı olan yeni Stratejik Hizmetler Ofisi'nin başına getirilen Wall Street avukatı General William Donovan; daha sonra dünya uyuşturucu şebekesinin operasyonlarını denetlemek üzere ABD Büyükelçisi olarak Tayland'a gönderildi; Lasker'in reklamcılık alanındaki çırağı Emerson Foote; American Express Company'nin başkanı Ralph Reed; Manufacturers Trust'ın başkanı olan süper bankacı Harry von Elm; ve Cox gazete imparatorluğunun milyonlarca dolarlık mirasçısı ve Mary Lasker'in uzun süredir dostu olan Florence Mahoney.

1958'de Amerikan Kanser Derneği'nin yöneticileri arasında başkan Alfred P. Sloan; Standard Oil'in başkanı Monroe J. Rathbone; Rockefeller Vakfı'ndan Bayan Anna Rosenberg Hoffman; General Donovan ve Eric Johnston yer alıyordu. Sosyalist tıbbın daimi savunucusu olan Teksas Senatörü Ralph Yarborough, J. H. Whitney yatırım bankacılığı firmasının başkanı Benno Schmidt'in başkanlık ettiği 26 üyeli Ulusal Kanserle Mücadele Danışmanlar Paneli'ni kurdu; diğer üyeler arasında Laurance Rockefeller, Amerikan Kanser Derneği'nin eski başkanı Dr. Sidney Farber, Olin mühimmat şirketinin başkanı G. Keith Funston ve eski Siyonist terörist Mathilde J. Krim'di.

Tarihin ilginç bir dipnotu, İkinci Dünya Savaşı'nın son günlerinde üst düzey Nazi yetkililer ile Siyonist terörist ağının kurucuları Haganah ve Irgun Zvai Leumi arasında gelişen samimi ilişkilerin ortaya çıkmasıdır. Siyonistler, İngilizleri Filistin'den çıkarmak için çalışıyordu; Naziler de İngiltere ile savaşıyordu, bu da yirminci yüzyılın en ilginç siyasi ittifakını doğurdu. Alman istihbaratı Abwehr ile işbirliği yapmanın önde gelen savunucularından biri, şu anda İsrail Başbakanı olan Yitzhak Shamir'di. Savaştan sonra Siyonistler, İngilizlere karşı askeri muhalefetlerini kurmak için birçok eski Nazi'yi istihdam ettiler. Bu ittifakın lideri, eski Stern Gang terörist çetesinin emektarı, yani şu anda Irgun Zvai Leumi olan Menachem Begin'den başkası değildi. Begin'in himayesindeki kişilerden biri, terörist çevrelerde Mathilde J. olarak bilinen, adlı genç bir kadındı. Babası "kötü ekonomik koşullar" nedeniyle İtalya'yı terk ettikten sonra İsviçre'de doğmuştu — burada herhangi bir siyasi ideoloji söz konusu değildi. *Current Biography* dergisi, şu anki Bayan Krim'i bir "genetikçi" ve "hayırsever" olarak tanımlamaktadır. Uzun yıllardır Amerikan Kanser Derneği'nde yerleşik biyolog olarak görev yapmaktadır. Gençlik yıllarında Irgun Zvai Leumi'ye katılmış ve dayanışma göstergesi olarak bir terörist arkadaşıyla evlenmişti. Kısa sürede Begin'in gözdesi haline geldi ve kocasından boşandı. "Sixty Minutes" programında sırıtan Mike Wallace'ın "Orta Doğu siyasetine terörizmi gerçekten siz mi soktunuz?" diye sorduğu kişi Begin'di. Begin, "Sadece Orta Doğu'ya değil, tüm dünyaya" diye kesin bir şekilde cevap verdi. Begin, Amerikan vergi mükelleflerinin parasıyla tamamen CIA tarafından finanse edilen İsrail istihbarat grubu Mossad'ın dünya çapındaki terör operasyonlarına atıfta bulunuyordu.

Mathilde J. daha sonra İsrail'deki Weizmann Enstitüsü'nde çalışmaya başladı. Bir gün, enstitünün en zengin Amerikalı yöneticilerinden biri olan film mogulu Arthur Krim ile tanıştırıldı. Evlendiler ve bu evlilikle Mathilde J. Amerikan vatandaşı oldu. Krim, uzun yıllardır Washington'da büyük film şirketlerinin baş lobicisiydi; aynı zamanda Siyonist propaganda ağının başlıca bağış toplayıcısıydı. Bağış toplayıcı olarak, aynı zamanda Başkan Lyndon B. Johnson'ın yakın arkadaşıydı. İsrailliler, ABD savaş gemisi U.S.S. Liberty'ye saldırıp mürettebatının çoğunu öldürdüğünde, Krim ve eşi Johnson'ın Beyaz Saray'daki misafirleri idi. Diğer Amerikan gemileri Liberty'ye yardım etmek için uçak gönderdiğinde, Beyaz Saray'dan uçakların geri dönmesi için acil emir gönderildi. İsrailliler, Liberty'yi batırmak ve İsraillilerin Altı Gün Savaşı'nı başlattığına dair topladığı telsiz kanıtlarını yok etmek için çaresiz bir girişimde bulunarak saldırılarına birkaç saat daha serbestçe devam ettiler. Genel olarak Krim'in ABD uçaklarına geri dönme emrini verdiği düşünülse de, hiçbir soruşturma yapılmadı.

Johnson artık hayatta değil ve onlar, Beyaz Saray'dan gelen bu korkunç vatana ihanet örneğinin hayatta kalan tek tanıkları. CIA, ABD'n 'sini İsrail'in yanında savaşa sokma umuduyla Liberty'ye bir saldırı planlandığını yirmi dört saat önceden biliyordu; saldırının

"Mısırlılar" tarafından yapılacağına dair sahte kanıtlar çoktan yerleştirilmişti.

Mathilde Krim şu anda Rockefeller Vakfı'nın yöneticisidir; o ve kocası Afro-Amerikan Enstitüsü'nün yöneticileridir.

Arthur Krim, New York'ta solcu davaları, New York Sosyal Araştırma Okulu'nu, Henry Street Settlement'ı ve Field Vakfı'nı destekleme konusunda uzun bir geçmişe sahiptir. Krim, United Artists'in (şimdiki adıyla Orion Films) yönetim kurulu başkanıdır. Kanlı terörist Lenin'in arkadaşı olmasıyla ünlenen Armand Hammer'ın kişisel avukatı olan Krim, aynı zamanda Hammer'ın iki ana şirketi olan Iowa Beef ve Occidental Petroleum'un da yöneticisidir. Krim ayrıca Demokratik Finans Komitesi'nin başkanlığını da yapmıştır; Columbia Üniversitesi mütevelli heyeti başkanı ve Lyndon B. Johnson Vakfı'nın yöneticisidir.

Eleştirmenler 1976'da, Amerikan Kanser Derneği Yönetim Kurulu'nun en az on sekiz üyesinin banka yöneticisi olduğunu belirtmiştir. ACS o yıl 114 milyon dolar harcamış, ancak 181 milyon dolarlık varlığa sahipti. 31 Ağustos 1976 itibarıyla, ACS'nin nakit ve yatırımlarının %42'si, yani yaklaşık 75 milyon dolar, bu yöneticilerin bağlı olduğu bankalarda tutuluyordu. ACS'nin 1975 bütçesine göre, 570 milyon dolar idareye ayrılmıştı; araştırmaya ayrılan miktar, 2.900 çalışanının maaşlarından daha azdı. Amerikan Kanser Derneği, fiilen bir devlet kurumu olan Ulusal Kanser Enstitüsü'nü kontrol ediyordu. Eski NCI direktörü Frank J. Rauscher, ACS'nin kıdemli başkan yardımcısı oldu ve maaşı iki katına çıkarak yıllık 75.000 dolara yükseldi. Bir ACS sözcüsü, 1976 araştırma bütçesinin %70'inin yönetim kurulu üyelerinin bağlı olduğu "bireylere veya kurumlara" gittiğini itiraf etti. Yirmi beş yıl boyunca ACS'nin bilim editörü olarak görev yapan Pat McGrady, yazar Peter Chowka'ya şöyle dedi: "Tıp, hukuktan sonra en yozlaşmış alan haline geldi. ACS'nin sloganı, 'kontrol ve çekle kanseri kontrol altına alın'. Bu sahte bir slogan, çünkü kanseri kontrol altına almıyoruz. Bu slogan, ACS'nin bilimsel, tıbbi ve klinik bilgisinin sınırını gösteriyor. Oradaki bilim ve tıp bölümlerinde gerçek bilim yapabilecek kimse yok. Onlar, adresinden nasıl para toplanacağını bilen harika profesyoneller. Kanseri nasıl önleyeceklerini veya hastaları nasıl iyileştireceklerini bilmiyorlar; bunun yerine, yenilikçi fikirlere kapılarını kapatıyorlar. ACS'nin parası, hibe almak için en iyi gösteriyi yapan veya hibe veren panellerde arkadaşları olan bilim insanlarına gidiyor."

Bu, Amerikan Kanser Derneği'ne yaptığınız bağışların nasıl kullanıldığına dair muhtemelen en güvenilir özet. Daha önce de belirttiğimiz gibi, bu bağışlar, bu fonları kendi aralarında, arkadaşları arasında ve çoğu durumda ailelerinin daha beceriksiz üyelerine sığınak görevi gören, vergi muafiyeti olan favori kuruluşları arasında nasıl dağıtacaklarını çok iyi bilen "Büyük Zenginler"e sadaka veren kitleler tarafından yapılıyor. ACS yöneticileri, New York'un "en iyi insanları", jet sosyete ve romancı Tom Wolfe tarafından "radikal şık" olarak karikatürize edilen modaya uygun Park Avenue kalabalığından seçilir. Bir zamanlar Black Power modaydı; şimdi ise eşcinsellik ve kanser. Bu grup, sürekli olarak "şefkat ve ilgi"ye takıntılı olduğunu ilan eder, ki bu her zaman başkalarının parasıyla yapılır. Kendi cüzdanları ise kıçlarına yapışık kalır. Bunun en iyi örneği, ulusal haber programlarındaki o merhametli yüreklerdir; her gece bize kendi versiyonlarındaki evsizleri, Afrika'daki açları ya da üzerinde sinekler dolaşan fotojenik bir kurban bulabildikleri her yeri gösterirler. Yılda milyonlarca dolar kazanan bu "gazeteciler", bu kurbanlara hiç para attıkları görülmemiştir. Siyasette bu ahlak, şişman, yaşlanan playboy Senatör Teddy Kennedy tarafından; Hollywood'da ise aynı derecede tombul Elizabeth Taylor tarafından temsil edilmektedir.

Mathilde Krim, yeni kurulan Amerikan AIDS Araştırma Vakfı'nın arkasındaki yönlendirici dehadır; güçlü Hollywood bağlantıları sayesinde, Elizabeth Taylor ve diğer yıldızları, gözde projesi için milyonlarca dolar toplamaya kolayca ikna edebildi. Ayrıca eski arkadaşı Mary Lasker'ı AIDS Vakfı'nın ilk yönetim kurulu üyesi olarak işe aldı. Mary Lasker, prezervatiflerin dağıtımı ve kullanımı için zevkli bir ulusal reklam kampanyası oluşturması için günümüzün "reklam dehası" Jerry della Femina'ya ödeme yaptı.

Memorial Sloan Kettering Kanser Merkezi, New York sosyetesi arasında en "moda" hayır kurumu olmaya devam ediyor; şüphesiz en etkili olanıdır. Lüks Upper East Side'da "Memorial Sloan Kettering Kanser Merkezi Derneği" olarak listelenmiştir. Uzun yıllardır Third Avenue'da, zengin ailelerin bağışlarıyla dolu popüler bir ikinci el mağazası işletmektedir. Diğer birçok genç yazar ve sanatçı gibi, bu yazarın da yıllarca kıyafetlerini buradan satın aldı; hepsi New York'un en pahalı mağazalarının etiketlerini taşıyordu.

"Kanserle mücadele" tamamen Rockefeller Tıp Tekeli tarafından kontrol edildiği için, rutin olarak verilen hibeler aslında birer soygun niteliğindedir. Bir esprili kişi, ACS'nin ancak alıcının kansere çare bulmayacağına yemin eden bir belgeyi imzaladığı takdirde araştırma hibesi vereceğini iddia etmektedir. Her ne kadar buzdağının sadece görünen kısmı ortaya çıkmış olsa da, "kanser araştırmalarının" çoğunun sahte olduğunu ve uydurma sonuçlarla dolu olduğunu kanıtlayan sayısız ifşa olmuştur. En çok kamuoyuna yansıyan olaylardan birinde,

Ulusal Kanser Enstitüsü, araştırma verilerini tahrif ettiği suçlamaları üzerine istifa etmek zorunda kalan Boston Üniversitesi'nden bir araştırmacıya 980.000 dolar vermiştir; saygın Memorial Center'da meydana gelen bir başka iyi bilinen olayda ise, belirli kanser testlerini "doğrulamak" amacıyla farelerin farklı renklere boyandığı ortaya çıkmıştır. Sloan Kettering'den Dr. William Summerlin, başarılı deri nakilleri yapılmış gibi görünmeleri için fareleri boyadığını itiraf etmiştir.

Ulusal Standartlar Bürosu, bilim adamlarının Journal dergisinde yayınladıkları makalelerdeki sayısal verilerin yarısından fazlasının kullanılamaz olduğunu, çünkü araştırmacıların ölçtüklerini sandıkları şeyleri doğru bir şekilde ölçtüklerine dair hiçbir kanıt bulunmadığını bildirmiştir. Bu istatistiklerden endişe duyan yetkililer bir anket düzenlemiş; bilimsel raporların 31 yazarına ham verilerini soran anketler gönderilmiştir. Cevap veren 21 kişi, verilerinin "kaybolduğunu" veya "kazara imha edildiğini" söylemiştir. Araştırma mesleği için ne büyük bir kayıp!

17 Ocak 1988 tarihinde "Sixty Minutes" programında "Gerçekler Kurgu'ydu" başlığıyla yayınlanan sert bir ifşa haberi, ülkedeki araştırmacıların güvenilirliğini sarsmıştı. Programın konusu, ülkedeki "önde gelen bilim adamlarından biri" idi. Bu kişi, bir devlet kurumunda zihinsel engelliler üzerinde kapsamlı araştırmalar yaptığını iddia etmişti, ancak kayıtlar onun sadece akvaryum balıkları üzerinde çalıştığını açıkça gösteriyordu. "Sixty Minutes" raporu, "hibe kazanma" yarışını kazanmak iç 'daki gereklilikler nedeniyle, Amerika Birleşik Devletleri'nde yürütülen tüm araştırma projelerinin yüzde on ila otuzunun tamamen sahte olduğunu tahmin ediyordu. Ciddi bir şekilde değerlendirilmeden önce "şaşırtıcı" sonuçlar sunulmalıdır; bu fon talepleri de hiç de cimri miktarlar değildir; genellikle milyonlarca dolarlık hibelere ulaşır. "Sixty Minutes" programında röportaj yapılan bir bilim insanı, "Tıp dergilerinde okuduklarıma inanmadan önce iki kez düşünürdüm... bunlar dürüst olmayan, sahte bilgilerdir" dedi. Tüm bu sahteciliğin arkasındaki itici güç, Büyük Zenginlerin, tıp alanındaki gerçek ilerlemeler nedeniyle kârlarının tehlikeye girmesini istememeleridir. Bu nedenle, ne kadar çok sahte araştırma yapılırsa, şu anda piyasada bulunan ve yılda 100.000.000 dolar veya daha fazla gelir getiren bir ilacın piyasadan çekilme ihtimali o kadar azalır. Amerikan araştırmalarındaki bu yaygın sahtecilik, neredeyse tamamen Rockefeller Tıp Tekeli ve onların kontrolündeki ilaç firmalarının baskısından kaynaklanmaktadır. Bu firmalar, yeni ürünlerin onayını almak için Gıda ve İlaç İdaresi'ne (FDA) rutin olarak özenle sahte "testler" sunmakta ve genellikle karaciğer ve böbrek hasarı veya ölüme

yol açan zararlı yan etkileri gizlemektedir. Tıp Tekeli'nin üniversiteler üzerindeki kontrolü, çok az veya hiç performans gerektirmeyen bir hibe veya iş için her türlü şekilde kendilerini küçük düşürmeye razı olan daha fazla robotik uşak için bir üreme alanı yaratmaktadır. Sahte araştırmaların uzun geçmişi, bu uşakları hizada tutmak için ideal bir "Panama" veya kontrol mekanizmasıdır.

Bu tür sahte araştırmaların genellikle yeni ilaçların kabul veya reddedilmesinin temelini oluşturduğunu düşünmek korkutucudur; bu durum, uzun zamandır modası geçmiş ve itibarını yitirmiş her derde deva ilaçlar ve prosedürlerden daha fazla kâr elde etmeye devam eden düzeni korurken. Yine de bu, Başkan Reagan'ın "araştırma ve geliştirme" için 64,6 milyar dolar ayıran 1989 Cesur Yeni Bütçesi'nin arka *planı* ve *varlık nedenidir.* Bu, 1988'e göre sadece %4'lük bir artış olsa da, Reagan'ın göreve gelmesinden bu yana %52'lik bir artışa tekabül ediyor.

Ulusal Sağlık Enstitüsü'nün bütçesi iki katına çıkarak 6,2 milyar dolara ulaştı; kanser araştırmalarına 1,5 milyar dolar ayrılırken, AIDS için 2 milyar dolarlık bir harcama öngörülüyor. Mathilde Krim çok mutlu olmalı.

Eleştirmenler, Memorial Sloan Kettering'in kanser önleme konusunda neredeyse hiç araştırma yapmadığını, yalnızca tercih ettiği "tedavi" yöntemleri üzerinde çalıştığını belirtmiştir. Araştırmacılarının temel öncülü, yani kanser hücrelerinin çoğalmasından yalnızca hücrenin sorumlu olduğu iddiası muhtemelen yanlıştır; ancak bu, kemoterapinin teşvik edilmesi de dahil olmak üzere tüm çalışmalarının temelini oluşturmaktadır. Aslında, hücre muhtemelen dış enfeksiyonlara veya baskılara tepki vermektedir ve suç hücrede değildir. Sloan Kettering yaklaşımı, ilaç veya kemoterapi yoluyla hücreyi sağlıklı bir rejime geri döndürecek bir "Sihirli Mermi" vaadiyle insanları cezbetmektedir. Kemoterapi ilaçları, aslında hücre büyümesini engelleyen alkilleyici ajanlar içerir. Bunlar, hücre mitozunu veya hücre bölünmesini engelleyen alkaloidlerdir. Sloan Kettering ayrıca, vücudun hastalıkla savaşmak için kullandığı normal yöntem olan bağışıklık sistemini kanser büyümesine tepki vermesi için uyarma olasılığını da göz ardı etmektedir. Bu kurum, Alfred P. Sloan Vakfı da dahil olmak üzere çeşitli vergi muafiyeti olan vakıflardan yılda 70 milyon dolar almaktadır; bu da, tüm bu araştırmanın Amerikan vergi mükellefleri tarafından sübvanse edildiği anlamına gelmektedir. Merkezde 130 tam zamanlı bilim insanı araştırma yapmaktadır; Merkezdeki 345 doktorun tamamı da araştırmalara yoğun bir şekilde katılmaktadır. Peki, tüm bu faaliyetlerin sonuçları nedir? Artık modası geçmiş olan ve yıllar önce vefat eden Doktor J. Marvin Sims ve James

Ewing'in "çılgın doktor" uygulamalarını anımsatan "kes, biç ve yak" tekniklerine devam eden bir bağımlılık. Bu pahalı, acı verici ve sonuçsuz prosedürlerin ritüel olarak uygulanmasına bağlı kalırken, Sloan Kettering'deki "bilim adamları", diyet, beslenme ve vitaminlere dayanan çeşitli bütünsel prosedürleri kınayan kararlı bir görüş birliği içindedir.

Ulusal Sağlık Enstitüsü'nden Dr. Muriel Shimkin, 1973 yılında Enstitü'nün kanserle ilgili resmi el kitabında "Sadece diyetle kanser tedavisi, şarlatanlığın sınırları içindedir" diye yazmıştı. Ancak, aksini gösteren kanıtların giderek artmasıyla karşı karşıya kalan Amerikan Kanser Derneği (ACS), 1984 yılında bir Özel Rapor yayınlayarak şu programı tavsiye etmiştir: "1. Obeziteden kaçının. 2. Toplam yağ alımını toplam kalorinin %30'una indirin. 3. Daha fazla lifli gıda tüketin. 4. A ve C vitaminleri açısından zengin gıdalar tüketin. 5. Diyete turpgillerden sebzeleri, yeşillikleri vb. dahil edin. 6. Alkol tüketiminde ölçülü olun. 7. Tuzla kurutulmuş, tütsülenmiş ve nitritle işlenmiş gıdaların tüketimini sınırlayın." Bu çok mantıklı bir rejimdir; ancak, ne ACS ne de Ulusal Sağlık Enstitüleri (, NIH) tarafından vurgulanmamıştır ve pek çok doktor da hastalarına verdikleri tavsiyelere bu öneriyi dahil etmemektedir.

Amerikan Kanser Derneği'nin her zaman bir korkulu rüyası olmuştur: laetrile. Sloan Kettering'in uzun süredir başkanı olan Dr. Lewis Thomas, 2 Nisan 1975'te Amerikan Kanser Derneği Bilim Yazarları Semineri'nde, "Laetrile'in kanserle mücadelede kesinlikle hiçbir değeri yoktur" demiştir. Bu, gerçek sonuçları gizlenmiş olan Merkezin kendi bilim adamları tarafından yapılan çalışmalarla çelişmektedir. Dr. Thomas, 1975'te tekrar şöyle demiştir: "İki yıllık testlerin ardından, laetrile'in kanserle mücadelede hiçbir değeri olmadığı gösterilmiştir." Sloan Kettering'in başkanı Dr. Robert Good da Ocak 1974'te şöyle demiştir: "Şu anda laetrile'in kanser üzerinde bir etkisi olduğuna dair hiçbir kanıt yoktur." Kendi bilim adamları ise bunun tam tersini gösteren çalışmalar tamamlamıştı; Merkezde bağımsız olarak çalışan iki araştırmacı, Dr. Lloyd Schoen ve Dr. Elizabeth Srockett, ananas enzimlerinin Laetrile ile birleştirilmesinin, orada 34 deney hayvanı üzerinde yaptıkları deneylerin %50'sinde tümörün tamamen gerilemesine yol açtığını bulmuştu.

Laetrile tedavisinin en ünlü yararlanıcılarından biri aktör Steve McQueen'di. Laetrile'yi denediğinde doktorları tarafından ölümcül bir vaka olarak yazılmıştı. Bir doktor onu tümör ameliyatı olmaya ikna edene kadar tedaviye iyi yanıt veriyordu; daha sonra ameliyat masasında bir emboli nedeniyle öldü. İktidar, bunun laetrile tedavisinin işe yaramadığını kanıtladığını ilan etti.

Kanser Merkezi'nden Harold Manner de, laetrile, enzimler ve A vitamininin bir kombinasyonunun kanserli fareler üzerinde benzer bir olumlu etkiye sahip olduğunu buldu. Daha önce Harriman Enstitüsü'nde kanser üzerine çalışmış olan ve 1917'den beri Memorial'da görev yapan Dr. Kinematsu Suiguira da, laetrile'in deney hayvanlarındaki kansere etkili olduğunu kanıtlayan çarpıcı sonuçlar elde etmişti. 13 Haziran 1973'te, Dr. Kinematsu Suiguira'nın dokuz aylık bir süre boyunca laetrile kullanarak yaptığı kanser testlerinin sonuçları, "Sonuçlar, Amygdalin'in farelerde akciğer metastazının ortaya çıkmasını önemli ölçüde engellediğini açıkça göstermektedir" şeklindeydi. Bu sonuçlar Sloan Kettering Enstitüsü tarafından duyurulmuş olsa da, 10 Ocak 1974'te Sloan Kettering'in başkanı Dr. Robert Good, bu bulgularla ilgili haberleri "zamansız bir sızıntı" olarak nitelendirdi. O dönemde Kanser Merkezi'nin halkla ilişkiler müdürü olan Dr. Ralph Moss, Suiguira'nın çalışmasını gerçek bir dönüm noktası ve Sloan Kettering'in kanser çalışmalarındaki tekil başarısızlığından hoş bir ayrılık olarak değerlendirdi. 17 Kasım 1977'de, New York'taki Hilton Oteli'nde bir basın toplantısı düzenledi. Merkezdeki başarıyı kamuoyuna duyurduğu için övgü almak yerine, ertesi gün işten atıldı. Daha sonra, Sloan Kettering'deki birçok garip olayı ortaya çıkaran mükemmel bir kitap olan "The Cancer Syndrome"u yazdı. Kitabı son derece gerçeklere dayalıdır ve kendisini kovmuş olanlara karşı herhangi bir kin içermeden yazılmıştır.

Elmer Bobst, Nixon'ın başkan olmasını mümkün kılan kilit rol oynadığı için, Nixon'ı yeni ve pahalı bir "kanserle savaş"a izin vermeye ikna etmekte pek zorlanmadı. Bobst'un teşvikiyle Nixon, 1971'de Ulusal Kanser Yasası'nı imzaladı ve bu yasa, Bethesda'daki Ulusal Kanser Enstitüsü'nü yeni ve tekelci bir devlet bürokrasisine dönüştürdü. Sonraki on beş yıl boyunca, NCA çeşitli kanser programlarını finanse etmek için on milyar dolardan fazla para harcadı, ancak bunların hiçbiri kanseri tedavi etmek veya önlemek konusunda herhangi bir etki yaratmadı. 1955'te NCI, kemoterapi kullanımını teşvik etmek için 25 milyon dolarlık bir hibe ile Ulusal Kemoterapi Hizmet Merkezi'ni kurmuştu. 9 Aralık 1969 tarihli *New York Times'ta yayınlanan* tam sayfa bir reklamda, "Kanser Tedavisi Yakında" diye ilan edildi. Haberde, 1976 yılına kadar kanserin tedavi edilmesinin "kesin bir olasılık" olduğu vaat ediliyordu. Başkanın Ulusal Kanser Paneli başkanı, Ulusal Kanser Programı'nın ilk beş yılının bir başarısızlık olduğunu kabul eden bir rapor sundu; programın yürürlükte olduğu her yıl kanser ölümleri artmıştı. 1985 yılına gelindiğinde, yıllık ölüm sayısı 485.000'e ulaşmıştı.

43.000'den fazla kişi, NCI'nin laetrile'i test etmesini talep ederek Nixon'a baskı yaptı. Benno Schmidt daha sonra testleri yapmak üzere bir bilim insanları heyeti seçti; hepsinin laetrile'e fanatik bir şekilde karşı olduğu biliniyordu. Bilimsel sonuçları istediğinde, "Kimse bana çalışmalarını göstermedi" dedi. Testleri laetrile'in işe yaramaz olduğunu göstermiş olsaydı, bulgularını yayınlamaktan büyük mutluluk duyarlardı. Laetrile'e karşı mücadele, ülke çapında bir kampanya olarak devam etti. Bir lobi uzmanı olan Charles Ofso, Kaliforniya'nın Sacramento kentinde, adresinde laetrile'e karşı lobi faaliyetlerinde bulunmak üzere tam zamanlı bir işte çalışıyordu; yıllık maaşı 25.000 dolardı. Laetrile'yi destekleyen kitapları sergileyen eczane sahiplerine, bu kitaplar kaldırılana kadar hiçbir AMA üyesinin onlara reçete yazmayacağı bildirildi. 1963'ten beri Federal Ticaret Komisyonu, laetrile yanlısı kitapların yayıncılarına baskı uyguluyor. Hükümet kanunları sadece laetrile'nin eyaletler arası nakliyesini değil, onu öneren kitapların nakliyesini bile yasaklıyor!

Kiropraktikten sonra, laetrile, Amerikan Kanser Derneği, Amerikan Tabipler Birliği ve Gıda ve İlaç İdaresi tarafından başlatılan komplo olan Sağlık Bilgileri Koordinasyon Konferansı'nın suç sendikacı operasyonunun en önemli hedefi oldu. Bu, çoğunlukla sansür ve sindirme savaşından ibaretti ve amacı, laetrile hakkında herhangi bir kamuoyu tartışmasının önlenmesiydi. Tartışmanın her iki tarafını da ele almak üzere laetrile konulu forumlar düzenleyen TV programları aniden iptal edildi.

Laetrile'in etkinliğini gösteren testler gizlendi; bu sonuçlar hiçbir zaman kamuoyuna ulaşmadı. Laetrile'e karşı yürütülen kampanyanın ardındaki çaresizlik tamamen maddi nedenlere dayanıyordu; bu madde, Rockefeller Tıp Tekelinin kârları için en büyük tehdidi oluşturuyordu. Kanser için hastanede tedavi binlerce dolara mal oluyordu. Kanser Merkezi'nin "araştırma" için yılda 70 milyon dolar harcamasına rağmen, Memorial Hastanesi bir yatak için günlük 470 dolar ücret alıyordu; on günlük bir kalış yaklaşık 5.000 dolara mal olurken, tedavi ve doktor bakımı için 4.000 dolar daha tahsil ediliyordu.

"Kes, biç ve yak" tedavilerinin kayıtları rutin olarak çarpıtılıp tahrif ediliyordu. Berkeley'deki Kaliforniya Üniversitesi'nde tıbbi fizik profesörü olan Dr. Hardin James, 1969'da ACS Bilim Yazarları Konferansı'nda bir konuşma yaptı; en kötü kanser vakalarının genellikle "ameliyat edilemez" olarak nitelendirildiğini ve kasıtlı olarak tedavi edilmeden bırakıldığını ortaya çıkardı. Yayınlanan kanser tedavisi veya remisyon çalışmalarında, iyileşme oranı yüksek olan "seçkin" vakalar yer alıyordu. Bununla birlikte, Dr. James, "tedavi edilmeyen bu vakaların yaşam beklentisinin, aslında tedavi edilenlerin yaşam beklentisinden daha yüksek olduğunu" bildirdi.

Dr. James'in ifşaatlarına rağmen, hastaneler hangi kanser vakalarını tedavi edeceklerini seçmeye devam ettiler; saygın Kanser Merkezi bile, politikasının bazı ölümcül vakaları kabul etmemek olduğunu belirtti; hastalar, ölebilecekleri bir ölüm bakım evine kibarca yönlendiriliyordu. Aslında, bu tür reddedilmeler ölmek üzere olanlar için bir nimet olabilir, çünkü Memorial Hastanesi'nde görecekleri tedavi, Kont Drakula'yı kıskançlıktan salya akıtacak kadar korkunç olurdu. Dr. Ralph Moss, orada yaygın olarak kullanılan bazı cerrahi teknikleri ortaya çıkardı. İkinci Dünya Savaşı'nda komandoların kullandığı bir savaş tekniğinden esinlenerek "komando" adı verilen bir ameliyatla baş ve boyun kanserinin tedavi edildiğini bildirdi; bu ameliyat çenenin tamamen çıkarılmasını gerektiriyordu. Pankreas kanseri, enfekte olmuş bezin yakınındaki organların çoğunun çıkarılmasıyla tedavi ediliyordu; bu radikal tedaviye rağmen hayatta kalma oranı aynı kaldı, sadece yüzde üç. 1948'de Dr. Alex Brunschweig, rektum, mide, mesane, karaciğer, üreter, tüm iç üreme organları, pelvik taban ve duvar, pankreas, dalak, kolon ve birçok kan damarının çıkarılmasını gerektiren "total eksenterasyon" adlı bir ameliyatı icat etti. Dr. Brunschweig, bu içini boşaltma tekniğini "acımasız ve zalimce bir prosedür" olarak nitelendirdi *(New York Times,* 8 Ağustos 1969).

"Çılgın doktor" ameliyatlarının en tipik örneği, hemikorporektomi olarak biliniyordu. Kanser Merkezi'nden Dr. Theodore Miller tarafından geliştirilen bu yöntem, pelvisin altındaki her şeyin kesilmesini içeriyordu. Bu teknikler, Latin Amerika'daki komünist devrimciler tarafından kullanılan bazı prosedürleri fazlasıyla anımsatıyor; Sandinista devrimcileri, liderlerinin "Özgürlük çiçeklerle değil, mermilerle kazanılır ve bu yüzden VEST KESİMİ, KABAK KESİMİ ve BLOOMERS KESİMİ kullanıyoruz" şeklindeki şiirsel sözlerinden ilham almıştı. Yelek kesiminde, kurbanın başı bir pala ile kesilip atılır ve kolları omuzlarından kesilirdi; kabak kesiminde, kurbanın başının üst kısmı kesilip atılırdı; bloomers kesiminde ise her iki bacak dizlerinden kesilerek kurbanın kan kaybından ölmesi sağlanırdı.

"Çılgın doktor" sendromuna ilişkin kayıtlar birkaç kitabı dolduracak kadar çoktur. Özel bir Kongre raporu, otuz yıllık bir süre boyunca yaklaşık 31 "insan kobay" deneyini takip etmiştir. Woodward D. Markey, D.Ma.'nın başkanlık ettiği " " Komitesi, bulgularının "vicdanları sarsan ve tıbbi araştırma tarihine kara bir leke olarak geçen" nitelikte olduğu yorumunda bulunmuştur. Raporda, 1945'ten 1947'ye kadar Manhattan Projesi'nde bilim adamlarının on sekiz hastaya rutin olarak plütonyum enjekte ettiği; 1961'den 1965'e kadar MIT'de yirmi yaşlı hastaya radyum veya toryum enjekte edildiği veya verildiği ortaya çıktı. 1946'dan 1947'ye kadar Rochester Üniversitesi'nde, böbrekleri sağlıklı olan altı hastaya "böbrek hasarına yol açabilecek konsantrasyonu belirlemek" amacıyla uranyum tuzları enjekte edildi; 1953'ten 1957'ye kadar Boston'daki Massachusetts General Hospital'da, böbrek hasarına yol açacak dozu belirlemek amacıyla on iki hastaya uranyum enjekte edildi. 1963'ten 1971'e kadar, Oregon Eyalet Hapishanesi'ndeki 67 mahkum ve Washington Eyalet Hapishanesi'ndeki 64 mahkumun testislerine, radyasyonun insan doğurganlığı üzerindeki etkisini belirlemek amacıyla röntgen çekildi.

1963'ten 1965'e kadar Idaho'daki Atom Enerjisi Komisyonu'nun Ulusal Reaktör Test İstasyonu'nda, yedi ayrı olayda kasıtlı olarak radyoaktif iyot salındı ve yedi denek, iyotla kirlenmiş arazide otlayan ineklerin sütünü kasıtlı olarak içti. 1961'den 1963'e kadar Illinois'daki Chicago Üniversitesi ve Argonne Ulusal Laboratuvarı'nda, 102 denek, Nevada test sahasından gelen radyoaktif simüle edilmiş serpinti parçacıkları ve radyoaktif sezyum ve stronsiyum çözeltileriyle beslendi. 1950'lerin sonlarında, New York'taki Presbyterian ve Montefiore Hastanelerinde on iki hastaya radyoaktif kalsiyum ve stronsiyum kanser parçacıkları enjekte edildi. Oregon Eyalet Hapishanesi, üreme organlarına tek seferde 600 röntgenlik radyum dozu uyguladı; oysa güvenli doz yıllık 5 röntgendi. On yıl boyunca, bilim adamlarına radyoaktif maddeler verildi, böylece diğer bilim adamları bu dozları ölçmek için aletlerini kalibre edebilsinler.

Bu deneylerden çılgın doktorlar ne kadar zevk almış olursa olsun, kanser oranı aynı kaldı ya da arttı.

Kongre Üyesi Wydner, "Yirmi yıl önce, 1957'de kanser vakalarının aynı oranda, yani üçte birinin iyileştiğini gösteren bilgiler dikkatimi çekti. Bu durum, kanser araştırmalarına ayrılan onca para ve çabaya rağmen... iyileşme oranının neden aynı kaldığı sorusunu gündeme getiriyor." Bu tür eleştirilere rağmen, NCI değersiz programlara milyarlarca dolar harcamaya devam etti. Tempe'deki Arizona Üniversitesi'nden George R. Pettit'in, bir NCI programı kapsamında çeyrek milyon kelebekten kimyasalları ayıklamak için altı yılını ve 100.000 doları harcadığı bildirildi; ancak belirgin bir sonuç elde edilemedi. Diğer araştırmacılar ise kanserle mücadeleyi karlı bir savaş olarak görmeye devam ettiler.

Saturday Review, 2 Aralık 1961 tarihli sayısında, Massachusetts'teki Amerikan Kanser Derneği'nin önde gelen bir mali destekçisinin, eyalet müdürünü ofisinde hiçbir zaman bulamadığı için öfkelendiğini bildirdi. Sonunda kendisine, müdür James V. Lavin'in muhtemelen caddenin karşısındaki diğer ofisinde olduğu söylendi; orada özel bir bağış toplama şirketi olan James C. Lavin Company'yi yönetiyordu; seçkin bir müşteri grubunu temsil ediyordu. Bu ifşadan rahatsız olan Amerikan Kanser Derneği genel başkan yardımcısı Lane W. Adams, 6 Haziran 1962'de *Saturday Review'a* şu mektubu yazdı: "James C. Lavin'in Massachusetts Amerikan Kanser Derneği genel müdürü olarak görev yaparken özel bağış toplama faaliyetleri yürütmesi, Ulusal Dernek tarafından biliniyordu." Adams, Lavin'in maaşının 17.000 dolar olduğunu, buna ek olarak şirketine yılda on bin dolar daha ödendiğini söyledi. Lavin Company'den Saul Naglin, uzun yıllar boyunca ACS'nin Massachusetts şubesinin denetçisiydi. 1960 yılında Massachusetts şubesinin yıllık genel giderleri 548.000 dolardı ve toplam geliri 1,1 milyon dolardı.

Adams'ın mektubunda ayrıca "Dr. Sterling Schwartz'ın insan deneklere insan lösemi beyin özütü enjekte etme araştırmasını ve Dr. Chester Southam'ın insan derisinin altına canlı kanser hücreleri enjekte etme araştırmasını destekledik" diye övünülüyordu. 1948'den beri Amerikan Kanser Derneği'nde görev yapan Adams, şu anda New York'taki 90 Park Avenue adresindeki ulusal ofislerin başındadır. ACS'den Albert Lasker Kamu Hizmeti Ödülü'nü almıştır; ayrıca Salt Lake City'deki Zion First National Bank'ın başkan yardımcısı, Paul Revere Investors ve Energy Fund'ın yöneticisidir. Lavin'in avukatı James Mountzos, Massachusetts ACS'nin sekreteriydi ve aynı zamanda ulusal yönetim kurulunda da görev yapıyordu.

1978'de Amerikan Kanser Derneği'nin 140 milyon dolarlık geliri vardı; bunun %30'dan azı kanser araştırmalarına harcanırken, %56'sı idari masrafları karşılamak için kullanıldı. Derneğin 200 milyon dolarlık yatırımı vardı. 1944'teki Bobst-Lasker devralmasından önce, gelirleri hiçbir zaman yıllık 600.000 doları geçmemişti; ertesi yıl ise 5 milyon dolar topladı. 1982'de Allan Sonenshein, "Dikkat edin; Amerikan Kanser Derneği Sağlığınız İçin Tehlikeli Olabilir!" başlıklı bir uyarı yayınladı. 1955'te, güçlü bir hamle ile ACS, Ulusal Araştırma Konseyi'nden tüm araştırmaları devraldı ve Amerikan hastanelerini ve üniversitelerini temsil edecek yeni bir Bilim Danışma Konseyi oluşturarak parlak bir darbe gerçekleştirdi. Dr. Samuel Epstein, "The Politics of Cancer" adlı kitabında, "kanser önleme konusunda, tütün konusunda sınırlı ölçüde dahil olmalarının dışında, üst düzey (ACS) yetkililerin, genel ortamda ve işyerinde kanserojen kimyasallara maruz kalmanın önlenmesi için gerekli düzenlemelere karşı aktif olarak düşmanca olmasa da kayıtsız bir tutum sergiledikleri yönünde toplum nezdinde bir itibar kazandıklarını" belirtti. Epstein, ACS'nin Kırmızı

Boya #2, TRIS ve DES gibi potansiyel kanserojenlerin düzenlenmesine karşı çıktığını bildirmiştir. ACS, Temiz Su Yasası'nı desteklemeyi reddetmiş ve kanserden ölenleri suçlamıştır. EPA, iç mekan kirleticilerinin yılda altı bin kanser ölümüne neden olduğunu ve 38 milyon Amerikalının, klor yan ürünleri de dahil olmak üzere güvenli olmayan düzeyde kurşun ve diğer toksik maddeler içeren su içtiğini bildirmiştir. DES (dietilstilbestrol), 1940'lardan 1970'lerin başlarına kadar, doktorlar tarafından düşükleri önlemek için rutin olarak reçete edilen sentetik bir kadınlık hormonu olarak yaygın olarak kullanıldı; olası yan etkileri test edilmedi ve kimse bunların ne olduğunu bilmiyordu. Sonunda, Chicago Üniversitesi Tıp Merkezi'nden bir öğrenci, bu maddenin düşükleri önlemede etkisiz kalmasının yanı sıra yan etkileri de olabileceğini gösterdi. Bu bulgu, maddenin kullanımını durdurmaya yetmedi. 1972'de, uzun vadeli etkileri ortaya çıkmaya başladı: DES ile tedavi edilen hastaların kızlarında meme kanseri ve vajinal kanser, ayrıca diğer genital malformasyonlar ve anormallikler görüldü. Madde, karaciğer hasarıyla da ilişkilendirildi.

Lee Edson, "The Cancer Rip-off" adlı kitabında, Bethesda'daki Ulusal Sağlık Enstitüsü yakınlarındaki 74 özel şirketin, virüs araştırması yapmak için hükümetten %144 genel gider artı %9 kâr talep ettiğini belirtir. Nixon, NCI'nın başına kendi himayesindeki Dr. Frank Rauscher'ı getirmişti; o, kansere çare olarak kemoterapiyi savunmaya başlayan bir virologdu. Dr. Rauscher, " " (Kanserle Mücadele) adlı kitabında, NCI kemoterapi programının "ülkenin ve dünyanın dört bir yanındaki kanser hastalarına etkili bir tedavi sağladığını" iddia etmiştir. Bu iddia, NCI'nın siklo-kimya bölümü başkanı Dean Burk tarafından derhal sorgulanmış ve Burk, "FDA tarafından insan kanser hastalarında kullanım veya test için onaylanmış olan kemoterapötik ajanların neredeyse tamamının, sıçan ve farelerde son derece toksik, belirgin şekilde bağışıklık sistemini baskılayıcı ve yüksek derecede kanserojen olduğunu, bu ajanların kendilerinin de vücudun çeşitli organlarında kansere yol açtığını" belirtmiştir. Bu eleştiriye rağmen, Rauscher daha sonra Başkanın Ulusal Kanser Danışma Kurulu başkanlığına atandı.

Kemoterapinin yan etkileri, birçok kurban tarafından ayrıntılı bir şekilde anlatılmıştır: korkunç mide bulantısı, saç dökülmesi, ani kilo kaybı ve diğer birçok olumsuz etki. M. Morra'nın "Choices; Realistic Alternatives in Cancer Treatment" (Avon, 1980) adlı kitabı, kurumsal sistemin tüm kes, biç ve yak tekniklerini olumlu bir şekilde aktarmaktadır. Morra, diyetten sadece kemoterapinin neden olduğu mide bulantısı ile ilişkisi bağlamında bahsetmektedir; o, "yemek kokusu sizi mide bulandırmasın diye yemekleri başkasına yaptırın" diye ciddi bir şekilde tavsiye etmektedir. Morra, kokusuz yemeklerin nasıl servis edileceğine dair hiçbir tavsiye vermemiştir.

Memorial Sloan Kettering'in ilk bağışçısı James Ewing'in 1913 yılında radyumla kendini öldürmesinden bu yana, radyum tedavisi bu Kanser Merkezi'nde tercih edilen tedavi yöntemi olmaya devam etmiştir. *New York Times*, 4 Temmuz 1979 tarihli sayısında, Memorial'daki tüm kanser hastalarının %70'inin radyasyon tedavisi gördüğünü ve bunun yıllık maliyetinin 500.000 dolar olduğunu belirtmiştir. Merkez şu anda yılda 11.000 cerrahi işlem ve 65.000 radyum tedavisi gerçekleştirmektedir. 1980 yılında Memorial, radyum tedavisi için 4,5 milyon dolarlık bir harcama yaparak tüm ekipmanlarını yenilemiştir. Ancak radyum tedavisi, etkileri açısından korkunç bir tedavi olmaya devam etmektedir.

1937'de, London Hospital'ın önde gelen cerrahlarından Dr. Percy Furnivall, kendi tümörünü kanser olarak teşhis etti. 26 Şubat 1938'de, *British Medical Journal'da* deneyimlerinin bir sonucu olarak şu ateşli yalvarışı yayınladı: "Radyum tedavisinden kaynaklanan trajediler sık sık meydana gelmektedir ve kanserin radyum tedavisiyle ilgili yapılan tanıtım, Sağlık Bakanı ve bu vücudu tahrip eden madde için fantastik fiyatlar talep eden çıkar grupları için bir utanç kaynağıdır. En büyük düşmanıma bile, altı aydan fazla bir süre boyunca radyum nevriti ve miyaljiyle yaşadığım uzun süren cehennemi yaşamasını istemem. Kendi vakamla ilgili bu anlatım, en uygun tedavi şeklinin hangisi olduğuna karar vermeden önce tüm faktörlerin çok dikkatli bir şekilde değerlendirilmesi için bir çağrıdır." Kısa bir süre sonra vefat etti, ancak çağrısı kanser için radyum tedavilerinin kullanımının devam etmesine hiçbir etki etmedi.

Kanserden ölen merhum Senatör Hubert Humphrey, radyum tedavisinin reklamı olarak sıklıkla gösterilir. Jane Brody, 1977'de Amerikan Kanser Derneği başkan yardımcısı Holleb ile birlikte yazdığı *New York Times* kitabı "You Can Fight Cancer and Win"de, Hubert Humphrey'i "modern radyoterapinin ünlü bir yararlanıcısı" olarak gösterir. Brody, "bu ünlü yararlanan kişinin" ölümünden önce radyum tedavisinden tamamen hayal kırıklığına uğradığı gerçeğini göz ardı ediyor. 1973'te mesane kanseri olduğu tespit edilen Humphrey, X ışını tedavisi gördü ve 1976'da doktoru Dr. Dabney Jarman, "Bize göre Senatör iyileşti" diye zaferle bildirdi. (*New York Times*, 6 Ekim 1976). Humphrey, daha fazla kemoterapi görerek zayıflamaya devam etti, ta ki Memorial Kanser Merkezi'ne daha fazla tedavi için gitmeyi kesin bir dille reddedene kadar.

14 Ocak 1978 tarihli *Daily* News'te alıntılanan sözlerinde, kemoterapiyi "şişelenmiş ölüm" olarak nitelendirdi.

Washington Post, Şubat 1988'de "Kanser Tedavisi Toksik" başlıklı bir haber yayınladı. "Sağlıklı görünen insanların gözlerimizin önünde titreyen, üşüyen, mide bulantısı çeken sefil varlıklara dönüşmesini izlerken, bundan pek de etkilenmiyoruz. Başarılar, az sayıda da olsa, çarpıcı olmuştur."

Kanser gelişiminde sürekli göz ardı edilen faktörlerden biri, olağandışı stresin rolüdür. Hepimiz hayatımızda günlük streslerle karşı karşıyayız ve bunlarla elimizden geldiğince başa çıkmaya çalışıyoruz. Ancak, olağandışı ve uzun süreli stres, başa çıkabileceğimizden daha fazla yükü sistemimize yükler. Bu, özellikle bugün, karanlık gizli güçlerin gölgeli propagandalarıyla tüm iletişimimizi zehirlerken, bize sadece "şefkat ve özen"i savunduklarını garanti ettikleri bir dönemde geçerlidir. Morley Roberts adlı bir yazar, 1926'da kanserle ilgili şaşırtıcı bir teori ortaya attı. İngiliz bir bilim adamı olan Roberts, bilinen hiçbir düşünce okuluna ait değildi ve bağımsızlığı nedeniyle çalışmaları büyük ölçüde göz ardı edildi. Organik Materyalizm teorisi şu noktaları öne sürer:

"Kötü huylu tümör ve Evrim: Kötü huylu tümör, enerjinin yüksek farklılaşmadan, tahrişe dayanabilen ancak farklılaşmakta zorluk çeken düşük dereceli epitel hücrelerinin çoğalmasına yönlendirilmesidir." Yaygın bir kanser türü olan epitelioma, vücuttaki en basit tipteki hücrelerin çoğalmasıdır; bu hücreler, dış deri olan epidermisin hücreleri gibi, nispeten kısa ömürlüdür ve farklılaşamazlar. Kansere yakalanmış bir organizma, enerjisi düşük dereceli hücrelerin çoğalmasına yönlendirildiği için, varoluş koşullarını karşılamak üzere farklılaşamaz. Kanser, organizmada düşük dereceli hücre kolonilerinin çoğalmasıdır. Bu hücreler, hiçbir işlevleri olmamasına rağmen, kendilerine yer bulmak için vücutta dolaşırlar. Nereye toplanırlarsa toplansınlar, vücudun organları olarak hücre kolonileri halinde toplandıkları yerlerde, daha yüksek dereceli hücrelerin besinlerini çalarlar. Bu organlar boğulur ve açlıktan ölür, sonunda organizmanın ölümüne neden olur. Modern devlet, daha yüksek, daha farklılaşmış türlerin pahasına, daha düşük dereceli birimlerin çoğalmasına adanmış kötü huylu bir organizmadır. Daha üretken organizmalar, çok sayıda üretken olmayan ve zayıf farklılaşmış büyümeleri desteklemek için ağır vergilere tabi tutulur. Devletin üretken üyeleri üzerindeki giderek artan baskı, tıpkı kanserli organizmada alt sınıf hücrelerin çoğalmasının daha yüksek düzeyde farklılaşmış hücreleri öldürmesi gibi, onların erken ölümüne neden olur. Roberts şu soruyu ortaya atar: "Daha da ileri gidip, maligniteye yönelik yaygın eğilimin, epitel hücrelerine daha yüksek bir rol atfeden sosyolojik inceliklerin sonucu olduğunu söyleyebilir miyiz?”

Morley Roberts, organizmanın gelişimi üzerine bir teori ortaya attı. Bu teoriye göre, ilkel organizmaların boşaltım hücre kolonilerinin etrafında diğer hücreler toplanmaya başladı ve daha sonra bu hücre kolonileri, organizma için zehirli salgılar vermeye başladı. Kendini savunmak için organizma, bu zararlı varlığın etrafına tahkimatlar veya başka hücre kolonileri oluşturdu; bunlar zamanla organizmanın bir parçası haline geldi ve salgıları organizma için yararlı hale geldi. Roberts buna vücut organlarının gelişimi teorisi adını vermektedir.

Kanserde beslenmenin rolü, Ulusal Kanser Enstitüsü ve Rockefeller’ın milyarlarca dolarlık boşa harcanan kaynakları tarafından henüz ciddi bir şekilde araştırılmamıştır. Oysa 1887’de, New York’un Albany kentinden bir doktor olan Ephraim Cutter, "Diet in Cancer" (Kanserde Beslenme) adlı bir kitap yazmış ve bu kitapta "Kanser, beslenmeyle ilgili bir hastalıktır" demiştir.

Hipokrat, “yaşam biçimi” anlamına gelen ve diyetin tam da bu olduğu “daiatia” kelimesini ortaya attı. Klasik dünyada “et”, günlük besinleri ifade ediyordu ve yulaf, arpa, çavdar, buğday, meyve ve kuruyemişleri kapsıyordu.

"Et" kelimesinin anlamına ilişkin karışıklık, İncil’in çevirilerinde de görülür. Yaratılış kitabında şöyle denmektedir: “Bakın, yeryüzündeki tohum veren her bitkiyi ve tohum veren meyve veren her ağacı size verdim; bunlar sizin için et olacaktır.” Hipokrat’ın hekimlere tavsiyesi, öncelikle hastaya hangi yiyeceklerin verildiğini ve bunları kimin verdiğini öğrenmeleri yönündeydi.

Laetrile ile ilgili süregelen tartışma, bunun nitrilosid adı verilen bir madde olması gerçeği etrafında dönmektedir. 1952’de biyokimyacı Dr. Ernest A. Krebs, Jr., kanserin, bin iki yüzden fazla gıda ve bitkide doğal olarak bulunan nitrilosid eksikliğinden kaynaklandığını keşfetti. Hayvanlar genellikle içgüdüsel olarak nitrilosid içeren otları ve diğer bitkileri ararlar, ancak insanlar aynı şeyi yaptıklarında federal ajanlar tarafından saldırıya uğrarlar. Bazı araştırmacılar, kanserojenlerin, radyasyonun ve güneş yanığının insanlar üzerindeki olumsuz etkilerinin, beslenme yetersizliğinden kaynaklandığına inanmaktadır. Bu beslenme uzmanları, kömür katranının kansere neden olmadığını ve güneşin cilt kanserine yol açmadığını savunurlar.

Aksine, bu durumlar, çok fazla şeker, yağ ve süt ürünü tüketen bir kişinin cildine güneşin etkisinden kaynaklanmaktadır. Güneş ışınları, bu maddelerin cilt yüzeyine çıkmasına neden olan asidik bir ortam yaratır ve bu da daha sonra katalizör haline gelebilecek bir tahrişe neden olur. Güçlü güneş ışığına maruz kalan tropikal ülkelerdeki insanların, az et ve yağ tükettikleri için nadiren cilt kanserine yakalandıkları belirtilmektedir. Ayrıca, Japon sivillere atılan atom bombasından sonra, geleneksel kahverengi pirinç, deniz tuzu ve miso sebzeleri içeren beslenme düzenini sürdürenlerin, yağ ve et içeren daha modern bir beslenme düzeni uygulayanları öldüren aynı miktarda atom radyasyonundan çok az zarar gördükleri keşfedilmiştir.

Bazı uzmanlar, kanseri erken aşamalarında kişinin vücudundan yayılan çürüme kokusu gibi kendine özgü bir koku sayesinde tespit edebileceklerini belirtmektedir. Diğerleri ise kanserin ciltte görülen yeşilimsi bir renk tonu sayesinde tespit edilebileceğini belirtmektedir. Amerikalı erkekler arasında görülen prostat kanseri salgını, yumurta, et ve süt ürünleri ile rafine unla yapılan unlu mamullerin sıkça tüketildiği zengin beslenme düzeninin bir sonucu gibi görünmektedir. Önerilen bir çözüm, meyve ve pirinçten oluşan bir diyettir; bu, kan basıncını düşürmek için önerilen ve Duke Üniversitesi'nde yıllardır uygulanan diyetin aynısıdır. Sığır etinin prostat ve kolon kanseri için özellikle tehlikeli olduğu söylenmektedir. Beslenme uzmanları, kanserin hücrelerin çürüdüğü veya daha ilkel bir bitkisel yaşam türüne geri döndüğü tersine bir evrim süreci olduğunu düşünmektedir. Bu, bazı yönlerden Morley Roberts'ın teorileriyle örtüşmektedir.

Ülkedeki tıp fakültelerinin sadece yüzde dördünün beslenme dersi verdiği dikkat çekicidir. Bu durum, Rockefeller Tıp Tekelinin ilaçlara olan takıntısını ve homeopatik veya bütünsel tıbbın aksine allopatik tıp okuluna olan bağlılığını yansıtmaktadır.

Nobel Ödülü sahibi James Watson, 9 Mart 1975 tarihli *New York Times'ta* yer alan habere göre, MIT'de düzenlenen bir kanser sempozyumunda "Amerikan halkına kanser hakkında kötü bir mal satıldı... uyku verici bir çılgınlık" dedi. 1975 yılının Ocak ayında, araştırmacı Dr. Charles C. Edwards, HEW Bakanı'na yazdığı mektupta, kanserle mücadelenin siyasi amaçlı olduğunu ve para harcamaya dayandığını belirtti. Önde gelen Fransız onkolog Dr. Lucien Israel, "Radyum birçok durumda kanıtlanmamış bir yöntemdir. Aslında, radyasyon tedavisi konusunda kesin sonuçlar veren hiçbir çalışma yapılmamıştır" dedi. Israel bunu "ağrı giderimi vb. için geçici nitelikte bir palyatif tedavi" olarak nitelendiriyor. Ayrıca, "metastazların radyasyon tedavisi görmüş vakalarda daha sık görülebileceğini gösteren son araştırmalar, tıp camiasını kafa karışıklığına sürüklemiştir" diye de belirtiyor. Kısacası, radyasyon kanserin yayılmasını artırır. Bir tümörün kesilmesinin tüm vücuda yayılmasına neden olduğu uzun zamandır bilinmektedir. Kanser olup olmadığınızı görmek için yapılan keşif ameliyatı genellikle ölümcül olacağını garanti eder.

Buna rağmen, Amerikan Kanser Derneği (ACS), kanseri tedavi etmenin tüm başarısız yöntemlerini desteklemeye devam etmektedir. Yirmi yıldır, çevrede bulunan kimyasalları görmezden gelen ve kömür katranı ile saç boyaları hakkındaki FDA uyarılarını önemsemeyen ünlü "Kanserin Yedi Uyarı Sinyali"ni açıkça tekrarlamaktadır. 1976 yılında, ACS "Acil Mesaj; Mamografi; Yararları ve Riskleri" başlıklı bir basın açıklaması yayınladı. Harvard Halk Sağlığı Okulu'ndan ve prestijli NCI Kanser Dergisi'nin editörü olan Dr. John Bailar dehşete kapıldı. NCI'nın vekil direktörü Dr. Guy Newell'e bir mektup yazdı: "Büyük bir felaketin tohumlarını barındıran bir sorunun farkına vardım. Acil Mesaj'ın kendisi tam bir saçmalık, açıklama ciddi şekilde hatalı ve bu nedenle mamografiden kaçınması gereken kadınların büyük bir kısmı için ciddi bir tehlike oluşturuyor. "Buna rağmen, ACS broşürü New York'taki tüm hastanelere ve 15.000 doktora gönderildi. Kadınları tekrarlanan röntgen ışınlarına maruz bırakmanın bilinen risklerine rağmen, ACS hala kanseri "kontrol altına almak" için en övündüğü tekniklerden biri olarak yıllık mamografileri vurgulamaktadır. Jane Brody'nin "You Can Fight Cancer and Win" (Kansere Karşı Savaşabilir ve Kazanabilirsiniz) adlı kitabı, bunu ve ACS'nin diğer birçok hedefini önermektedir.

Amerikan Kanser Derneği ayrıca, kadınlarda meme kanseri vakalarında memenin tamamen alınmasını içeren radikal mastektomiyi de kararlılıkla desteklemektedir. Bu teknik, olağanüstü acımasız ve etkisiz olduğu için hoş karşılanmamaktadır; İngiltere, Fransa, İskandinav ülkeleri ve komşu Kanada dahil olmak üzere çoğu Avrupa ülkesinde uzun süredir terk edilmiştir. 1975 yılında, Rose Kuttner radikal mastektomiye eleştirel yaklaşan "Breast Cancer" (Meme Kanseri) adlı önemli eserini yayınladığında, ACS bu kitabı listelemek veya tavsiye etmekten kaçınmıştır.

Elmer Bobst'un amacı, Ulusal Kanser Enstitüsü'nü, tıpkı Federal Rezerv Sistemi'nin "özerk" olduğu gibi "özerk" hale getirmekti. Başkan Richard Nixon ile uzun süredir devam eden kişisel bağlantıları sayesinde bu hedefine ulaşmayı başardı. Amerikan Kanser Derneği'nin arkasındaki beyin olarak, enstitünün Washington'un etkisinden "özerk" hale gelmesini gerçekten amaçlarken, aynı zamanda onu New York'taki Amerikan Kanser Derneği'ne tamamen tabi kılmayı hedefledi. Wisconsin Demokrat Milletvekili David Obey, "Amerikan Kanser Derneği, Ulusal Kanser Enstitüsü'nün finansmanını güçlü, personelini ise zayıf tutmak istiyor; böylece harcamalarını fazla müdahale olmadan yönlendirebilsin" dedi. Çok zekice bir gözlem.

Derneğin yöneticilerinden biri olan Mary Lasker, Albeit Lasker'in ölümünden otuz altı yıl sonra bile Washington gözlemcileri tarafından Amerikan tıbbının en güçlü kadını olarak tanımlanıyor. Ulusal Sağlık Enstitüsü, Bethesda'daki Visitation Manastırı'nı Katolik Kilisesi'nden 4,4 milyon dolara satın aldı; bu bina şu anda Mary Lasker Merkezi'ne ev sahipliği yapıyor. ACS, fon kaynaklarına erişimi sayesinde, Albay Luke Quinn'in başkanlığında ve Mike Gorman'ın yardımlarıyla Washington'da tam zamanlı lobiciler bulunduruyor. İlaç Üreticileri Derneği de Washington'daki lobicisi Lloyd Cutler aracılığıyla Mary Lasker ile işbirliği yapıyor.

Amerikan Kanser Derneği hakkında başka ne söylenirse söylensin, gerçeklerden oldukça uzak kaldığına şüphe yoktur. Önde gelen bir Washington muhabiri olan Daniel S. Greenberg, 1975'te *Columbia Journalism Review'da,* çoğu kanser türünün oranlarının 1950'lerden beri sabit kaldığını yazdı; bazı oranlar aslında azaldı, muhtemelen toksik kemoterapinin kullanımı ölüm oranını artırdığı için. Bir araştırmacı Greenberg'e 1945'ten bu yana çok az bir iyileşme olduğunu söyledi. Dr. Frank Rauscher, 1975 ACS Bilim Yazarları Semineri'nde Greenberg'e itiraz ederek bu rakamların güncel olmadığını iddia etti; ancak yeni rakamlar açıklandığında, Greenberg'in bulgularını doğruladılar. Bu, iki buçuk milyon "gönüllü" Amerika'nın dört bir yanına yayılıp teneke kutularını sallayarak zenginlerden bağış dilenirken, her yıl verilen "büyük atılımlar" vaatlerine karşı boş bir söz gibi geliyor. Neredeyse elli yıldır aynı vaatleri veriyorlar ve aynı miktarda ya da daha fazla para topluyorlar. Laurance Rockefeller, Şubat 1957 *tarihli Reader's Digest* dergisinde, "kanserle mücadelede kaydedilen ilerleme"yi anlatırken, "İlk kez havada nihai zaferin kokusu var" şeklinde coşkulu bir yorumda bulundu. Sloan Kettering direktörü C. P. Dusty Rhodes, 3 Ekim 1953 tarihli Denver Post'ta şöyle alıntılanmıştı: "Önümüzdeki on yıl içinde, belki de daha uzun bir sürede, sülfanilamid ve penisilinin bakteriyel enfeksiyonlara karşı olduğu kadar kansere karşı da etkili bir kimyasal maddeye sahip olacağımıza inanıyorum." Belki de daha uzun bir süre. 1956'da Nobel Ödülü sahibi Dr. Wendell F. Stanley, yıllık AMA kongresinde yaptığı konuşmada, "Virüsler, çoğu kanser türünün başlıca nedenidir" dedi. Otuz yıldır bu konuda başka bir şey duyulmadı.

Bir doktor olan Dr. Cecil Pitard'a, ölümcül kanser olduğu ve sadece birkaç haftalık ömrü kaldığı bildirildi. Tennessee, Knoxville'deki bu doktora Mayo Clinic'te lenfoma teşhisi kondu. Lenf kanseri, vücudun artık kendini detoksifiye edememesi veya temizleyememesi nedeniyle ortaya çıkar. Bademcik ameliyatları genellikle lenfatik sistemin bozulmasına yol açar, bu da lenf bezi iltihabına ve sonunda lenf kanserine neden olur. Kaybedecek hiçbir şeyi olmayan Dr. Pitard, grip önleyici bakteriyel antijen, stafilokok lizatı ve süt ve tereyağında bulunan bir yağ asidi olan sodyum butirat ile kendi üzerinde deneyler yaptı. Kısa süre sonra tamamen iyileştiğini fark etti. Bununla birlikte, Kanser Kurumu onun raporunu görmezden geldi ve "kanıtlanmamış tedaviler"e karşı yürüttüğü kampanyada daha da gürültücü hale geldi. Dr. Pitard'ınki gibi çoğu durumda, kanserden çıkar sağlayanlar, muhtemelen yanlış teşhis konulduğunu ve onun hiç kanser olmadığını ya da en sık tekrarladıkları yanıt olan "kendiliğinden iyileşme" yaşadığını alaycı bir şekilde söylerler. Görünüşe göre, "kendiliğinden iyileşme"nin nasıl elde edileceğine biraz ilgi göstermeleri gerekirdi, çünkü yarım asırdır bu konuyu konuşuyorlar, ancak Sloan Kettering'deki yıllık 70 milyon dolarlık araştırma programından kendiliğinden iyileşme konusunda hiçbir şey duymadık.

Dr. Ralph Moss, laetrile deneylerinin olumlu sonuçlarını ortaya çıkardığı için Sloan Kettering'den kovulduktan sonra, Enstitü'nün 1906'dan bu yana Coley tedavisine olumlu yanıt veren binlerce vaka da dahil olmak üzere, kanserin başarılı tedavisine ilişkin pek çok başka sonucu gizlediğini kamuoyuna açıkladı. Moss, Dr. James Ewing'in, "Coley'in baş düşmanı ve ezeli rakibi olarak, Memorial Hastanesi'ni radyum tröstünün bir tıp koluna dönüştürdüğünü" bildirdi." Detroit Tıp Fakültesi ve Michigan Üniversitesi'nde fizyoloji profesörü olan Dr. William E. Koch, vücudu toksinleri oksitlemeye teşvik eden Glyoxylide'ın geliştirilmesiyle serbest radikal patolojisi tedavisini öncül etti. Tedavisi hiçbir zaman bilimsel olarak çürütülmemiş olmasına rağmen, 1915'te oksidasyon çalışmalarına başlayan ve 1918'den beri bu tedaviyi uygulayan Koch, Tıp Tekeli tarafından on altı yıl boyunca zulüm gördü. Sonunda ülkeden sürüldü ve 1967'de Brezilya'da öldü. FDA, 1920'de onu taciz etmeye başlamıştı; Wayne County Tıp Derneği, 1923'te Koch'un tedavisini kınayan doktorlardan oluşan bir "Kanser Komitesi" kurdu. Hücre oksidasyon tedavisini teşvik etmesi, sistemi temizleyen dikkatle planlanmış bir diyetle gerçekleşiyordu, ancak bu kanıtlanmış tedavi, bugün hala kanserden çıkar sağlayanlar tarafından "şarlatanlık" olarak kınanmaktadır.Koch, çalışmalarını Meksika ve Brezilya'da sürdürmeye çalıştı, ancak FDA onu takip etmekten vazgeçmedi. 1942 ve 1946'da yargılandı; FDA, 1950'de nihayet Koch tedavisine karşı kalıcı bir yasak elde etti. Koch tedavisiyle kanseri başarıyla tedavi eden birkaç hekim, tıp derneğinden ihraç edildi. Bir hastayı öldürmek hala caizdi, ancak onu iyileştirmek affedilemezdi.

Başka bir bağımsız hekim olan Dr. Max Gerson, çiğ meyve ve sebzelerden oluşan ve tuz içermeyen vejetaryen bir diyetin migren ve lupusu iyileştirdiğini keşfetti. Vücudun detoksifikasyonunun kanseri iyileştirebileceğini bulana kadar çalışmalarına devam etti. 1958'de, düşük yağlı bir diyet, tuzsuz beslenme ve minimum protein alımını vurgulayan bulgularını "A Cancer Therapy" adlı kitabında yayınladı. 1964 yılında, Senato Alt Komitesi'ne ifade vermeye davet edildi ve bu komite, 227 sayfalık, belge numarası 89471 olan bir rapor hazırladı. Bu raporun kopyaları Senato tarafından hiçbir zaman dağıtılmadı; tıp dergilerinde yer almadı ve Dr. Gerson, Amerikan Kanser Derneği gibi hiçbir hayır kuruluşundan, bulgularını kanıtlamak ya da çürütmek için tek bir kuruş bile almadı; oysa bu gruplar kanser için bir tedavi "araştırdıklarını" iddia ediyorlardı.

Bir başka ünlü vaka ise, otuz beş yıl boyunca kanser için Hint ilaçlarına dayalı bir bitkisel tedavi uygulayan Harry Hoxsey'in vakasıydı. Geniş yankı uyandıran bir mahkeme mücadelesinde Hoxsey, Morris Fishbein'e karşı açtığı hakaret davasını kazandı; bu saygın doktor, çapraz sorgu sırasında, Amerika Birleşik Devletleri'nin en ünlü doktoru olmasına rağmen hayatında bir gün bile tıp pratiği yapmadığını itiraf etmek zorunda kaldı.

Dr. Robert E. Lincoln, virüslerin belirli bakterilere parazit olarak yapışıp onları yok ettiği bakteriyofaj yöntemini keşfetti. Bu yöntemle Senatör Charles Tobey'in oğlunu iyileştirdiğinde ülke çapında ilgi gördü. Tobey, Dr. Lincoln'ün insanları kanserden iyileştirdiği için Massachusetts Tıp Derneği'nden ihraç edildiğini öğrenince hayrete düştü. O, bir Kongre soruşturması yürüttü; bu soruşturmada Adalet Bakanlığı'ndan özel danışmanı Benedict Fitzgerald, 28 Nisan 1953 tarihinde şöyle yazdı: "Dr. J. J. Moore'un (son on yıldır Amerikan Tıp Derneği'nin saymanı) iddia edilen entrikaları, AMA ve diğerlerini endişe verici boyutlarda bir komploya dahil edebilir. Tüm bunların arkasında ve üstünde, şimdiye kadar gördüğüm en tuhaf yozlaşmış niyetler, entrikalar, bencillik, kıskançlık, engelleme ve komplo karışımı yatıyor. Bugüne kadar yaptığım soruşturma, bu Komiteyi, eyaletler arası ticarette, iddia edildiği üzere sağlam terapötik değeri olan ilaçların serbest dolaşımını ve kullanımını durdurmak için bir komplo olduğu konusunda ikna etmelidir. Kamu ve özel fonlar, tıp derneklerinin görüşlerine uymayan klinikleri, hastaneleri ve bilimsel araştırma laboratuvarlarını kapatmak ve yok etmek için bir köy panayırındaki konfeti gibi saçılmıştır. Amerikan halkı bunu daha ne kadar kabul edecek?"

Otuz beş yıl geçti, hâlâ katlanıyorlar. Tobey Duruşmalarının sonucu ibret vericidir. Senatör Tobey, Washington'da bir politikacı tehlikeli bir alana adım attığında olduğu gibi, ani bir kalp krizi sonucu öldü. Komitedeki yerini Ohio'dan Senatör John Bricker aldı. Bricker, uzun yıllar boyunca milyonlarca Amerikalı tarafından sadık bir muhafazakar olarak görülüyordu. Gerçekte ise, o birçok büyük ilaç üreticisi ve bankacının avukatıydı, yani en üst düzey bir sistem adamıydı. Özel Danışman Benedict Fitzgerald'ı derhal kovdu; Duruşmalar da bu şekilde sonlandırıldı.

Dr. Robert Lincoln, Massachusetts Tıp Derneği'ni iftira nedeniyle dava edecek kadar cesurdu; ancak dava mahkemeye gelemeden o da öldü.

Illinois Üniversitesi'nin başkan yardımcısı Dr. Andrew C. Ivy, Krebiozen adını verdiği bir preparatı kullanmaya başladı. Bu preparatla kanseri tedavi etmeyi başardı; AMA, Krebiozen hakkında "hiçbir faydası olmadığı" sonucuna varan bir rapor olan " "ı derhal yayınladı. 289 gün süren bir duruşma sonucunda Dr. Ivy, aleyhindeki tüm suçlamalardan aklandı. Hahnemann Tıp Fakültesi mezunu Dr. Peter de Marco, PVY (prokain polivinil pirolidon) ile 800'den fazla hastayı başarıyla tedavi etti; ancak New Jersey'de hekimlik yapma lisansı iptal edildi.

Amerikan Kanser Derneği'nin en sevdiği önerilerden biri, birçok dezavantajına rağmen kanser için "Pap" testidir. *Insight* dergisi, 11 Ocak 1988 tarihli sayısında, birçok tanı laboratuvarını özensiz çalışmakla eleştirdi ve Kasım 1987 tarihli *Wall Street Journal'dan* alıntı yaparak "Pap smear testlerinin %20-40 oranında yanlış negatif sonuç verdiği; yanlış negatif sonuç ise kanserden ölüm anlamına gelir" dedi. ACS'nin yıllardır coşkuyla tanıttığı bir yöntemin bu şekilde ifşa edilmesinden rahatsız olan Amerikan Kanser Derneği Başkanı Dr. Harmon J. Eyre, ACS, AMA ve NCI'nin ortak bir basın toplantısı düzenleyerek, 20 ila 60 yaş arasındaki tüm kadınların yıllık Pap smear testi yaptırması yönündeki ortak tavsiyelerini yeniledi. AP tarafından 20 Ocak 1988 tarihinde bildirilen bu basın toplantısında Eyre'nin şu sözleri aktarıldı: “Basın toplantısını düzenlemenin ana nedeni, bazı laboratuvarlardan gelen yanlış negatif sonuçların yüzdesine ilişkin son zamanlarda ortaya çıkan haberler ışığında, Pap testinin değeri hakkındaki kafa karışıklığını gidermeye çalışmaktı.” Eyre, Pap testlerini koşulsuz olarak desteklediğini açıkça belirtmesine rağmen, yanlış negatif raporlar sorununa veya bunun birçok kadın için oluşturduğu korkunç tehdide hiçbir cevap vermedi.

Bazı kadın grupları, Tıp Tekelinin birçok kadını gereksiz yere ölüme mahkum ettiği gerçeğinin farkına varmaya başlıyor. *Washington Post* gazetesi, 16 Şubat 1988 tarihli sayısında, 300 kadının meme kanserini azaltmak amacıyla diyetteki yağ oranının %40'tan %20'ye düşürüleceği düşük yağlı bir beslenme programı uygulanmasını talep ettikleri bir "Kadın Sağlığı Denemesi" raporuna yer verdi. Kadınlar, NCI'dan finansman talep ettiler, ancak NCI Bilimsel Danışmanlar Kurulu projeye herhangi bir finansman sağlamayı reddetti. Kadınların sözcüsü, "NCI, meme kanserinin önlenmesinden ziyade kontrolüne odaklanıyor" dedi.

Amerikan tıp dünyasının en güçlü kadını bu konuda ne derdi acaba? Mary Lasker, kocası 'ın ülkenin en ünlü satıcısı olarak kazandığı parayla, cömert ve zarif bir hanımefendi rolünü oynamaktan memnun olmuştur. Her yıl sert kış aylarında egzotik bir otelde düzenlenen Amerikan Kanser Derneği (ACS) Bilim Yazarları Seminerleri hakkında *Science dergisi*, 18 Mayıs 1973 tarihli sayısında, 1949'dan beri her yıl düzenlenen bu bahar seminerlerinin her zaman sıcak iklimlerde yapıldığını ve yüksek tirajlı gazete ve dergilerin bilim editörleri için ücretsiz geziler olduğunu belirtti. *Science dergisi*, ACS'ye yaklaşık 25.000 dolara mal olan bu seminerlerin, yaklaşık 300 olumlu haberin yayınlanmasına yol açtığını ve ACS'nin yaklaşık 85 milyon dolarlık ek bağış toplamasına neden olduğunu belirtti. Bu muhtemelen en iyi yatırımlardan biridir. 1957'de, zarif bir kürk manto giyen romancı Han Suyin, *bilim* yazarlarına kimya üreticilerinin vatandaşlarımızın sağlığı için ne kadar iyi işler yaptıklarına dair coşkulu bir rapor sundu. Han'a adil olmak gerekirse, 1957'de Love Canal henüz keşfedilmemişti. Seminer, kısa süre önce (1973) Arizona, Tucson yakınlarındaki muhteşem Rio Rico Inn'de düzenlendi. Uyumlu yazarların tüm masrafları karşılanmakla kalmıyor, her "çalışma günü"nün sonunda barda düzenlenen bir Happy Hour gibi ekstra bir ikram da gazetecilerin akşam yemeğine çok neşeli bir ruh haliyle gelmelerini sağlıyor. Happy Hour'un masrafları cömert Mary Lasker tarafından karşılanıyor. *Saturday Review*, 10 Nisan 1965'te, ACS'nin alışılmadık derecede etkili bir halkla ilişkiler departmanına sahip olduğunu belirtti. Halkla ilişkilerin sırrı, reklam satın almak yerine büyük yayınlarda ücretsiz yer elde etmektir. Lasker bağlantısı ayrıca, McCann Erickson gibi büyük New York ajanslarının ACS için ücretsiz reklam kampanyaları hazırlamasını da garanti ediyor.

Bugün bildiğimiz şekliyle Amerikan Kanser Derneği'nin (ACS) ve onun yan kuruluşu olan Ulusal Kanser Enstitüsü'nün kurucularından biri olan Albert Lasker'in servetinin büyük bir kısmını sigara içmeyi teşvik ederek kazanmış olması ironiktir. Lasker'in kanserden vefatının ardından, Amerikan Kanser Derneği isteksizce de olsa "sigara içmek sağlığa zararlıdır" sonucuna varmıştır. Akciğer kanserinden ölenlerin sayısının artması, sigara şirketlerini alternatifler aramaya zorlamıştır; bunlardan biri de filtrelerdi. 1 Ocak 1954'te Kent sigaraları, 80 gazeteye, AMA testlerinin Kent filtrelerinin sigara katranını en verimli şekilde temizlediğini kanıtladığını belirten bir reklam yayınladı. Bu "kanıt", diğer çoğu AMA iddiasıyla aynı seviyede olduğundan, AMA üretici Lorillard'a itiraz etmek zorunda kaldı. *Time* dergisi, 12 Nisan 1954 tarihli sayısında, "Genellikle uyuşuk olan AMA, Kent sigaralarının reklamlarını yasakladı" yorumunu yaptı. Sağlık Bakanı, sigara içmenin zararlı etkileri üzerine 1964 raporunu yayınladığında, bu durum sektörde paniğe yol açtı; oysa bu sonuçlar önceki çalışmalarda uzun süredir öngörülmüştü. Haziran 1954'te Dr. Daniel Horn ve Edward Cuyler Hammond, AMA kongresine sigara içme ile akciğer kanseri arasında bağlantı kuran bir rapor sundu. Horn ve Hammond, ACS'nin istatistik bölümünün başındaydı. Lasker'in başlıca yatırımlarından biri olan American Tobacco, bu sunumun ardından bir günde beş puan değer kaybetti. Hammond, NIH, ABD Donanması, ABD Hava Kuvvetleri ve Brookhaven Laboratuvarı'na danışmanlık yapmış tanınmış bir epidemiyologdu. ACS'nin başkan yardımcısı ve araştırma direktörüydü. Sigara içmenin etkileri üzerine kapsamlı araştırmalar yürütmüş olmasına rağmen, bu materyali diğer kuruluşlarla paylaşmayı kararlılıkla reddetti. 1971'de, sigara konusunu tartışmak üzere bir bilim insanları paneline katılma daveti aldı; ancak 1952'den beri ACS'nin diğer araştırmacılarla veri paylaşmama politikası olduğunu belirterek bunu reddetti. *Current Biography dergisi* 1957'de Hammond'ın günde dört paket sigara içtiğini, eşinin ise günde üç paket içtiğini bildirmişti. İkisi de akciğer kanserinden öldü.

ACS'nin açıklamalarına rağmen, Rockefeller Tıp Tekeli ile yakından bağlantılı olan tütün çıkar grupları, akciğer kanseri kampanyasına karşı kararlı bir direniş gösterdi. Washington'un en iyi bağlantıları olan lobicilerinden biri olan, Chatham Mills tekstil firmasının başkanı Temsilci R. T. Chatham'ın dul eşi Patricia Firestone Chatham, 1964'ten 1969'a kadar beş yıl boyunca sigara paketlerine "Sigara İçmek Sağlığınız İçin Tehlikeli Olabilir" uyarısının yerleştirilmesini engelledi. Kendisi, Georgetown'da, eski James Forrestal'ın evi olan iki milyon dolarlık bir malikanede yaşıyor.

Akciğer kanseri ve sigara içme konusundaki bu öfke, ilkel kabilelerin binlerce yıldır tütün içtiği ve bunun hiçbir olumsuz yan etkisi olmadığı gibi önemli bir gerçeği göz ardı ediyor. Bu yazarın memleketi olan Virginia'da, Kaptan John Smith Jamestown'a ayak bastığında Kızılderililer tütün içiyordu. Londra'daki Chester Beattie Araştırma Enstitüsü'nde araştırmacı olan Dr. Richard Passey, tütün sorunu üzerine yirmi yıl boyunca araştırma yaptı. Geleneksel olarak havada kurutulan tütün ile akciğer kanseri arasında önemli bir bağlantı bulamadı.

Ancak, Rothschildlar'ın hakim olduğu Amerikan ve İngiliz tütün endüstrileri, tütünlerine şeker ekleyerek tatlandırılmış, şekerle kurutulmuş bir etki yaratmaktadır. İngiltere %17, Amerika Birleşik Devletleri ise %10 oranında şeker kullanmaktadır. İngiltere, dünyadaki en yüksek akciğer kanseri oranına sahiptir. Dr. Passey, tütüne şeker eklenmesinin nikotin katranında kanserojen bir madde oluşturduğu sonucuna varmıştır; havayla kurutulmuş tütünde ise bu kanserojen madde aktive olmaz. Dr. Passey, hepsi havayla kurutulmuş tütün üreten Sovyetler Birliği, Çin ve Tayvan'da buna bağlı akciğer kanseri vakası bulamamıştır.

Esquire dergisi, Almanya'nın Bonn kentindeki Janker Kliniği'nin çalışmalarına ilişkin kapsamlı bir makale yayınladı. Makalede, bu kliniğin 1936'dan bu yana 76.000 kanser vakasını tedavi ettiği ve hastaların %70'inde tam veya kısmi remisyona ulaşıldığı belirtildi. *Esquire* muhabiri, "Ulusal Kanser Enstitüsü'nün, yeterli dozajı kullanmayı reddettikleri için Janker Kliniği'nin izofosfamid, A. Mulsin, Wobe enzimleri ve diğer başarılı Janker tekniklerini kullanmayı reddettiğini" öğrenince hayrete düştü. Amerikan Kanser Derneği ise daha da katı bir tutum sergiliyor. Dernek, Janker tekniklerini Amerika Birleşik Devletleri'nden uzak tutmaktan gurur duyuyor." *Esquire* muhabiri, "Amerikan Kanser Derneği sorunun önemli bir parçası haline gelmiştir. Kimyasal ve araştırma yeniliklerine sponsor olmaktan kaçınmakta, bunun yerine propaganda yapmaktadır (sigara zararlıdır, Yedi Tehlike Sinyali, ünlülerin radyo ve TV reklamları) ve ortodoks olmayan yöntemleri fiilen kınamakta ve bastırmaktadır; bu arada, bu yöntemleri derinlemesine araştırma zahmetine bile girmemektedir" diye şikayet etti.

Muhabir, Amerikan Kanser Derneği'nin yerleşik kanser tedavi yöntemlerinde çıkarları olduğunu bilmiyordu; örneğin, dernek, şu anda kanser için "kabul edilebilir" bir ilaç olarak moda olan toksik ilaçlardan biri olan 5-FU'nun (5-florourasil) patent haklarının yüzde ellisine sahiptir. 5-FU ve daha sonra geliştirilen 5-4-FU, Hoffman LaRoche Laboratuvarları tarafından üretilmektedir.

Knight Ridder Haber Ajansı, 1978'de ACS'nin kansere neden olduğu şüphelenilen pestisitler konusunda bir tutum almayı reddettiğini bildirdi. ACS yönetim kurulu ve müttefik kuruluşu Sloan Kettering'in birçok üyesi, Amerika Birleşik Devletleri'ndeki en büyük kimya firmalarının yöneticileridir. Kirlilikle mücadele bu kurumda hiçbir destekçi bulamayacaktır. ACS'den, Kırmızı Boya #2, çocuk giysilerinde kullanılan (daha sonra yasaklanan) alev geciktirici TRIS ve sentetik östrojen türleri gibi diğer tehlikeli maddeler hakkında bir tutum sergilemesi istendi. Ancak ACS, bu maddeler hakkında da tutumunu açıklamayı yine reddetti. Bu zararlı etkisine karşı koymak için, Tıpta Seçim Özgürlüğü Komitesi, 1984 yılında Birleşmiş Milletler İnsan Hakları Daimi Komitesi nezdinde, Amerikan tıp camiasının Birleşmiş Milletler İnsan Hakları Bildirgesi'ni ve 1966 tarihli Uluslararası İnsan Hakları Anlaşması'nı ihlal ettiği iddiasıyla bir dava açmayı planladı. Hazırlanan bildiride, "Tıpta bir dizi yararlı ürün, ilaç ve metabolik beslenme yaklaşımı, çıkar grupları tarafından ezildiği için Amerikalılar gereksiz yere katledilmiş ve suçlu muamelesi görmüştür" denildi. Komite, mevcut durumu "bir Medigate" olarak nitelendirdi.

Kanser ölüm oranını düşürememek, ACS'nin bu soruna yönelik uygulanabilir bir yaklaşımın önüne koyduğu aşılmaz engellerin acı bir kanıtıdır. Harvard Halk Sağlığı Okulu'ndan John Bailar, 1986'da7 Amerikan Bilim İlerleme Derneği'nde yaptığı konuşmada, "Hükümetin on beş yıllık ulusal kanser programı, başlıca kanser türlerinin ölüm oranını düşürmemiştir ve bu nedenle bir başarısızlık olarak değerlendirilmelidir. Program, üretmesi gereken sonuçları üretmemiştir." Bailar, bu gözlemi yapmak için son derece nitelikli bir kişiydi; yirmi beş yıl boyunca NCI Dergisi'nin editörlüğünü yapmıştı. Halk Sağlığı Okulu'nun bir diğer öğretim üyesi olan Dr. John Cairns de onu destekledi ve "Son yirmi yılda kanser vakaları artmıştır; 1950'lerden bu yana kansere karşı kayda değer bir ilerleme kaydedilmemiştir." dedi.

Dr. Hardin James, 1969 yılında ACS Paneli'nde bir konuşma yaptı. Kaliforniya Üniversitesi Berkeley'de tıbbi fizik profesörü olan James, yaptığı araştırmaların, tedavi edilmeyen kanser hastalarının aslında tedavi görenlere göre dört kat daha uzun yaşadığını kesin olarak kanıtladığını belirtti. "Tipik bir kanser türü için, tedaviyi reddeden kişiler ortalama on iki buçuk yıl yaşıyor. Ameliyatı ve diğer tedavi türlerini kabul edenler ise ortalama sadece üç yıl yaşadı. Bunu, ameliyatın vücudun doğal savunma mekanizması üzerindeki travmatik etkisine bağlıyorum. Vücudun her tür kansere karşı doğal bir savunma mekanizması vardır."

Şubat 1988'de Ulusal Kanser Enstitüsü, "kanserle savaşı" özetleyen kesin raporunu yayınladı. Raporda, son otuz beş yıl içinde, teşhis ve tedavideki "ilerlemelere" rağmen, hem genel kanser vakaları hem de ölüm oranlarının arttığı belirtildi. *Washington Post*, 9 Şubat 1988. Sorun, tıpkı yirminci yüzyılda girdiğimiz diğer savaşlarda olduğu gibi, "bizim tarafımızda" olanların çok fazlasının aslında düşman için çalışıyor olması olabilir.

BÖLÜM 4

AŞILAMA

Tıp Tekeli'ne karşı sesini yükseltmeye cesaret eden az sayıdaki doktordan biri olan Dr. Robert S. Mendelsohn, Modern Tıp'a karşı duruşunu, onu Dört Kutsal Suyu olan bir Kilise olarak tanımlayarak dramatize etti. Bunlardan ilkini Aşılama olarak sıraladı. Dr. Mendelsohn, aşılamayı "güvenliği şüpheli" olarak nitelendirdi. Ancak, diğer doktorlar daha açık sözlüydü. Rockefeller'ın çıkar gruplarının, tüm protestoları ve tehlikelerine dair uyarıları görmezden gelerek, bu Dört Kutsal Suyu on dokuzuncu yüzyıl boyunca Amerika Birleşik Devletleri'nde zorunlu hale getirmek için mücadele etmiş olması dikkat çekicidir.

Kıyametin Dört Atlısı olarak adlandırılabilecek bu dört unsurdan – zira bunların da ardında ölüm ve yıkım bıraktığı biliniyor – uzun vadeli etkileri açısından en zararlı olanı aşı uygulaması olabilir. Bu uygulama, vücudun hastalıklara karşı doğal bir bağışıklık savunmasına sahip olduğu yönündeki modern bütünsel tıp uzmanlarının bulgularıyla doğrudan çelişmektedir. Modern Tıp Kilisesi, enfeksiyon tehlikesinden ancak aşıların Kutsal Suyu ile kurtulabileceğimizi iddia eder; bu, vücuda yabancı bir enfeksiyon maddesi enjekte etmek anlamına gelir ve bu madde daha sonra bir Tıbbi Mucize gerçekleştirerek ömür boyu bağışıklık kazandırır; bu nedenle "aşılama" terimi kullanılır. Bir hekimin işleyebileceği en büyük sapkınlık, Dört Kutsal Suyun herhangi birine ilişkin şüphelerini kamuoyuna dile getirmektir; ancak modern tıp uygulamalarında en derinlere yerleşmiş olanı şüphesiz sayısız aşı programlarıdır. Bunlar aynı zamanda Tıp Tekelinin en tutarlı şekilde kâr getiren faaliyetleridir. Yine de, Virginia, Norfolk'tan Dr. Henry R. Bybee adlı bir hekim, kamuoyuna şu açıklamayı yapmıştır: "Dürüst görüşüm, aşının, sayabileceğim her şeyden daha fazla hastalık ve acının sebebi olduğudur. Kanser, sifiliz, uçuk ve diğer birçok hastalığın, aşılamanın doğrudan bir sonucu olduğuna inanıyorum. Yine de, Virginia eyaletinde ve diğer birçok eyalette, ebeveynler çocuklarını bu işleme tabi tutmak zorunda bırakılırken, tıp mesleği bu hizmet karşılığında ücretini almakla kalmıyor, aynı zamanda gelecek için muhteşem ve umut vaat eden hastalar da kazanıyor."

Yazar, 1920'li yıllarda Virginia'da bir çocuk olarak, eyalet yetkilileri tarafından zorunlu kılınan aşıya yaptırılmadan birkaç hafta okula gittiğini çok iyi hatırlıyor. Her sabah öğretmen, derslere "Clarence, bugün aşı belgeni getirdin mi?" diye sorarak başlardı. Açıkçası bu, eğitim sisteminin en acil meselesiydi ve dersler ya da çalışmak gibi konulardan öncelikliydi. Her sabah, "Hayır, bugün getirmedim" diye cevap vermek zorunda kalırdım. Diğer çocuklar dönüp, hepsine korkunç bir hastalık bulaştırabilecek bu tehlikeli sınıf arkadaşına bakarlardı. Annem hemşireydi ve aşı olmam için beni asla zorlamadı. Sanırım aşıların olası etkileri konusunda doktorlardan daha fazla bilgiye sahipti. Bu korkunç işkenceyi birkaç hafta erteledikten sonra, sonunda sersemletilmek üzere tahtaya çıkarılan bir hayvan gibi doktora götürüldüm ve iğnemi oldum. Tabii ki vücudum enfeksiyonla savaşırken çok hasta oldum, ama sınıf tehlike altından kurtuldu ve ben de toplumun tam anlamıyla damgalanmış bir üyesi olarak kabul edildim. "Kanaan'ın Laneti" adlı yazımda, ritüel kurban olarak sunulan çocuklarımızın kurtarılmasından bahsetmiştim; bu uygulama, yaklaşık beş bin yıl önce Baal kültünün yok edilmesiyle sona ermiş gibi görünüyordu. Ne yazık ki, Baal Kültü, genellikle "Ölüm Kardeşliği" lakabıyla anılan mevcut düzen içinde sağlam bir şekilde yerleşmiş görünüyor. Eğitimcilerin okullarımızdaki çocuklara karşı her yeni saldırıyı nasıl hevesle kucakladıklarını, ahlak veya dinden bahsedilmesine karşı çıkarken, altı yaşındaki çocuklara cinsel tercihlerinde "alternatif bir yaşam tarzının" avantajlarını ciddiyetle aşılamalarını görmek rahatsız edici. Ulusal Eğitim Derneği'nin şu anki hedefi, öğretmenlerin her günün faaliyetlerine başlamadan önce sınıfa prezervatif dağıtması gibi görünüyor.

Aşımın aciliyeti, o zamanlar Roanoke şehrinde şiddetli bir salgın olması değildi, zaten sonraki altmış yıl içind de böyle bir salgın olmadı. Aciliyet, hiçbir çocuğun Baal Kültü'nün hizmetlerinden mahrum kalmaması ya da çocuk tacizcilerinin sunağında kurban edilmesinden kaçınmamasıydı. Tıp Tekeli, tek bir öğrencinin bile zorunlu aşı için ödenecek parasal haraçtan, kölelerin efendilerine ödedikleri haraçtan kaçmasına izin veremez.

Londra'dan, mükemmel bir üne ve uzun yıllara dayanan deneyime sahip bir pratisyen hekimden endişe verici bir gözlem geliyor. Londra Kanser Hastanesi'nin kıdemli cerrahı Dr. Herbert Snow, endişesini şöyle dile getirdi: "Son yıllarda, hayatlarının baharında olan birçok erkek ve kadın, genellikle bir ziyafet veya şölene katıldıktan sonra aniden ölmüştür. Bu ölümlerin yaklaşık yüzde sekseni, geçirdikleri aşı veya aşılama nedeniyle meydana geldiğine inanıyorum. Bunların kalbe ciddi ve kalıcı hastalıklar yol açtığı iyi bilinmektedir. Adli tıp uzmanı her zaman bunu 'doğal nedenler' olarak geçiştirir."

Hiçbir tıp kitabında veya sağlıkla ilgili popüler kitapta bu tür bir uyarı bulamazsınız. Aslında, bu yazar bunu Kongre Kütüphanesi'nin raflarının derinliklerinde gömülü küçük bir ciltte bulabildi. Yine de, saygın bir tıp uzmanından gelen böylesine uğursuz bir gözlem, en azından öncülünü çürütmek isteyenler tarafından ele alınabilmesi için, mümkün olduğunca geniş bir kitleye yayılmalıdır. En azından, Dr. Snow aşı yerine bir şey satmaya çalışmadığı, sadece aşıların tehlikeleri konusunda uyarıda bulunduğu için, bu görüş, iktidar tarafından şarlatanlık olarak saldırıya uğrayamaz.

Başka bir hekim olan Indiana'dan Dr. W. B. Clarke, "İnek çiçeği aşısının zorunlu olarak uygulanmaya başlanmasına kadar kanser pratikte bilinmiyordu. En az iki yüz kanser vakasıyla uğraştım ve aşı yapılmamış bir kişide hiç kanser vakası görmedim."

Sonunda, Amerikan Kanser Derneği'nin (ACS) yıllardır büyük masraflar yaparak aradığı çığır açıcı bulguya ulaştık. Dr. Clarke, aşı yapılmamış bir kişide hiç kanser vakası görmemiştir. Bu, araştırılması gereken bir ipucu değil mi?

Böyle bir ivmeyle, ACS, aşı ile kanser vakaları arasındaki olası bağlantıya dair olumlu bir araştırm sını başlatmak için bağış toplama kampanyalarında telefon bankalarını bir kez daha çaldırabilir. Nedense, ACS'nin bu ipucunu takip etmeyeceğini tahmin ediyoruz. Ayrıca, Memorial Sloan Kettering Kanser Merkezi'nin heybetli girişinin üstüne, "Aşı yapılmamış bir kişide hiç kanser vakası görmedim" yazısı taşta kazınmış gibi dururdu. Ancak, Modern Tıbbın Baş Rahiplerinin Dört Emirden birini terk edebilecekleri pek olası değildir. Öfkeli halkın, modern versiyonunda "zorunlu aşılama" olarak adlandırılan beş bin yıllık bir ritüel olan, çocuklarımızı Baal'a kurban etme geleneğinden vazgeçilmesi için baskı yapması gerekecektir.

Özgürlüğün çınladığı, ya da çınlaması gereken bu ülkede, her vatandaşın zorunlu aşı ritüeline boyun eğmek zorunda bırakılması daha da şaşırtıcıdır. Burada yine, şu anda iki vebanın, kanser vebası ile AIDS vebasının musallat olduğu bir medeniyetten söz ediyoruz; oysa zorunlu aşı, bizi tehdit eden bu vebalara karşı hiçbir koruma sağlamıyor. Boğmaca ve difteriye elveda, AIDS'e merhaba. Tıp Tekeli, bu salgınlara karşı bir tür "bağışıklık" bulmak için çaresizce arıyor ve şüphesiz sonunda, hastalıktan daha korkunç bir tür "aşı" bulacaktır. En başından beri, en seçkin tıp uzmanlarımız bize gururla AIDS'in tedavi edilemez olduğunu bildirdiler; bu, tıp ile ilgili her konuda kendi yanılmazlıklarını kabul etmemizi talep eden kişilerden beklediğimiz bir yaklaşım değildir.

Bir başka tanınmış tıp uzmanı olan San Francisco'dan Dr. J. M. Peebles, aşı üzerine bir kitap yazmış ve bu kitapta şöyle demiştir: "Tıp mesleği tarafından her fırsatta öne çıkarılan ve devletin zorlamasıyla zorunlu hale getirilen aşılama uygulaması, sadece yeni neslin sağlığı için başlıca tehdit ve en büyük tehlike haline gelmekle kalmamış, aynı zamanda Amerikan vatandaşının kişisel özgürlüklerine yönelik en büyük hakaret haline gelmiştir; Çiçek hastalığını önleyeceği gibi tuhaf bir saplantıyla, insan vücudunun kan dolaşımını hayvanlardan zorla alınan lenfle zehirleyen zorunlu aşılama, geçen yüzyılı lekeleyen en karanlık lekelerden biriydi."

Dr. Peebles, inek çiçeği aşısının "Aydınlanma Çağı'nın en tuhaf icatlarından veya keşiflerinden" biri olduğu gerçeğine atıfta bulunmaktadır. Ancak, "*The Curse of* Canaan" (*Kanaan'ın Laneti*) adlı yazımda[1] belirttiğim gibi, Aydınlanma Çağı, Baal Kültü'nün ve çocuk kurban etme ritüellerinin yalnızca en son programıydı; bu kült, şu ya da bu kılıf altında, yaklaşık beş bin yıldır aramızda bulunmaktadır. Bu hedef nedeniyle, Tıp Tekeli aynı zamanda "Çocukları Sakatlama Derneği" olarak da bilinir.

Belki de Dr. Peebles'in eleştirisinin en anlamlı yorumu, "brute-extracted lymph" (brute-extracted lenf) ifadesine yaptığı atıftır. Bu maddenin enjeksiyonu ile şimdiye kadar bilinmeyen bir kanser türü olan lenf bezi kanserinin yayılması arasında bir bağlantı olabilir mi?

Bu kanser türü, sadece bu hastalığın en sık rastlanan türlerinden biri olmakla kalmaz, aynı zamanda tüm vücuda hızla yayıldığı için tedavisi en zor olanlardan biridir. Lenf bezleri kanseri teşhisi, günümüzde fiilen ölüm cezası anlamına gelmektedir.

Dr. Snow ve Dr. Peebles gibi doktorların aşılama hakkında yazarken var olmayan tehlikeleri abarttıklarını varsayarsak, ülke çapındaki birçok davanın mahkeme kayıtlarına bakmamız yeterlidir. Wyeth Laboratories, Wichita, Kansas'taki bir jürinin yakın zamanda sekiz yaşındaki bir kıza 15 milyon dolar tazminat ödenmesine hükmettiği davada davalıydı. Kız, difteri-boğmaca-tetanoz aşısı olduktan sonra kalıcı beyin hasarı geçirdi. Michelle Graham, üç aylıkken aşı oldu ve onu kalıcı olarak sakat bırakan ciddi beyin hasarı

[1] Omnia Veritas Ltd. tarafından yayınlanmıştır.

geçirdi. Wyeth'in avukatları bunu inkar etmeye çalışsa da, avukatları hasarın tamamen aşıdan kaynaklandığını kanıtladı.

Mali beklentiler nedeniyle, doktorlar her yıl çocukların daha erken aşılanmasını talep ediyorlar. Amerikan Pediatri Akademisi Aşılama Komitesi, kısa süre önce çocukların grip aşısı olma yaşının önceki yirmi dört aydan on sekiz aya indirilmesini talep etti. Komite, Finlandiya'daki çocuklarda test edildiği söylenen yeni bir grip aşısı versiyonunu tanıtıyor.

4 Mart 1977 tarihli *Science* dergisindeki bir makalede Jonas ve Darrell Salk, "Grip veya çocuk felci aşıları, her durumda önlemeye çalıştıkları hastalığı ortaya çıkarabilir... kızamık ve kabakulak aşıları, ensefalit (beyin hasarı) gibi yan etkilere neden olabilir" uyarısında bulunuyorlar.

Aşılar, aşı olmaya zorlanan çocuklar için bu kadar açık ve mevcut bir tehlike arz ediyorsa, aşı olmayı zorunlu kılan güçleri incelemeliyiz. Amerika Birleşik Devletleri'nde, aşılar, Georgia'daki Hastalık Kontrol Merkezi, HEW, USPHS, FDA, AMA ve WHO gibi devlet kurumları tarafından tüm bulaşıcı hastalıkların çözümü olarak aktif ve aralıksız bir şekilde tanıtılmaktadır. Federal kurumların aşıların zorunlu kullanımının bu kadar ateşli destekçileri olması ve aynı zamanda, kamu hizmetinde geçirdikleri yıllar boyunca ürünlerini özenle tanıttıkları büyük ilaç firmalarına "döner kapı" yoluyla geçmeleri, geçici bir ilgi konusu olmaktan öte bir anlam taşır. Eyaletleri, Tıbbi Tekel'in avukatları tarafından hazırlanan zorunlu aşılama yasasını "ülkenin kanunu" haline getirmek üzere yürürlüğe koymaya zorlayan prosedürleri hazırlayanlar, işte bu federal yetkililerdir. Geçmişin karanlık köşelerinde, Amerikalılar şu anda yok olmakta olan özgürlüklerini daha fazla korudukları zamanlarda, diktatörce bir merkezi hükümetin ABD'deki her çocuğa dayatmaya çalıştığı tehditkar zulme karşı dağınık bir muhalefet vardı. 1909'da, Massachusetts Eyaleti Senatosu 8 Numaralı Tasarıyı sundu; "Zorunlu Aşıyı Yasaklayan Yasa. Madde 1. Bu eyalette faaliyet gösteren herhangi bir eğitim kurulu, sağlık kurulu veya kamu kurulu, siyasi düzenlemeler veya başka bir şekilde, herhangi bir tür karar, emir veya işlem yoluyla, aşılamayı herhangi bir kamu veya özel okula öğrenci veya öğretmen olarak devam etmenin ön koşulu haline getirerek, herhangi bir yaştaki çocuk veya kişinin aşılanmasını zorunlu kılmak yasadışı olacaktır."

Hiç şüphe yok ki bu yasa tasarısı, aşılamanın tehlikelerinin çok iyi farkında olan bir hekim tarafından kaleme alınmıştı. 1909 yılında bile Tıp Tekeli, bu tasarıyı gömmek için yeterince güçlüydü. Tasarı, hiçbir zaman oylamaya sunulmadı. Ancak, tek bir eyalet meclisinin bile suç komplosunu bozma tehlikesi, Rockefeller Sendikası'nı Amerika Birleşik Devletleri'ndeki her bir eyalet meclisini kontrol etmek için bir araç geliştirmeye odaklanmasına neden oldu. Bu, Chicago'da Eyalet Hükümetleri Konseyi'nin kurulmasıyla sağlandı. Konseyin emirleri her eyalet milletvekiline düzenli olarak gönderilir ve totaliter kontrolü o kadar güçlüdür ki, hiçbir eyalet meclisi bu emirlere uymamayı başaramamıştır.

Edward Jenner (1796-1839), inek çiçeği aşısının insanları on sekizinci yüzyılın baş belası olan çiçek hastalığına karşı koruyacağını "keşfetti". Aslında çiçek hastalığı zaten gerileme eğilimindeydi ve bazı uzmanlar, bir dizi etkenin de katkısıyla bu hastalığın yüzyıl sonuna kadar ortadan kalkacağına inanıyordu. İngiltere'de inek çiçeği aşısının kullanımı yaygınlaştıktan sonra, 22.081 kişinin ölümüne neden olan bir çiçek hastalığı salgını patlak verdi. Aşı kullanıldığı her yıl çiçek hastalığı salgınları daha da kötüleşti. 1872'de 44.480 kişi bu salgın nedeniyle hayatını kaybetti. İngiltere, bu aşının ülkenin modern tıbba yaptığı en çok övülen "katkılardan" biri olmasına rağmen, 1948'de nihayet aşıyı yasakladı. Bu karar, yıllarca süren zorunlu aşılama uygulamasının ardından geldi; bu süre zarfında aşının tehlikelerine boyun eğmeyi reddedenler aceleyle hapse atılıyordu.

Japonya, 1872'de zorunlu aşı uygulamasını başlattı. 1892'de ülkede 165.774 çiçek hastalığı vakası görüldü ve bu vakalar 29.979 kişinin ölümüne neden oldu.

Japonya hala zorunlu aşı uygulamasını sürdürmektedir; ancak, askeri işgal altındaki bir ülke olduğu için, mevcut hükümetinin Rockefeller Tıp Tekeline boyun eğmesi nedeniyle suçlanması pek mümkün değildir.

Almanya da zorunlu aşı uygulamasını başlattı. 1939'da (Nazi rejimi döneminde), difteri vakaları astronomik bir artışla 150.000'e ulaştı. Zorunlu aşı uygulamasını hiçbir zaman başlatmayan Norveç'te ise aynı dönemde sadece elli vaka görüldü. Zorunlu aşı uygulanan eyaletlerde çocuk felci vakaları %700 arttı. Tıp sorunları konusunda sıkça alıntılanan yazar Morris Beale, yıllarca *Capitol Hill'den* bilgilendirici " " yayını olan *Capsule News Digest'i* editörlüğünü yaptı. Beale, 1954'ten 1960'a kadar polio aşısının bir katil ve sahtekarlık olmadığını kanıtlayabilen herkese 30.000 dolarlık bir ödül teklif etti. Bu teklifi kabul eden kimse olmadı.

Tıp tarihçileri nihayet, 1918'deki büyük grip "salgınının" tamamen aşıların yaygın kullanımına atfedilebileceği sonucuna varmak zorunda kaldılar. Bu, tüm askerler için aşılamanın zorunlu olduğu ilk savaştı. *Boston Herald* gazetesi, bir ay içinde kırk yedi askerin aşı nedeniyle öldüğünü bildirdi. Sonuç olarak, askeri hastaneler yaralı savaş kurbanlarıyla değil, aşı kurbanlarıyla doldu. Salgın, kökenini gizlemek amacıyla kasıtlı olarak yanıltıcı bir isim olan "İspanyol Gribi" olarak adlandırıldı. Bu grip salgını yirmi milyon can aldı; hayatta kalanlar ise aşıyı reddedenlerdi. Son yıllarda, her yıl tekrarlanan grip salgınlarına "Rus Gribi" deniyor. Nedense Ruslar hiç itiraz etmiyor, belki de Rockefeller ailesi parti çizgisini belirlemek için düzenli olarak Moskova'ya seyahat ettiği içindir.

Aşılama tehlikeleri zaten biliniyordu. *Plain Talk* dergisi, "Fransız-Prusya Savaşı sırasında her Alman askeri aşılandı. Sonuç olarak, aksi takdirde sağlıklı olan 53.288 erkek çiçek hastalığına yakalandı. Ölüm oranı yüksekti" diye belirtiyor.

Günümüzde "Büyük Domuz Gribi Katliamı" olarak bilinen olayda, ABD Başkanı Gerald Ford, halkı ulusal bir aşılama kampanyasına katılmaya ikna etmek için devreye sokuldu. Bu planın arkasındaki itici güç, büyük ilaç üreticilerinin elde edeceği 135 milyon dolarlık beklenmedik kârdı. Şüpheci domuz yetiştiricilerinin, mahsullerini yok edebileceğinden korktukları için dokunmayı reddettikleri bir "domuz gribi" aşıları vardı. Üreticiler domuz yetiştiricilerinden sadece 80 milyon dolar elde etmeye çalışmışlardı; bu satışta başarısız olunca, diğer pazara, yani insanlara yöneldiler. Ulusal domuz gribi aşısının itici gücü doğrudan Georgia, Atlanta'daki Hastalık Kontrol Merkezi'nden geldi. Belki de tesadüfen, Üçlü Komisyon üyesi Jimmy Carter o sırada Georgia'da başkanlık kampanyasını planlıyordu. Görevdeki Başkan Gerald Ford, seçim kampanyasında kendisine yardım etmek için devasa bir bürokrasinin tüm avantajlarına sahipti, oysa etkisiz ve pek tanınmayan Jimmy Carter seçimlerde ciddi bir tehdit oluşturmuyordu. Aniden, Atlanta'dan Hastalık Kontrol Merkezi'nin "domuz gribi"ne karşı ulusal bir aşılama kampanyası planı geldi. Amerika Birleşik Devletleri'nde bu gribin tek bir vaka bile görülmemiş olması, Tıp Tekelini planından caydırmadı. Domuz yetiştiricileri, aşı denemeleri sırasında birkaç domuzun yere yığılıp ölmesinden şok olmuştu. Büyük ilaç firmalarının genel merkezlerinde endişeli toplantılar yapıldığını hayal etmek zor değil; ta ki parlak bir genç adam, "Peki, domuz yetiştiricileri hayvanlarına aşı yapmayacaksa, geriye kalan tek pazarımız insanlara aşı yapmak" diye bir yorumda bulunana kadar.

Ford'un sponsor olduğu domuz gribi kampanyası, vicdanlı bir kamu görevlisi olan Dr. Anthony Morris'in, daha önce HEW'de çalışmış ve o sırada Gıda ve İlaç İdaresi'nde Virüs Bürosu müdürü olarak görev yapan, test edebilecekleri hiçbir domuz gribi vakası olmadığı için gerçek bir domuz gribi aşısı olamayacağını açıklamasının ardından neredeyse erken bir şekilde son bulacaktı. Dr. Morris daha sonra "domuz gribi aşılarının hiçbir aşamada etkili olmadığı" yönündeki açıklamasını kamuoyuna duyurdu. Hemen kovuldu, ancak hasar çoktan verilmişti.

Hasar kontrolü, büyük bir insancıl olan Walter Cronkite ile ABD Başkanı'nın güçlerini birleştirerek Tıbbi Tekel'in yardımına koşmasından ibaretti. Walter Cronkite, Başkan Ford'u haber programına çıkardı ve Amerikan halkını domuz gribi aşısı yaptırmaya çağırdı. CBS, o zaman ya da daha sonra, yabancı viral protein parçacıkları, formaldehit, tavuk ve yumurta embriyo maddelerinin kalıntıları, sükroz, timerosal (zehirli cıvanın bir türevi), polisorbat ve yaklaşık seksen başka madde dahil olmak üzere birçok toksik zehir içerdiği tespit edilen domuz gribi aşısı hakkında herhangi bir analiz veya bilimsel eleştiri yayınlamak için hiçbir neden bulamadı.

Bu arada, virüs laboratuvarlarında, Dr. Anthony Morris'in derhal kovulmasının ardından, onun bilimsel testlerini yürüttüğü dört odayı temizlemek için özel bir ekip aceleyle içeri alındı. Laboratuvar, onun iddialarını doğrulayan kayıtlara sahip hayvanlarla doluydu; bu hayvanlar, yaklaşık üç yıllık sürekli araştırmayı temsil ediyordu. Tüm hayvanlar derhal imha edildi ve Morris'in kayıtları yakıldı. İşlerinin bittiğine inandıkları için, bölgeye tuz serpmek kadar ileri gitmediler.

15 Nisan 1976'da Kongre, ulusal domuz gribi aşılama kampanyasının masraflarını karşılamak üzere vergi mükelleflerinin paralarından 135 milyon dolarlık bir ödenek sağlayan 94-266 sayılı Kamu Yasasını kabul etti. HEW, aşılamanın gerçekleştirilmesi amacıyla aşıyı eyalet ve yerel sağlık kurumlarına ülke çapında ücretsiz olarak dağıtacaktı. Sigorta şirketleri, domuz gribi aşısının etkilerini öngörebilecek hiçbir çalışma yapılmadığı için, ilaç firmalarını aşı sonuçlarından doğabilecek olası davalara karşı sigortalamayacakları uyarısını kamuoyuna duyurdu. CBS, sigorta şirketlerini alt etmek amacıyla Gerald Ford'a, 215.000.000 Amerikalıya, henüz zaman varken kendilerini kurtarmaları ve dostane yerel sağlık departmanına koşarak domuz gribi aşısını tamamen ücretsiz olarak yaptırmaları için ateşli bir çağrı yaptırdı. Bu, CBS'nin seçkin "kamu hizmeti" kariyerindeki en parlak anı olabilir.

Domuz gribi kampanyası daha yeni bitmişti ki, kurbanların haberleri yağmaya başladı. Birkaç ay içinde, domuz gribi aşısı nedeniyle felç geçiren kurbanlar tarafından toplam 1,3 milyar dolarlık tazminat talebinde bulunuldu. Tıp otoriteleri bu zorluğun üstesinden geldi; yeni salgını "Guillain-Barre Sendromu" olarak adlandırarak Tıp Tekelini savunmaya atıldılar. O zamandan beri, Gerald Ford'un kamuoyuna verdiği güvencelerden kısa bir süre sonra başlayan AIDS salgınının, domuz gribi aşısının sadece bir viral varyasyonu olduğu yönünde spekülasyonlar artmaktadır. Peki, Büyük Domuz Gribi Katliamının faili olan Başkan Gerald Ford ne oldu? Felaketin mantıksal olarak suçlanacak kişi olarak Ford, kamuoyunun yoğun eleştirilerine maruz kaldı ve bu da doğal olarak seçimlerde yenilgisine yol açtı (o, daha önce uluslararası ilaç operasyonlarının ajanları Richard Nixon'ı görevden uzaklaştırdığında atanmıştı). Trilateral Komisyon'daki süper gizli üyeler dışında kimseye tanınmayan Jimmy Carter, Gerald Ford'a karşı patlayan öfke dalgası sayesinde başkanlık koltuğuna oturdu. Carter, domuz gribi salgını kadar ciddi bir ulusal felaket olduğunu kanıtlarken, Gerald Ford ise siyasetten emekliye ayrıldı. Sadece seçimi kaybetmekle kalmadı; aynı zamanda kalan yıllarını Palm Springs Golf sahasının sıcak kumlu yollarında yorgun bir şekilde dolaşarak geçirmekle cezalandırıldı.

Yıllık ACS Bilim Yazarları Semineri'nde, Rutgers Üniversitesi'nden Dr. Robert W. Simpson, "grip, kızamık, kabakulak ve çocuk felcine karşı aşılama programlarının aslında insanlara RNA tohumlayarak provirüsler oluşturabileceğini ve bunların daha sonra vücutta gizli hücrelere dönüşebileceğini" uyardı. "Bu hücreler daha sonra lupus, kanser, romatizma ve artrit gibi çeşitli hastalıklar olarak aktive olabilirler."

Bu, elli yıldan fazla bir süre önce Londra'dan Dr. Herbert Snow tarafından yapılan uyarıyı dikkate değer bir şekilde doğruluyordu. Dr. Snow, aşıların kalp veya vücudun diğer bölgelerinde yerleşerek uzun vadede kalbe ölümcül hasara yol açacağını gözlemlemişti. Aşı, sistemde bir saatli bomba haline gelir ve "yavaş virüsler" olarak bilinen, virülent hale gelmesi on ila otuz yıl sürebilen bir şekilde iltihaplanır. O zaman geldiğinde, kurban, kalp krizi ya da başka bir hastalık olsun, genellikle önceden hiçbir uyarı olmaksızın ölümcül bir saldırı sonucu yere yığılır.

Health Freedom News, Temmuz/Ağustos 1986 sayısında, "Aşı, beyin hasarıyla bağlantılıdır. DPT aşı üreticilerine karşı 1,5 milyar dolarlık tazminat talep eden 150 dava beklemektedir" diye belirtmiştir.

Bu yazarın Virginia'da gençlik yıllarında, genellikle çocuk felci olarak adlandırılan poliomyelit salgınları ülkeyi kasıp kavururken, her yaz endişeli ebeveynler için bir kabusa dönüşürdü. Yaz boyunca, öğleden sonra atıştırmalıklarımız olan şekerlemeleri yutmak için birbiri ardına buz gibi gazoz şişeleri içerdik; sistemlerimizi polio virüsünün üremesi için hazırladığımızdan habersizdik. Polio'nun en ünlü kurbanı New York Valisi Franklin D. Roosevelt'ti. 1931'de, yıllık çocuk felci salgını sırasında Roosevelt, 1950'lerin çocuk felci aşılarının öncüsü olan sözde "bağışıklık serumu"nu resmen onayladı. Bu, yatırım bankacıları Kidder Peabody'nin yönetici ortağının damadı Dr. Lindsley R. Williams tarafından desteklenmişti. Rockefeller ve Carnegie Vakıfları, New York Tıp Akademisi adında yeni bir tıp binasının inşasını teşvik etmişti. Sıkça olduğu gibi, fonları kendileri sağlamadılar, ancak halkın bu amaçla milyonlarca dolar bağışta bulunması için bir kampanya düzenlediler. Dr. Williams, tıbbi yeteneklerinin New York'ta alay konusu olmasına rağmen, bu Akademi'nin direktörlüğüne atandı. Williams bu görevi, Rockefeller Tıp Tekeli'nin hararetle arzuladığı ve yıllar sonra Medicare programının kabul edilmesiyle nihayet gerçekleştirilen bir hedef olan, Amerika Birleşik Devletleri'nde sosyalist tıbbın elçisi olmak için kullandı. Gerçekte, Dr. Emanuel Josephson'un işaret ettiği gibi, Williams sosyalist bir sistem altında tıp mesleğinin siyasi ve ticari hakimiyetini savunuyordu.

Roosevelt daha sonra, fiziksel olarak uygun görünmediği bir görev olan Amerika Birleşik Devletleri Başkanlığına adaylığını açıkladı. Engeli nedeniyle, uzun yıllardır ayakta duramıyor ve yürüyemiyordu. İşlerini tekerlekli sandalyeden yürütüyordu. Başkanlık için ulusal bir kampanya yürütebileceği inanılmaz görünüyordu. Bu şüpheleri gidermek için Dr. Williams, o dönemde Amerika Birleşik Devletleri'nin en büyük ikinci dergisi olan Collier's dergisinde bir makale yazdı. Bu makalede Dr. Williams, Vali Franklin D. Roosevelt'in fiziksel ve zihinsel olarak Amerika Birleşik Devletleri Başkanı olmaya uygun olduğunu onayladı. Ardından, yaklaşan Roosevelt yönetiminde özellikle Dr. Williams için yeni bir kabine görevi olan Sağlık Bakanı pozisyonunun oluşturulacağı söylentileri yayıldı.

Roosevelt bunu onayladığında, çocuk felcine karşı "bağışıklık serumu"nun tehlikeli ve işe yaramaz olduğu biliniyordu. ABD Halk Sağlığı Servisi'ne bağlı Ulusal Sağlık Enstitüsü, bu aynı serumu kullanarak üç yıl boyunca maymunlar üzerinde deneyler yapmıştı. Enstitü, serumla ilgili bir çalışmanın, Enstitü Başkanı Dr. Simon Flexner'ın tavsiyesi üzerine yapıldığını belirtti. Serum daha sonra kullanıldı ve birçok çocuk bu serumdan dolayı hayatını kaybetti. Atanmasını Dr. Williams'ın Vali Roosevelt'e yaptığı tavsiyesine borçlu olan New York Eyaleti Sağlık Komiseri Dr. Thomas Parran (daha sonra ABD Genel Cerrahı olarak atandı), serumu onaylamak için duruşmalar düzenlemeyi reddederken, Roosevelt ise Warm Springs Vakfı'ndan ve çocuk felci salgınını kutlayan yıllık doğum günü balolarından "hayırseverlik" ödüllerini toplamaya devam etti.

1948 yılında, o dönemde Kuzey Carolina'nın Osteen kentindeki ABD Gaziler İdaresi Hastanesinde beslenme uzmanı olarak görev yapan Dr. Sandier, her yıl çocuk felci salgınıyla aynı zamana denk gelen sıcak yaz aylarında çocukların tükettiği aşırı şekerli içecekler, şekerlemeler ve diğer tatlıların muazzam miktarları karşısında endişeye kapıldı. Yaptığı testler sonucunda, çocukların şeker tüketiminin çocuk felci salgınlarının şiddetiyle doğrudan ilişkili olduğu sonucuna vardı. Ardından ebeveynlere, yaz aylarında rafine şeker içeren tüm ürünlerin, özellikle şekerlemeler, gazlı içecekler ve dondurmanın tüketimini yasaklamaları konusunda acil bir uyarıda bulundu. Dr. Sandler'in kampanyasının sonucu, Kuzey Carolina'da polio vakalarının bir yıl içinde %90 oranında azalması oldu; 1948'de 2.498 olan vaka sayısı, 1949'da sadece 229'a düştü. Dr. Sandler'in uyarı kampanyasının Kuzey Carolina'daki yaz satışları üzerindeki etkisinden rahatsız olan gazlı içecek dağıtıcıları ve şekerleme üreticileri, ertesi yıl ücretsiz numune dağıtımı ve diğer promosyonlar içeren eyalet çapında bir tanıtım kampanyası başlattılar. 1950 yılına gelindiğinde, çocuk felci vakaları bir kez daha 1948 seviyesine yükseldi. Dr. Sandler'e ne oldu? Kuzey Carolina yayınlarında yapılan bir araştırma, kendisinden veya programından daha fazla bahsedilmediğini göstermektedir.

Herbert M. Shelton, 1938 yılında "İnsan Acısının Sömürülmesi" adlı kitabında şöyle yazmıştır: "Aşı, irin gibidir — ya septiktir ya da inerttir — inert ise işe yaramaz — septik ise enfeksiyona yol açar." Bu, bazı çocukların neden geri dönüp ikinci bir aşı olmak zorunda kaldıklarını açıklıyor; çünkü ilki "etkisini göstermedi" — yeterince zehirli değildi ve vücudu enfekte etmedi. Shelton, aşıların uyku hastalığına, çocuk felcine, hemiplejiye veya tetanoza neden olduğunu söylüyor.

Amerika Birleşik Devletleri Sağlık Bakanı Leonard Scheele, 1955'teki yıllık AMA kongresinde, "Hiçbir aşı partisi, çocuklara verilmeden önce güvenli olduğu kanıtlanamaz" diye belirtmiştir. Ulusal Sağlık Enstitüsü'nden James R. Shannon, "Tek güvenli aşı, hiç kullanılmayan aşıdır" diye açıklamıştır.

1950'lerde Dr. Jonas Salk'ın polio aşısının ortaya çıkmasıyla birlikte, Amerikalı ebeveynlere sorunun çözüldüğü ve çocuklarının artık güvende olduğu konusunda güvence verildi. İlaç üreticilerine karşı açılan davalar pek gündeme gelmedi. Tip 3 Sabin Polio Aşısı ile ilgili "David v. Wyeth Labs" davası, davacı David lehine sonuçlandı. Orimune Aşısı ile ilgili Lederle Lab aleyhine açılan dava, 1962 yılında 10.000 dolarlık bir tazminatla sonuçlandı. Parke-Davis'in Quadrigen ürünüyle ilgili iki davada, ürünün kusurlu olduğu tespit edildi. 1962'de Parke-Davis, Quadrigen'in tüm üretimini durdurdu. Tıp dünyasının yalnız adamı Dr. William Koch, "Herhangi bir serum, aşı veya hatta penisilin enjeksiyonunun, polio vakalarında en az %400'lük çok belirgin bir artışa yol açtığı görülmüştür" dedi.

Hastalık Kontrol Merkezi, Büyük Domuz Gribi Katliamı'ndan sonra bir süre ortadan kayboldu, ancak Philadelphia'daki Bellevue Stratford Oteli'nde yaşanan bir salgının ardından "Lejyoner Hastalığı" olarak adlandırılan başka bir salgının tehlikelerine ilişkin yeni bir ulusal korku programıyla her zamankinden daha sert bir şekilde ortaya çıktı. Görünüşe göre bu virüs, büyük şehirlerdeki bazı eski otellerin klima ve ısıtma sistemlerinde çoğalmıştı, muhtemelen havalandırma delikleri hiç temizlenmediği için. Birkaç münferit vakada, bu virüs, hastalığa yakalananların ölümüne neden oldu. Nedense, bu kurbanlar genellikle bu otellerden birinde düzenlenen bir toplantıya katılmış yaşlı Lejyonerlerdi. Eski otellerin yerini yavaş yavaş yeni, daha modern moteller alırken, Lejyoner Hastalığı sessizce ortadan kayboldu; Hastalık Kontrol Merkezi, Rockefeller Tıp Tekeli için 135 milyon dolarlık bir darbe daha gerçekleştiremedi.

Polio aşısı artık Amerikan halkı tarafından hayatın bir gerçeği olarak kabul edilmiştir ve her yaz başında yapılan yıllık korkutma kampanyasının giderek ortadan kalkması, halka büyük bir rahatlık vermektedir... Ancak, 26 Ocak 1988 tarihli *Washington Post* gazetesinde, bazı kafa karıştırıcı düşüncelere yol açan bir haber yer aldı. Washington'da düzenlenen ulusal bir konferansta, 1979'dan bu yana görülen tüm polio vakalarının polio aşısı tarafından neden olduğu açıklandı. Alıntı yapıyoruz: "Aslında, Amerika'daki tüm vakalar aşıdan kaynaklanıyor. Doğal olarak ortaya çıkan (veya vahşi tip) polio virüsünün 1979'dan bu yana Amerika Birleşik Devletleri'nde tek bir polio vakasına neden olduğu gösterilmedi." Tıp Enstitüsü, ABD Halk Sağlığı Servisi ile yapılan sözleşme kapsamında, bu hoş olmayan gerçekle yüzleşmek amacıyla Washington'da bir komite toplayarak polio aşısının mevcut kullanımını gözden geçirmişti. Belki de aşıyı durdurma kararı alacaklarını düşündünüz? Bu mantıklı bir sonuç olurdu. Ne yazık ki, bu tür müzakerelerde mantık hiçbir rol oynamaz. The *Post* gazetesi, "Radikal bir değişiklik beklenmiyor. 'Mevcut durum çok cazip' dedi konferans başkanı Cleveland'daki Case Western Reserve Üniversitesi'nden Dr. Frederick Robbins."

Bu hikâye, cevapladığından daha fazla soru ortaya atıyor. Aynı zamanda tıp dünyası ile sıradan insanın zihni arasındaki büyük uçurumu da ortaya koyuyor. Sıradan bir insan şöyle derdi: "Eğer 1979'dan bu yana Amerika Birleşik Devletleri'ndeki tüm çocuk felci vakaları çocuk felci aşısından kaynaklanıyorsa, bu aşıyı durdurmak için iyi bir neden değil mi?" Bu tür bir mantık, aşırı eğitimli uzmanlarımız tarafından her zaman "basitleştirici" olarak nitelendirilir. Sonuçta, ulusal ekonomi ve ortadan kalkmış bir salgın için aşı üretimine devam eden ilaç üreticileri de düşünülmelidir. İşsizliği ve İlaç Tröstü hissedarlarının temettü gelirlerindeki azalmayı düşünün. Sonuçta, gelirlerinin çoğu "hayır kurumlarına" bağışlanmaktadır. Bu mantığın mantığını göremezseniz, ABD Halk Sağlığı Servisi'nde asla iş bulamazsınız.

BÖLÜM 5

FLORÜRLEME

Dr. Robert Mendelsohn'un modern Tıp Kilisesi'nin Dört Kutsal Suyu listesindeki ikinci madde, ülkenin içme suyunun florlanmasıdır. Dr. Mendelsohn bunu da "değeri tartışmalı" olarak reddetse de, çok az kişi bunu sorgulamaya cesaret edebilir. Bize bunun yeni nesle sayısız fayda sağladığı, onlara diş çürüğünden sonsuza kadar kurtulmayı ve herhangi bir diş tedavisine ihtiyaç duymamayı garanti ettiği söylenir. Şaşırtıcı bir şekilde, ulusal florlama kampanyası, diş hekimlerini işsiz bırakması beklenmesine rağmen, ülkenin diş hekimleri tarafından coşkuyla desteklenmektedir. Burada da yine, konuyu bilenler, florlama programının diş hekimlerini işsiz bırakmak bir yana, aslında onlara gelecekte bolca iş sağlayacağının farkındadır.

Florlamanın ana kaynağı, uzun süredir fare zehirinin ana maddesi olan zehirli bir kimyasal olan sodyum florürdür. Bu bileşiğin içme suyumuza eklenmesinin bir fare kontrol programının parçası olup olmadığı ise hiçbir zaman kamuoyunda tartışılmamıştır. EPA, son tahminine göre 38 milyon Amerikalının şu anda güvenli olmayan seviyelerde klor, kurşun ve diğer toksik maddeler içeren güvenli olmayan su içtiğini açıkladı. Florür, toksik maddeler listesinde yer almıyor. EPA, diğer devlet kurumları gibi, ya florlamanın etkilerini ölçmek için kamu içme suyunu test etmekten ya da ulusal florlama kampanyasını başlatan Rockefeller Monopolü'nün alanına girmekten özenle kaçınmıştır.

Alüminyum üretiminin bir yan ürünü olan sodyum florür, uzun süredir bir sorun teşkil ediyordu. Fare zehiri olarak sınırlı kullanımı dışında, diğer yaygın kullanımları son derece zehirli yapısı nedeniyle kısıtlıydı. Ayrıca, kalıcılığı nedeniyle (bozulmaz ve vücutta birikir, böylece her gün bir bardak su içtiğinizde sodyum florür rezervlerinize biraz daha eklemiş olursunuz) alüminyum şirketleri için bertarafı çok pahalıydı. O halde, tarihsel kayıtların, ülkenin içme suyunun florlanmasının başlıca destekçisi ve teşvikçisinin ABD Halk Sağlığı Servisi olduğunu göstermesi şaşırtıcıdır. Ve burada bir hikaye yatmaktadır.

1950'lerin heyecan verici günlerini hatırlayabiliriz; o zamanlar, halk sağlığı yetkilileri rutin olarak Washington'dan, toplulukların su florlamasının artılarını ve eksilerini endişeyle tartıştıkları toplantılara katılmak üzere gönderilirdi. İstisnasız olarak, bu kamu görevlileri endişeli vatandaşları sadece sakinleştirmekle kalmadılar, topluluklardan o zamanki içme suyuna flor eklemelerini de kesin bir dille talep ettiler. Su kaynaklarının florlanmasını kesin bir dille desteklemelerine rağmen, bu halk sağlığı yetkililerinden hiçbiri florlu su üzerine herhangi bir çalışma yürütmemiş ya da olası yararları veya tehlikeleri konusunda herhangi bir deney yapmamıştı. Yine de, Amerika Birleşik Devletleri'nin dört bir yanındaki toplantılarda, on iki yaşın altındaki çocuklar için hiçbir tehlike, hiçbir yan etki, sadece olumlu faydalar olduğunu ciddiyetle garanti ettiler. Florlama, en coşkulu destekçilerine göre bile, on iki yaşından büyük kimseye fayda sağlamaz. Nüfusun azınlığına fayda sağlamak için tüm su kaynaklarının neden florlanması gerektiğine dair hiçbir mantıklı neden öne sürülmemiştir. Bu kamu görevlileri ne yaptıklarını biliyor muydular? Elbette hayır. Tıbbi Tekel'den emir alan bürokrasinin bir geleneğini takip ediyorlardı. Bu emirleri nasıl aldılar? Bu da ilginç bir hikaye.[2]

Florürleme kampanyası süresince ABD Halk Sağlığı Servisi'nin başkanı Oscar Ewing'di. Harvard Hukuk Fakültesi'nden mezun olan Ewing, Birinci Dünya Savaşı sırasında uçak müteahhitiydi. Daha sonra, Wall Street'in prestijli şirketlerinden biri olan Sherman, Hughes ve Dwight adlı nüfuzlu hukuk bürosuna katıldı. "Hughes" ise, kısa süre önce ABD Başkanlığına aday olan Charles Evans Hughes'tan başkası değildi. Hughes, Woodrow Wilson'a karşı seçim kampanyasını kaybetti çünkü Wilson, "Bizi savaşın dışında tuttu" şeklindeki geçmiş performansını öne çıkardı. Wilson, güvenli bir şekilde yeniden seçilir seçilmez savaş ilan etti. Hughes daha sonra Yüksek Mahkeme Başkanı oldu. Firma o zamanlar Ewing ve Hughes adını taşıyordu.

II. Dünya Savaşı'nın sonunda Ewing, Adalet Bakanlığı'na Özel Savcı olarak atandı; bu atama, yalnızca Rockefeller Tekeli'ne karşı iki

---

[2] ABD Halk Sağlığı Servisi, florür ilavesinin yaygınlaştırılması için (vergi mükelleflerinin parasıyla) propaganda yapmaya devam ediyor. Washington Post gazetesi 20 Nisan 1988 tarihinde, "Halk Sağlığı Servisi, su florür ilavesi sayesinde her yıl 2 milyar dolar tasarruf edildiğini tahmin ediyor" diye yazmıştı. Halk Sağlığı Servisi, bu iddiayı destekleyecek herhangi bir istatistiksel kanıt sunmaktan kaçınıyor. Halk Sağlığı Servisi yetkilileri, alüminyum üreticilerinin su florür ilavesi sayesinde yılda 2 milyar dolar tasarruf ettiklerini mi ima ediyorlar?

dava, yani hükümetin iki radyo yayıncısı William Dudley Pelley ve Robert Best'e karşı açtığı davaları yürütmek için yapıldı. Her iki yazar da, America First'te uzun süredir aktivistlik yapan kişilerdi ve ABD'yi, sonradan çok kârlı bir savaş haline gelen bu savaştan uzak tutmak için kampanya yürütmüşlerdi. Artık tekelcilere yönelik tehditlerinden dolayı cezalandırılmaları gerekiyordu.

Ewing, ikisini de mahkum ettirip hapse attırdı. Bu hizmeti karşılığında, Demokratik Ulusal Komite başkanlığına atandı. Ertesi yıl, 1946'da, Başkan Truman onu Federal Güvenlik Ajansı'nın başına atadı. Bu görevde, Federal Güvenlik Ajansı'nın ağının bir parçası olan federal bir akıl hastanesi olan St. Elizabeth Hastanesi'nde siyasi tutuklu olarak tutulan başka bir radyo yayıncısı olan Ezra Pound'dan da nominal olarak sorumluydu. Pound, yargılanmadan on üç yıldan fazla bir süre tutuklu kaldı. Ewing'in ayrılmasından çok sonra, hükümet Pound'a yöneltilen tüm suçlamaları düşürdü ve o serbest bırakıldı.

Ancak Ewing, Federal Güvenlik Ajansı'nın yöneticiliğine yalnızca Ezra Pound'u yargılamak için atanmamıştı. Daha ciddi hedefler söz konusuydu. Kongre Üyesi Miller, Ewing'in kârlı Wall Street işini bırakıp Federal Güvenlik Ajansı'nın başına geçmesi karşılığında 750.000 dolarlık bir ücret aldığını iddia etti. Bu ücret, Rockefeller grubu tarafından ödenmişti. Amaç, ulusal bir florlama kampanyası yürütmekti. Ewing, Federal Güvenlik Ajansı'nın başına getirildi çünkü bu pozisyon onu Washington'daki en güçlü bürokrat yapıyordu. Bu ajans, ABD Halk Sağlığı Servisi, Sosyal Güvenlik İdaresi ve Eğitim Ofisi'ni kapsıyordu. FSA'nın başkanı olarak, geniş kapsamlı hükümetin savaş sonrası harcama programlarından, federal sağlık, eğitim ve sosyal yardım programlarından sorumluydu. Ewing, bu görevinden hareketle, ABD vatandaşları üzerinde daha fazla hükümet kontrolü sağlanması için kampanya yürüttü. Özellikle tıp eğitiminin kontrolünü artırmaya hevesliydi; bu, 1898'den beri Rockefeller çıkarlarının başlıca hedeflerinden biriydi. 17 Şubat 1948'de Ewing, tıp bursları için devlet hibeleri çağrısında bulundu ve tıp fakültelerinin, kaçınılmaz olarak beraberinde getireceği kontrol ile birlikte, devlet sübvansiyonları altında işletilmesini talep etti. 30 Mart 1948'de Ewing, ülkenin gençleriyle ilgilenen tüm federal kurumları koordine etmeyi amaçlayan bir Çocuk Konferansı'na başkanlık etti. Ayrıca, Drug Trust ile uzun süredir sürdürdüğü ilişkisinin bir sonucu olarak, kanserle mücadele kampanyasının ulusal lideri oldu; One Wall Street'teki ofislerinden dev Merck İlaç Şirketi'nin sekreterliğini yapmıştı.

Ewing'in Halk Sağlığı Servisi başkanı olarak attığı ilk adımlardan biri, uzun süredir görevde olan Başhekim Thomas Parran'ı görevden alıp, yerine Ulusal Kanser Enstitüsü'nden Ewing'in yakın arkadaşı Dr.

Leonard Scheele'yi getirmekti. 1948'de Ewing, Amerikan Kanser Derneği ile birlikte Ulusal Kanserle Mücadele Kampanyası'na katıldı; bu, Kongre'yi, o zamanki yıllık on dört buçuk milyon dolarlık mütevazı harcamadan daha fazlasını çeşitli kanserle ilgili boondoggle'lara harcamaya zorlamak için yapılan bariz bir girişimdi. 1 Mayıs 1948'de Ewing, Washington'da yaklaşık 800 delegenin katıldığı bir Ulusal Sağlık Kongresi düzenledi. Kongre, Ewing'in Amerika Birleşik Devletleri'ni Birleşmiş Milletler Dünya Sağlık Örgütü'ne üye yapma talebini ezici bir çoğunlukla onayladı. Ewing ayrıca ulusal sağlık sigortası veya sosyal tıp için de yoğun bir kampanya yürüttü, ancak Washington'daki büyük gücüne rağmen, Morris Fishbein ve Amerikan Tabipler Birliği'nin sürekli muhalefetini aşamadı. Ardından Federal Güvenlik Ajansı'ndan 186 sayfalık "Ulusun Sağlığı" başlıklı resmi bir rapor yayınladı; bu rapor, Amerika Birleşik Devletleri'nde sosyal tıp hedefine ulaşmak için on yıllık bir acil program çağrısında bulunuyordu. Siyasi gücünün zirvesine, 1948'de Harry Truman'ın başkanlık seçim kampanyasını başından sonuna kadar planlayarak ulaştı (Truman, Franklin D. Roosevelt'in garip ölümünün ardından varis olarak başarmıştı (bkz. Dr. Emanuel Josephson'un aynı başlıklı kitabı). Ewing, 1944 Chicago Kongresi'nde tek başına Truman'ın başkan yardımcısı adayı olarak gösterilmesini sağlamıştı; Bobst'un daha sonra Richard Nixon'ı Beyaz Saray'a taşıdığı kadar kesin bir şekilde Truman'ı Beyaz Saray'a taşıdığı söylenebilir. 1948'deki Truman'ın seçilmesi, Ewing'e Washington'da istediği her şeye sahip olabileceğini garanti etti. Onun istediği ve bunun için para aldığı şey, içme suyumuzun ülke çapında florlanmasıydı.

Oscar Ewing, bugün Amerikalılar için tamamen bilinmeyen bir isimdir.

Hiçbir anıt bırakmadı, çünkü o, yalnızca efendilerine hesap veren ve üzerinde diktatörlük yetkilerini uyguladığı isimsiz kitleleri hor gören, acımasız, adanmış Sovyet tarzı bürokratın yirminci yüzyıldaki somut örneğiydi. Roosevelt'in Washington'da kurduğu yeni sosyalist bürokrasinin en önemli bileşenleri üzerinde mutlak kontrol uyguladı ve bu ofisleri kabine statüsüne hazırladı. Onun birçok bürokratik görevinden belki de hiçbiri, su kaynaklarımızın florlanması kadar tüm Amerikalılar üzerinde doğrudan bir etki yaratmamıştır.

Kongre Üyesi Miller, "Suyun florlanmasının başlıca destekçisi ABD Halk Sağlığı Servisidir. Bu, Bay Ewing'in Federal Güvenlik Ajansı'nın bir parçasıdır. Bay Ewing, Amerika Alüminyum Şirketi'nin yüksek maaşlı avukatlarından biridir" dedi. Oscar Ewing'in kral olduğu Washington, D.C.'nin, su kaynaklarını florlayan ilk büyük Amerikan şehirlerinden biri olması hiç de tesadüf değildi. Aynı zamanda,

Washington'daki kongre üyeleri ve diğer politikacılar, Ewing'in adamları tarafından özel olarak, florlu suyu içme konusunda dikkatli olmaları gerektiği konusunda uyarıldılar. Ardından, Capitol Hill'deki her ofiste dağ kaynaklarından gelen şişelenmiş su tedarik edildi; bu durum o günden beri vergi mükelleflerinin masrafıyla sürekli olarak sürdürülmektedir. Washington'un en moda restoranlarında yemek yerken yanında küçük bir kaynak suyu şişesi taşımaya kadar giden bir senatör, yemek arkadaşlarına " " diyerek, "Dudaklarımdan bir damla bile florlu su geçmeyecek" diye temin ediyordu. İşte ülkemizin koruyucuları böyle.

Klor ve flor gibi hükümet tarafından eklenen katkı maddeleri olmasa bile, su kendi başına sağlığa ciddi bir tehdit oluşturabilir. Amerikan öncüleri sık sık "süt hastalığı" olarak adlandırdıkları bir hastalığa yakalanırlardı ve bu hastalığın kaynağının su olduğu düşünülmektedir. Dr. N. M. Walker, ortalama yetmiş yıllık bir yaşam süresinde vücudun yaklaşık 4.500 galon su içtiğini ve bu suyun yaklaşık 300 pound kireç içerdiğini belirtmektedir. Bu kireç alımı, iskelet yapısını yavaş yavaş kemikleştirir. 1845 yılında, bir İngiliz hekim, doğal su veya kaynak suyu içmenin kemikleşmeye yol açabileceği konusunda uyarıda bulunmuştu.

Kongre Üyesi Miller, Kongre'de yaptığı konuşmada, Oscar Ewing'in Amerika Alüminyum Şirketi (ALCOA) avukatı olduğu için florlamayı desteklediğini ve bu "kamu hizmeti" programını üstlenmeye ikna edilmesi için 750.000 dolarlık bir "ücret" kabul ettiğini bildirdiğinde, Ewing'in niyetlerinin bu şekilde kamuoyuna ifşa edilmesinin onu utandıracağı ve belki de kenara çekilip, Amerikan halkına florürlemeyi dayatmak için ABD Halk Sağlığı Servisi kampanyasını başkasına devretmesine neden olacağı düşünülürdü. Ancak bu, yirminci yüzyıl bürokratının kibirini ve kendine güvenini hafife almak olurdu. O, Kongre Üyesi Miller'ın sözlerini görmezden geldi ve florürlemeyi kabul ettirmek için ABD Halk Sağlığı Servisi'nin baskısını iki katına çıkardı. Astlarının gönüllü desteğine sahipti, çünkü ABD Halk Sağlığı Servisi hiçbir zaman halkın hizmetinde olmamıştı. Aksine, yetkilileri her zaman İlaç Tröstünün emrinde olmuş, Tıp Tekelinin son moda akımlarını dayatmış ve doğru zamanda doğru yerde bulunanlar için şık Leesburg banliyö bölgesinde pek çok güzel mülk satın almalarını sağlayan kamu hizmeti ideallerini sürdürmüştür. Siyasi güç paraya dönüştürülür; siyasi hedefleri satılık olarak kullananlar için paraya.

Chase Manhattan Bank'ın büyük önem verdiği sodyum florür ekipmanlarının ülkenin büyük şehirlerinin çoğuna kurulmasını denetledikten sonra, Oscar Ewing 1953 yılında Kuzey Carolina'nın

Chapel Hill kentine çekildi. Burada, Research Triangle Corporation (üçgen, Masonların önemli bir sembolüdür) adı altında 7.800 dönümlük bir ofis kompleksi inşa etmekle meşgul oldu. Bu ofisler, federal ve eyalet kurumlarına derhal kiralandı; bunların çoğuyla, şaşırtıcı olmayan bir şekilde, daha önce Washington'da onların patronuyken iş yapmış olması nedeniyle zaten bir ilişkisi vardı. Demokratik Ulusal Komite'nin eski başkanı, genellikle devlet kurumlarına yer kiralamakta zorluk çekmez.

Ewing'in eski hukuk ortağı Charles Evans Hughes, Jr., babası hala Yüksek Mahkeme Başkanı iken ABD Başsavcı Yardımcısı oldu. Daha sonra, ofisi One Wall Street'te bulunan ve J. P. Morgan'ın kontrolündeki bir şirket olan New York Life Insurance Co.'nun yöneticisi oldu. Burası aynı zamanda Oscar Ewing'in eski iş adresiydi.

Florürler, Amerika Birleşik Devletleri'nde uzun süredir bir kirlilik kaynağı olmuştur. Bu kimyasalın büyük miktarları, dev kimya firmaları American Agricultural Products Corporation ve Hooker Chemical tarafından da üretilmektedir. Blanchette Hooker, John D. Rockefeller III ile evlenerek Rockefeller ailesine katıldığında, Hooker Chemical, Rockefeller ağının bir parçası haline geldi. American Agricultural'ın Florida'daki fabrikası, fosfat kayasından gübre hazırlarken muazzam miktarda florür atığı üretmektedir.

Florür atıklarının bir kısmı, Tarım Bakanlığı bunların halk için çok tehlikeli olduğu gerekçesiyle kullanımını yasaklayana kadar pestisitlerde kullanılmıştır. Atıklar, Tarım Bakanlığı'nın bunu yasaklayan özel kararlarına rağmen okyanusa dökülmüştür. Hooker Chemical, Love Canal'da bulunan hayatı tehdit eden kimyasal atıklarla çoğu Amerikalı tarafından bilinmektedir.

Ulusal Bilim Akademisi'nin araştırmalarına göre, Hooker Chemical gibi ABD'li endüstriler her yıl 100.000 ton florürü atmosfere salmaktadır; ayrıca her yıl 500.000 ton florürü ülkenin su kaynaklarına aktarmaktadır (bu, içme suyumuzu "arıtmak" için kullanılan florür miktarına ek olarak gerçekleşmektedir). Bu bilimsel rapor, bu florürlerin insan vücudu üzerindeki etkilerini daha ayrıntılı olarak analiz etmektedir. En tehlikeli etkisi, bağışıklık sisteminin hayati öneme sahip DNA onarım enzim aktivitesini yavaşlatmasıdır. Florürler, ABD Halk Sağlığı Servisi'nin içme suyumuz için belirlediği standart doz olan milyonda bir gibi düşük konsantrasyonlarda bile bu etkiye sahiptir. Bu konsantrasyonda florürlerin ciddi kromozomal hasara neden olduğu gösterilmiştir. Vicdanlı kamu görevlilerimiz tarafından önerilen milyonda bir oranının, laboratuvar deneylerinde normal hücreleri kanser hücrelerine dönüştürdüğü de gösterilmiştir.

Amerikan Bilim Akademisi'nin 1963'teki araştırmaları, bu "düşük" florür seviyelerinin, deney laboratuvar hayvanlarında melanotik tümörlerde %12'den %100'e belirgin bir artışa yol açtığını göstermiştir. Ayrıca vücudun önemli nörotransmitter üretimini bozmuş ve beyindeki seviyelerini düşürmüştür. Bu nörotransmiterler, nöbetlere karşı koruma gibi hayati bir işleve sahiptir; dolayısıyla sudaki florürler nedeniyle felç ve beyin hasarında önemli artışlar yaşanma olasılığı ortaya çıkmaktadır. Laboratuvar testlerinde gözlemlenen florürlerin daha hafif etkileri arasında ani ruh hali değişiklikleri, şiddetli baş ağrıları, mide bulantısı, halüsinasyonlar, düzensiz nefes alma, gece kas seğirmeleri, fetüslere zarar verme ve çeşitli kanser türleri bulunmaktadır.

Hükümetin bu laboratuvar bulgularına itirazları, tipik bir bürokrat olan Ulusal Kanser Enstitüsü direktörü Dr. Frank J. Rauscher tarafından dile getirildi. Rauscher, "Ulusal Kanser Programı içindeki ve dışındaki bilim adamları, içme suyunun florlanmasının insanlarda kanser yüküne katkıda bulunmadığını bir kez daha tespit ettiler" iddiasında bulundu. Hiçbir bilimsel kanıt sunmadığı bu iddia, florürleme tartışmalarında uzun süredir araştırmalar yapan Dr. John Yiamouyiannis, Dean Burk ve diğer bilim adamları tarafından sert bir şekilde tartışıldı. Hiçbir bilimsel çalışma tarafından çürütülmemiş olan "Florür: Yaşlanma Faktörü" adlı otoriter eserinde Dr. Yiamouyiannis, her yıl otuz bin ila elli bin ölümün doğrudan florürle ilişkilendirilebileceğini ve bu ölümlerin on bin ila yirmi bininin florür kaynaklı kanserlerden kaynaklandığını ortaya koymaktadır.

Bazı topluluklar, kamu içme suyu kaynaklarının florlanmasına izin veren anlaşmalarını o zamandan beri feshetmiş olsa da, ulusal kampanya hız kesmeden devam etmektedir. Hiçbir hükümet yetkilisi, ülkenin içme suyunun florlanmasına yol açan Ewing rüşvetiyle ilişkili tehlikeler olabileceğini hiç kabul etmedi. Batı Almanya, 18 Kasım 1971'de florlamayı yasakladı; bu şaşırtıcıydı çünkü burası, çok gizli Alman Marshall Fonu ve John J. McCloy Vakfı tarafından yönetilen, askeri işgal altındaki bir ülkedir. Görünüşe göre, florlamanın halk için ölümcül bir tehdit olduğunu kanıtlayan Alman bilim insanlarını artık susturamıyorlardı. İsveç, Batı Almanya'nın ardından florlamayı yasakladı ve Hollanda da 22 Haziran 1973'te en yüksek mahkemesinin emriyle florlamayı resmi olarak yasakladı.

Hükümet bürokratlarının kamu içme suyuna flor eklemek için önerilen doza, yani milyonda bir oranına nasıl ulaştıklarını düşünmek ilginçtir.

Bunun doğru dozaj olduğu nihayet belirlenmeden önce, kapsamlı çalışmalar yapılmış ve saygın bilim adamları tarafından yıllar boyunca tartışmalar yürütülmüş olmalıydı. Aslında, böyle bir çalışma hiç yapılmadı. Görünüşe göre milyonda bir rakamı keyfi olarak seçildi. Milyonda onun çok fazla olduğu biliniyordu; milyonda bir dozajı birkaç yıl kullandıktan sonra, hükümet bürokratları korkunç bir hata yaptıklarını fark ettiler. Doz, olması gerekenden en az iki kat daha güçlüydü. Suyuna flor eklemeye başlayan ilk şehirlerde, yaşlılar arasında böbrek ve kalp hastalıklarından kaynaklanan ölüm oranları istikrarlı bir şekilde artmaya başladı. Bir eleştirmen, bunun kasıtlı bir karar, Sosyal Güvenlik ödemeleri sorununa yönelik "nihai çözüm" olduğuna inanıyor. Bilim adamları, milyonda bir flor dozunun normal hücreleri kanserli hücrelere dönüştürdüğünü keşfettiklerinde, florlama programı derhal durdurulmalıydı. Hükümet kurumları, bunu yaparlarsa hükümete karşı binlerce dava açılmasının önünü açacaklarını fark ettiler.

Bu nedenle, yaşlı neslimizin gizlice zehirlenmesi devam ediyor. Oscar Ewing'in kendisine milyonda on ile milyonda 0,5 arasında değişen çeşitli dozajlar sunulduğunda, düşük aralıktaki bir dozajı seçerek kendini güvende hissetti. Ancak yanıldığı ortaya çıktı. Tıp Tekeli, belki de florürlü su içen yaşlılar arasında ölümlerin giderek artmasından kâr elde ettiği için, bu konuda taviz vermeyi reddediyor. 'daki florürleme, Modern Tıp Kilisesi'nin Dört Kutsal Suyu'ndan biri olmaya devam ediyor.

Ewing ve yandaşları, florürlerin genel nüfusta uysal, koyun gibi bir itaat duygusu aşılamada son derece önemli olduğunu gösteren Sovyet araştırmalarından da haberdardı. Safkan boğa yetiştiricilerinin yıllardır, daha asi boğalarını sakinleştirmek ve onlarla çalışmayı çok daha güvenli hale getirmek için belirli dozlarda florür kullandıkları bilinen bir gerçektir. Sovyetler Birliği, 1940'tan beri, dünyanın en büyük toplama kampı ağı olan ve Washington'daki her bürokratın gıpta ettiği devasa imparatorluğu Gulag Takımadaları'ndaki mahkumlara artan dozlarda florür vererek toplama kamplarını sürdürmüştü. Sovyet meslektaşlarına her bakımdan benzeyen Amerikan totaliterleri de tüm muhalefetin bastırılmasını, tüm direnişin sona ermesini ve kendi hükümetlerinde söz hakkı olmayan, giderek artan miktarlarda vergi ödeyen bir köle nüfusu istiyor. Florlama kampanyası bu hedefe doğru atılmış önemli bir adım olmuştur. Bu, Amerika'nın tamamen Sovyetleştirilmesinde kritik bir adım olduğu henüz kanıtlanabilir. Son yıllarda Amerikan halkının tuhaf bir pasifliğe kapıldığını biliyoruz; özel mülklerine sürü halinde çöken, kullanmaya gerek duymadıkları otomatik silahları sallayan, korkmuş kurbanları ağıllara tıkayan ve hiçbir Amerikalının görmeyi hayal bile edemeyeceği bir şekilde onları aşağılayan açgözlü federal ajanların kendilerine uyguladığı her yeni zulmü görmezden geliyorlar. Bu pasiflik ve herhangi bir otoriteye karşı çıkma isteksizliği, florlama kampanyasının yalnızca ilk başarısıdır. Bu, merkezi sinir sistemi üzerindeki ilk etkisidir. Ne yazık ki, böbrekler üzerindeki daha ölümcül etkiler, kalp ve diğer organlar üzerindeki kümülatif etki, yanı sıra yeni ve hızla yayılan kanser türlerinin yaygınlaşması henüz gelmemiştir. Bu değerli hedefi hızlandırmak için, Amerikan çocuklarına sadece florürlü su verilmiyor; aynı zamanda, yüzde yedi sodyum florür içeren, florür oranı yüksek diş macunuyla günde en az üç kez dişlerini fırçalamaları söyleniyor. Araştırmalar, çocukların her diş fırçalamada bu çözeltinin yaklaşık yüzde onunu yuttuklarını ve böylece diş macunundaki yüzde yedi çözeltinin yüzde 30'unu günlük doz olarak aldıklarını gösteriyor.

Hiç şüphe yok ki bu, Sovyetlerin hedefini hızlandıracaktır. Bu skandalla mücadele etmek için bir girişimci, yakında Morgan's Guaranty Toothpaste adında florür içermeyen bir diş macunu piyasaya sürmeyi planlıyor — "Bu diş macununun zararlı florür içermediğine dair garantimize güvenebilirsiniz."

Bu maddenin büyük bir kısmının kaynağı, yıllık cirosu 5 milyar dolar olan Aluminum Company of America'dır. Şirketin şu anki başkanı, sözde "sağcı" düşünce kuruluşu American Enterprise Institute'un yöneticisi Charles W. Parry'dir; bu kuruluşun en çok övülen üyesi ve başlıca süsü ise Jeane Kirkpatrick'tir. ALCOA'nın eski başkanı ve halen yönetim kurulu üyesi olan William H. Krome George, Sovyetler Birliği'ni ekonomik çöküşten kurtarmayı amaçlayan ve medyada sıkça yer alan Birleşik Devletler-SSCB Ticaret ve Ekonomi Konseyi'nin aktif bir yönetim kurulu üyesidir.

George ayrıca TRW, Todd Shipyards, International Paper ve Norfolk and Southern Railway gibi önde gelen savunma şirketlerinin yönetim kurulu üyesidir. ALCOA'nın başkanı, şu anda Rothschild çıkarları tarafından kontrol edilen Shell Oil Company'nin yönetim kurulu üyesi olan William B. Renner'dir. ALCOA'nın diğer yönetim kurulu üyeleri arasında, Harriman servetinin temelini oluşturan Union Pacific Railroad'un başkanı William R. Cook; Alan Greenspan, şu anda Federal Rezerv Yönetim Kurulu Başkanıdır; göreve başladıktan birkaç gün sonra faiz oranını yükseltme kararı, Amerikan tarihinin en kötü borsa çöküşü olan Kara Pazartesi'yi tetiklemiştir. Greenspan'ın adı çoğu Amerikalıya tanıdık gelmez, oysa gelmelidir; o, her çalışan Amerikalıdan kesilen stopaj vergisinde korkunç bir artışa yol açan Sosyal Güvenlik Özel Komisyonu'nun başkanıydı. Greenspan bunu yapabildi çünkü yüksek maaşlı bir Wall Street "danışmanı"ydı; yani, Rockefeller Tekeli'nin istediği sonucu elde etmek için rakamlarla oynayabilirdi. Sosyal Güvenlik programının iflas ettiğine dair

Amerikan halkını ikna etmek için aldatıcı bir kampanya yürüttü; oysa programın 22 milyar dolarlık yedek fonu vardı, buna ek olarak Kongre'nin sistemden doğrudan ödünç aldığı ve tahsil edilebilir bir varlık olan 25 milyar dolar da vardı. Greenspan ayrıca, aslında bir vergiden başka bir şey olmayan " " stopaj vergisinde büyük bir artış talebini, enflasyon oranındaki %9,6'lık bir artış tahminine dayandırdı; oysa gerçekte artış sadece %3,5 idi. Sosyal Güvenlik Sisteminin başlıca yararlanıcılarının tembel zenginler olduğu yönündeki Başkan Reagan'ın absürt iddialarından korkmuş ve endişelenmiş halk, vergideki artışa karşı itirazlarını geri çekmesi için kandırıldı. Ancak, o dönemde eldeki gerçek rakamlar, yaşlıların sadece %3'ünün yıllık 50.000 doların üzerinde gelire sahip olduğunu gösteriyordu; bu rakam, büyük ölçüde hükümetin mali politikaları tarafından yaratılan enflasyonun hüküm sürdüğü o günlerde, tek başına pek de büyük bir meblağ sayılmazdı. Greenspan, Sosyal Güvenlik Sisteminin hızla iflasa sürüklendiği yönündeki propaganda bombardımanından kurnazca yararlanarak, 1983'teki büyük Sosyal Güvenlik "krizinin" yıldızı oldu. İlk bulgusu, Sosyal Güvenlik fonlarının 1990 yılına kadar 150 ila 200 milyar dolar arasında açık vereceği yönündeydi; aynı zamanda, yüksek ücretli kurumsal müşterilerine bu rakamın sadece üçte biri kadar olacağını söylüyordu. Nihai artış, müşterilerine söylediği rakam oldu. Ayrıca, tüketici fiyat endeksinin 1985 yılına kadar %9,2'ye yükseleceğini "tahmin" etmişti; aynı zamanda, kurumsal müşterilerine bu rakamın sadece üçte biri olacağını söylüyordu. Gerçek artış %3,6 oldu. Bu performans, Greenspan'a J. P. Morgan Company'nin ortağı olarak prestijli bir pozisyon kazandırdı. Şu anda Federal Rezerv Yönetim Kurulu Başkanıdır. The New Republic, 25 Ocak 1988'de bu kurumun işlevini açıkça şöyle tanımladı: "Federal Rezerv Kurulu, zenginlerin çıkarlarını korur." Henüz kimse bu ifadeye itiraz etmedi. Greenspan, dev medya holdingi Capital Cities ABC Network'ün de yöneticisidir; ayrıca, "Reagan Devrimi"nin arkasındaki gücü sağlayan ve Rockefeller tarafından finanse edilen bir propaganda grubu olan Troçkist Endüstriyel Demokrasi Birliği'nin hakim olduğu, sağcı düşünce kuruluşu olarak bilinen Hoover Enstitüsü'nün de mütevelli heyeti üyesidir. ALCOA'nın başkan yardımcısı Forrest Shumway, aynı zamanda Transamerica, Ampex Corporation, Garrett Corporation, Mack Trucks, The Wickes Companies, Gold West Broadcasters, United California Bank ve Natomas, Inc.'in de yönetim kurulu üyesidir; bu, günümüz tekelcileri için tipik olan bankacılık çıkarları, ağır sanayi ve medya holdinglerinin baş döndürücü bir karışımıdır; En iyi yöntem olarak, medya, bankacılık ve savunma endüstrilerini dev bir kartel içinde kontrol etmeyi bulmuşlardır. ALCOA'nın diğer " " yöneticileri arasında, Harvard Üniversitesi'nin etkili Ziyaretçi Kurulu üyesi,

International Paper'ın başkanı ve İngiltere'nin "Büyük Beşli"lerinden biri olan National Westminster Bank'ın yöneticisi Paul H. O'Neill bulunmaktadır. O'Neill, 1971-77 yılları arasında ABD Hükümeti'nin İnsan Kaynakları Şefi olarak görev yapmıştır; prestijli First Boston Investment Group'un kıdemli danışmanı, Celanese Corporation, Cummins Engine, Congoleum Corporation, New York'taki Seamans Bank for Savings ve ülkenin önde gelen reklam şirketlerinden biri olan Ogilvy & Mather, Inc.'in yönetim kurulu üyesi Paul H. Miller; Franklin H. Thomas, New York'ta ABD Savcısı olarak görev yapmış ve ardından Ford Vakfı'nın başına getirilmiş sembolik siyahi isim; aynı zamanda Citicorp, Citibank, Allied Stores ve Cummins Engine'in yönetim kurulu üyesidir; Sir Arvi Parbo, Western Mining Company'nin başkanı olan Avustralyalı bir iş adamı; aynı zamanda İsviçre'nin en büyük ikinci şirketi olan Zurich Insurance, Munich Reinsurance ve Chase Manhattan Bank'ın yönetim kurulu üyesidir; Uzun yıllardır Mellon ailesinin mali danışmanı olarak onların büyük yatırımlarını yöneten Nathan Pearson; dev holding Tenneco'nun başkanı John P. Diesel; kendisi aynı zamanda Armand Hammer ile birlikte ABD-SSCB Ticaret ve Ekonomi Konseyi'nin yönetim kurulu üyesi ve ABD'deki üç Rothschild bankasından biri olan First City Bancorp'un yönetim kurulu üyesidir; Paribas New York ve Metropolitan Life'ın yöneticisi, Coke Enterprises ve diğer yakıt şirketlerinin başkanı John D. Harper; H. J. Heinz Company, Mellon Bank ve Norfolk and Western Railway'in yöneticisi John A. Mayer — oğlu John Jr., İngiltere'deki Morgan Stanley bankacılarının genel müdürü ve Morgan Guaranty International'ın başkan yardımcısıdır.

Böylece, sodyum florür tartışmasının kaynağının Chase Manhattan Bank ve diğer Rockefeller çıkarlarının yakın müttefiklerinden kaynaklandığını görüyoruz.

Alüminyum tröstünün faaliyetleri, Amerika Birleşik Devletleri'nde yeni bir salgına yol açmıştır. Şu anda iki buçuk milyon Amerikalı, Alzheimer hastalığı adı verilen garip ve tedavi edilemez bir hastalığa yakalanmıştır. Bu hastalığın kurbanları, her yıl 50 milyar dolardan fazla tıbbi bakıma ihtiyaç duymaktadır ve hastalığın ilerleyici doğası nedeniyle prognoz her geçen gün daha da kararmaktadır. Hastalık, beyindeki nörotransmiterleri etkiler; adresinde daha önce belirtildiği gibi, bu nörotransmiterler florürden olumsuz etkilenir; ancak asıl etken, beyindeki ana sinirler üzerinde biriken alüminyum birikintileri gibi görünüyor. Bu hastalığın maliyetinin yaklaşık %70'i, hastaların aileleri tarafından karşılanmaktadır; çünkü çoğu Medicare ve özel sağlık sigortası programı bu masrafları karşılamayı reddetmektedir. Tıp Tekeli, bu hastalığın kökeninin 1920'lerden beri çoğu Amerikalının gıdalarıyla birlikte almaya başladığı büyük miktarlarda alüminyuma dayandığı gerçeğine rağmen, genetik yatkınlık, yavaş virüs, çevresel toksinler ve immünolojik değişiklikler gibi faktörleri araştırmak için milyonlar harcayarak, bu hastalıkta başka bir etken bulmak için çılgınca çaba sarf etmektedir. Alzheimer şu anda yılda 100.000'den fazla ölüme neden olmaktadır ve Amerika Birleşik Devletleri'nde yetişkin ölümlerinin dördüncü önde gelen nedenidir; ancak, önemli bir şekilde, nedenlerini araştırmak için Amerikan Kanser Derneği veya Artrit Vakfı gibi ulusal bir vakıf bulunmamaktadır, çünkü Tıp Tekeli cevabı zaten bilmektedir.

Alzheimer hastalığının artan görülme sıklığı ilk başta "yaşlanma" olarak görmezden gelinmiş; daha sonra ise "erken bunama" olarak teşhis edilmiştir (genellikle ellili yaşların ortalarında ortaya çıkar). Bunlar, 1920'lerde Amerika'da büyümüş erkek ve kadınlardı; o dönemde geleneksel dökme demir ve çömlek tencereler, neredeyse her yerde daha modern ve görünüşte daha kullanışlı olan alüminyum tencere setleriyle yer değiştirmişti. Bu yazarın ebeveynleri, ikisi de Virginia'nın kırsal bölgelerindeki çiftliklerde büyümüştü. Neredeyse tamamen kendi yetiştirdikleri yiyecekleri, odunla çalışan ocakların üzerindeki demir tencerelerde pişiriyorlardı. 1920'den sonra doğan Amerikalılar ise yemeklerini genellikle gaz ateşi üzerinde, daha sonra da elektrikle ısıtılan alüminyum tencerelerde pişiriyorlardı. Bu yazarın annesi sık sık, gaz ateşi üzerinde pişirilen yemeklerin asla odun ateşi üzerinde pişirilenler gibi tadı olmadığını söylerdi. Bunun nedeni, zehirli yakıtın yanmasıyla kaçınılmaz olarak havaya ve yemeğe bazı toksinlerin salınmasıdır. Elektrikli ısının da, ısıdan kaynaklanan elektriksel titreşimler nedeniyle yiyecekleri önemli ölçüde etkilediği söylenir.

1930'lara gelindiğinde, Amerikalı ev hanımları birçok yiyeceği alüminyum tencerelerde birkaç dakikadan fazla bırakmanın potansiyel olarak tehlikeli olduğunu öğrenmişti. Yeşillikler, domatesler ve diğer sebzelerin kısa sürede renginin değiştiği ve zehirli hale geldiği biliniyordu.

Domatesler aslında kısa sürede alüminyum tencerelerin içini çukurlaştırıp aşındırabiliyordu; birçok yiyecek tencereleri siyahlaştırıyordu. Garip bir şekilde, kimse bu bariz uyarı işaretlerini, alüminyum tencerelerde yiyecekleri birkaç dakika bile pişirmenin talihsiz sonuçlar doğurabileceğinin bir göstergesi olarak almadı. Artık, alüminyum tencerede herhangi bir yiyeceği, özellikle de florlu suyla pişirmenin hızla oldukça zehirli bir bileşik oluşturduğu bilinmektedir. Alüminyumun etkileriyle ilgili ünlü bir duruşmada, Royal Baking Powder davasında Dr. McGuigan'ın ifadesi, kapsamlı araştırmaların alüminyum tencerelerde kaynar suyun hidroksit zehirleri ürettiğini gösterdiğini ortaya koydu; alüminyumda sebze kaynatmak da bir hidroksit zehiri üretti; alüminyumda yumurta kaynatmak bir fosfat zehiri üretti; alüminyum tencerede et kaynatmak bir klorür zehiri üretti. Alüminyum kaplarda pişirilen herhangi bir yiyecek, sindirim sıvılarını etkisiz hale getirir, asidoz ve ülserlere neden olur. Belki de alüminyum tencerelerin kullanımı, Amerika'da yaygın sindirim bozukluğuna yol açmış ve bu da daha fazla alüminyum içeren büyük miktarlarda antasitlerin alınmasını gerektirmiştir!

Yirmi ila kırk yıl boyunca alüminyum tencerelerde pişirilmiş yiyecekleri tükettikten sonra, birçok Amerikalı ciddi hafıza kaybı yaşamaya başladı; zihinsel yetenekleri hızla bozuldu, ta ki kendilerine bakamayacak ve uzun yıllardır birlikte oldukları eşlerini tanıyamayacak hale gelene kadar. Daha sonra, beynin belirli bölgelerindeki alüminyum konsantrasyonlarının beyin hücrelerinde ve sinir bağlantılarında kalıcı bozulmaya neden olduğu ortaya çıktı; bu hasar sadece tedavi edilemez olmakla kalmadı, aynı zamanda ilerleyiciydi ve bilinen hiçbir tedaviye yanıt vermiyordu. Bu salgın kısa sürede Alzheimer hastalığı olarak bilindi. 65 yaşın üzerindeki tüm Amerikalıların yüzde yedisi şu anda bu hastalığa sahip olduğu teşhisi kondu. Diğer birçok kişiye ise teşhis konulmadı; bunlar sadece yaşlılık, yetersizlik veya akıl hastalığı olarak görmezden geliniyor.

Dr. Michael Weiner ve diğer doktorlar, bu salgının sadece alüminyum mutfak eşyaları tarafından değil, aynı zamanda günlük hayatta yaygın olarak kullanılan birçok üründen alüminyum alımının giderek artması nedeniyle de ortaya çıktığını keşfettiler. Alüminyumun doyumsuz pazarlamacıları, tüketicilerin herhangi bir tür alüminyum aldıklarından habersiz oldukları birçok üründe alüminyum kullanımını her yıl genişletmiştir. Kadınlar için vajinal duşlar artık alüminyum çözeltileri içermektedir ve bu da alüminyumu doğrudan vücuda sokmaktadır. Tamponlu aspirin gibi en yaygın kullanılan ağrı kesiciler, etkileyici miktarlarda alüminyum içerir; Ascriptin A/D (Rorer) tablet başına 44 mg alüminyum içerir; Cama (Dorsey) tablet başına 44 mg alüminyum içerir. Ancak, alüminyumun en büyük tek kaynağı, mide rahatsızlıkları için yaygın olarak reçete edilen ve reçetesiz satılan antasit ürünlerinin günlük alımıdır.

Amphojel (Wyeth) doz başına 174 mg alüminyum hidroksit içerir; Alternagel (Stuart) doz başına 174 mg alüminyum hidroksit içerir; Delcid (Merrel National) doz başına 174 mg alüminyum içerir; Estomil-M (Riker) doz başına 265 mg alüminyum içerir; Mylanta II (Stuart) doz başına 116 mg alüminyum içerir. Alzheimer hastaları üzerinde yapılan bir araştırma, muhtemelen çoğunun doktorlarının tavsiyesi üzerine yıllardır her gün bu antasitlerden büyük miktarlarda aldığını ortaya çıkaracaktır.

Reçetesiz satılan ishal ilaçları da önemli miktarda alüminyum içerir; Essilad (Central) ml başına 370 mg alüminyum tuzu içerir; Kaopectate Concentrate (Upjohn) ml başına 290 mg alüminyum içerir.

Alüminyum amonyum sülfat, tahıl ve kabartma tozu üreticileri tarafından tampon ve nötralize edici ajan olarak yaygın olarak kullanılmaktadır. Alüminyum un veya alüminyum tozu olarak bilinen alüminyum potasyum sülfat, kabartma tozu ve arıtılmış şekerde yaygın olarak kullanılmaktadır.

Sodyum alüminyum fosfatın yıllık kullanımı şu anda 19 milyon kilograma ulaşmıştır; bu madde, kek karışımlarında, dondurulmuş hamurlarda, kendiliğinden kabaran unlarda ve işlenmiş gıdalarda, ürün başına ortalama yüzde üç ila yüzde üç buçuk oranında büyük miktarlarda kullanılmaktadır. Her yıl ev tipi kabartma tozlarında yaklaşık 300.000 kg sodyum alüminyum sülfat kullanılmaktadır; bu, bu ürünlerin toplam ağırlığının ortalama yüzde yirmi bir ila yirmi altı oranını oluşturmaktadır.

Alüminyum ambalajlar artık her yerde; diş macunu, alüminyum kaplı tüplerde paketleniyor; birçok yiyecek ve içecek ürününde alüminyum mühürler bulunuyor; ve her yerde alkolsüz içecekler artık alüminyum kutularda paketleniyor. Herhangi bir günde tüm bu kaynaklardan alınan alüminyum miktarı çok az olsa da, günlük olarak piyasada bulunan alüminyumla kaplanmış veya alüminyumla karıştırılmış ürünlerin sayısı korkutucu boyutlarda. Bu metal, vücudun hayati noktalarında, özellikle de insan beyninde birikmesi nedeniyle, etkileri yavaş bir virüsün etkilerine eşdeğerdir. Bu nedenle, Alzheimer hastalarının sayısı, daha sonra bu hastalığın korkunç semptomlarından muzdarip olacak potansiyel kurbanların sayısından muhtemelen daha azdır.

BÖLÜM 6

AIDS NEREYE GIDIYOR?

1980'lerin en çok konuşulan tıbbi olgusu, "edinilmiş bağışıklık yetmezliği sendromu" olan AIDS'tir. Bu ismin bazı ilginç yönleri vardır. Öncelikle, bu hastalığa yakalanmada kurbanın bir rolünün olduğu varsayımıyla "edinilmiş" olarak adlandırılır. İkincisi, "bağışıklık yetmezliği" ile sonuçlanır veya bu durumla karakterize edilir; bu da insan vücudunun bu düşmanca varlıklara karşı savaşma ve onları yenme yeteneğini kaybettiği anlamına gelir. Sonuç olarak vücut, bazıları ölümcül olan çeşitli enfeksiyonların kurbanı olur. Bu enfeksiyonların yaygınlığı, deride büyük yaralarla kendini gösteren Kaposi sarkomu ve bir tür pnömoni olmak üzere iki baskın hastalık aracılığıyla ortaya çıkar. Ölümcül bir hastalık olan pnömoninin büyük ölçüde yenilgiye uğratılmış olması dikkat çekicidir. Pnömoni, muhtemelen artık yaşama isteği kalmamış birçok yaşlı insanı hayattan kopardığı için "yaşlıların dostu" olarak adlandırılırdı.

AIDS olarak bilinen hastalık yoluyla yaygınlaşan enfeksiyon türü, yaklaşık elli yıl önce doktorlar, veteriner hekimler ve biyologlar tarafından ilk kez tespit edildi. O dönemde İrlanda'da birçok koyun, Maedi-Visma adı verilen ölümcül bir salgından etkilenmişti. Biyologlar, Maedi-Visma'nın yeni bir virüs türü tarafından neden olduğunu belirlediler. Etkili hale gelmeleri için gereken süre nedeniyle bu virüslere "yavaş virüsler" adı verildi. Bu yavaş virüslerin ortaya çıkışı, insanlık tıp tarihinde yeni bir dönemin habercisi oldu. Bu zamana kadar insanlar yavaş virüslerden etkilenmemişti, ancak bu virüsler maymunlar ve goriller arasında bulaşıcı olarak hayvanlarda bulunmuştu. Yavaş virüsler aynı zamanda "retrovirüsler" olarak da bilinen bir türdür. Enfekte bir hücreye girdiklerinde, görünüşe göre hücre bölünmesi veya mitoz süreci sırasında hücrenin genetik yapısına asimile olurlar; bu bölünme, sağlıklı büyümenin normal bir sürecidir. Mitoz, insan vücudundaki her hücrenin karşı karşıya kaldığı iki seçenekten biridir; ya bir yaşam süreci olarak mitoz yoluyla bölünür ve büyür, ya da bir hastalık sürecinin parçası olarak viral replikasyona ve bunun sonucunda hücre ölümüne boyun eğecektir. Böylece, AIDS sorununun özünde, tüm organizmanın yaşamı ya da ölümü gibi nihai bir soru ile karşı karşıya kalırız. Bu nedenle, AIDS, bir kez virülent aşamaya ulaştığında, tedavi edilemez olduğu ve konakçı vücudun ölümüne yol açtığı söylenir.

Sağlıklı bir vücutta her saniye yaklaşık on milyon hücre ölmektedir; aynı saniyede bunlar genellikle vücut süreçleri tarafından yenileriyle değiştirilir. Böylesine anlık bir yenileme, genetik bilgi teorileri, kromozomlar, enzimler veya sinir impuls sinyalleri gibi olağan vücut süreçleri tarafından koordine edilemez. Sürecin anlık doğası, bunun biyoradyasyon fenomenleri tarafından yönetilmesini gerektirir. Bunlar, değişen dalga boylarında canlı dokulardan gelen koherent ultra zayıf foton emisyonları tarafından tetiklenir. Bu foton emisyonları, dalga boylarına göre, foto onarım, fotoaksizm, fotoperiyodik saatler, mitoz ve çok fotonlu olaylar gibi sürekli aktif olan biyolojik fonksiyonları kontrol eder. Canlı hücrelerden gelen ultra zayıf foton emisyonları, kızılötesi (900 nm) ile ultraviyole (200 nm) arasında bir spektral dağılım sergiler. Bu foton yoğunluğu, DNA'nın konformasyonel durumlarıyla ilişkilidir; bu aktivite sırasında biyofotonların spektral yoğunlukları, fizyolojik sıcaklıklarda termal denge durumundakinden yaklaşık 10/40 kat daha yüksek değerlere ulaşır. En yüksek bilgi yoğunluğuna sahip biyomolekül olan DNA, biyofoton düzenleyici radyasyonun kaynağı gibi görünmektedir; bir "eksipleks" lazer gibi işlev görür ve insan yapımı lazerlerin alanlarıyla kıyaslandığında oldukça iyi bir performans gösterir.

Böylece AIDS sorunu bizi hücre işlevinin en temel özelliklerine götürür. Canlı hücrenin, sıcaklıkta fark edilebilir bir değişiklik olmaksızın mikrodalgalara tepki verme yeteneği, görünüşe göre aktif bir kristal gibi termal olmayan bir mekanizmaya işaret etmektedir. Dolayısıyla AIDS, hücrelerin sağlık veya hastalık durumunu gösteren ayarlama mekanizmasını anlamamıza yardımcı olabilir ve böylece organizmayı etkileyen tüm hastalıklar hakkındaki anlayışımızı geliştirebilir. İlkel bakterilerden insan hücrelerine kadar canlı hücreler üzerinde yapılan geniş kapsamlı bir çalışma, bu hücrelerin 100 MHz'den düşük frekans aralıklarınd, mitoz sırasında veya mitozun yakınında maksimum elektrik salınımı gösteren doğal alternatif akım (AC) alanları ürettiğini göstermektedir. Burada da yine, ayarlanmış sistemler henüz tam olarak anlaşılmamış bir şekilde biyolojik eylemleri tetiklemektedir. Böylece, Hollywood'un en çapkın eşcinsel psikopatlarından biri olan Rock Hudson'ın ölümü, en temel hücre işlevlerini anlamamızda yeni atılımlar için ilham verici bir sonuç doğurabilir. Ne yazık ki, kanserden çıkar sağlayanlar ve Tıp Tekeli, AIDS'i hücrenin kendisinin bir arızası olarak tedavi etmekte ısrar ediyorlar ki bu da elbette, İlaç Karteli tarafından bir bedel karşılığında sağlanacak olan "sihirli mermi", yani kemoterapiyi gerektiriyor.

Aslında kemoterapi bağışıklık sistemine saldırır ve böylece hastalığın ölüm oranını artırır. İktidar kesiminin yaklaşımı, virüse saldırmak, sistemin virüsü yenmesine yardımcı olmak değildir; böylece zaten bu hastalığın saldırısı altında olan bağışıklık sistemini atlamakla kalmaz, aslında virüsün galip gelmesine yardımcı olur.

AIDS'in aslında insan yapımı bir virüs olduğu yönünde tekrarlanan iddialar vardır; 1976'dan önce bilinmediği görülmektedir, o tarihte Afrika kan bankalarında hafif izleri keşfedilmiştir. Mevcut kanıtlar, virüsün o tarihten itibaren Afrika'ya yayıldığını ve ardından 70'lerin ortalarında Amerika Birleşik Devletleri'ne yayıldığını göstermektedir. Buna veya başka bir yaratılmış virüse olası bir atıf, 1972 tarihli *WHO Bülteni*, cilt 47, sayfa 251'de yer almaktadır. "Virüslerin bağışıklık fonksiyonu üzerinde gerçekten seçici etkiler yaratıp yaratmadığını görmek için bir girişimde bulunulmalıdır. Enfekte eden virüs, virüse tepki veren hücreye az ya da çok seçici bir şekilde zarar verirse, virüse karşı bağışıklık tepkisinin bozulabileceği olasılığı araştırılmalıdır."

Ft. Detrick'teki Ulusal Sağlık Enstitüsü direktörü Carlton Gadjuske, "Tesisimde, tüm laboratuvarlara tam erişim izni olan, Amerikalıların sayısından daha fazla sayıda iyi ve sadık Komünist, SSCB ve Çin anakarasından gelen bilim insanının çalıştığı bir bina var. Hatta Ordunun bulaşıcı hastalık birimi bile her zaman dostane olmayan yabancı çalışanlarla doludur."

Bu durum, böyle bir virüsün, ister " " nüfusumuzu yok etme planı olsun, ister nihai dünya hakimiyetine doğru atılmış bir adım olsun, kendi savunma laboratuvarlarımızın kalbinde çalışan yabancı ve dostane olmayan bilim adamları tarafından yaratılmış olabileceği yönündeki spekülasyonları körüklüyor.

1976'dan 1981'e kadar, AIDS neredeyse tamamen eşcinsellerin hastalığı olarak kamuoyunda tanımlandı; bu nedenle genel nüfus, nispeten küçük bir grupla sınırlı sorunlara karşı endişe duymadı. AIDS'e yakalanan az sayıdaki eşcinsel olmayan kişi, kanını satan eşcinseller aracılığıyla kamu kan bankalarından hastalığı kaptı. AIDS, hastalarına hastalığa yakalandıklarını bildiren doktorlar tarafından o zamanlar "eşcinsel kanseri" olarak adlandırıldı. Kapsi sarkomunun varlığını kanıtlayan, cildi bozan büyük morumsu lekeler nedeniyle genellikle tanısı kesindi. O dönemde birçok doktor, hastalığın eşcinsel aktivitenin kendine özgü fiziksel faktörlerinden kaynaklandığına inanıyordu ve rektal cinsel ilişkide yağlı kayganlaştırıcıların kullanıldığına işaret eden önemli kanıtlar vardı. Bu kayganlaştırıcılar, bağırsak bölgesine bu alışılmadık şekilde sokulduğunda, enfeksiyonun saldırısı için verimli bir üreme ortamı sağlıyordu. Ünlü kanser uzmanı

Dr. Lawrence Burton, "Anal boşluğa tekrar tekrar ve sürekli olarak kayganlaştırıcıların sokulmasının bağışıklık sistemi üzerinde ne gibi bir etkisi vardır?" sorusunu gündeme getirdi. Bunun deney hayvanlarında bağışıklık sisteminin zayıflamasına neden olduğu gözlemlendi. Burton'ın avukatı W. H. Moore, ağızdan alınan ya da anal yolla kullanılan hidrojene yağların AIDS'e neden olabileceğini öne sürdü. Bu da bizi, Japonya'daki atom radyasyonu kurbanları gibi herhangi bir hastalıkta beslenmenin oynadığı role geri getiriyor; geleneksel düşük yağlı diyet uygulayanlar, modern yüksek yağlı diyet uygulayanlara göre önemli ölçüde daha az ölüm vakası yaşadı. Bu da, hidrojene yağlar ve bunların insan vücudu üzerindeki olası zararlı etkileri konusunu yeniden gündeme getiriyor; bu yağlar, tehlikeli kimyasal değişikliklere neden olan ısıtıldığında da, soğuk olarak alındığında da zararlı olabilir.

Birçok eşcinselin, AIDS hastası oldukları bildirildiğinde gösterdiği ilk tepki, psikologlar tarafından "eşcinsel öfkesi" olarak adlandırılan, hastanın çılgın bir intikam arzusuna kapıldığı bir tür demanstı. Bu tür "AIDS demansı" olgusu, AIDS hastalarının yaklaşık yüzde 60'ında gözlemlenmiştir; bu da, AIDS'in eski sifiliz enfeksiyonunun sadece yeni bir türü olduğu yönündeki bazı doktorların inancını güçlendirmektedir. Sifiliz kaynaklı demans, genellikle parezi ve şizofreniye dönüşene kadar beyinde ilerleyen bir bozulma ile karakterizedir.

Diğer doktorlar ise AIDS demansını, AIDS hastalarını etkileyen aynı tür demansa neden olan, kediler tarafından taşınan bir parazit olan toksoplazmoz ile ilişkilendirmiştir. Bu ipuçlarının herhangi birini takip etmenin sorunu, sadece Tıp Tekeli'nin bu yeni salgından milyarlarca dolarlık kâr elde etmek için fırsat kollaması değil, aynı zamanda sivil özgürlükçülerin de kurbanlarının "mahremiyetini" savunarak AIDS araştırmalarını engellemesidir. Toplumu rahatsız eden ya da kasıtlı olarak "toplum" olarak adlandırılan şeyden kendilerini koparan diğer gruplar gibi, eşcinseller de fanatik bir grup sadakati geliştirmiştir. Birçok eşcinsel aktivist, AIDS'i kendileriyle diğer insanlar arasında aşılmaz bir engel oluşturan temel farklılıkların bir başka göstergesi olarak görmektedir. Bu nedenle, bunu istismar etmekte ve belki de AIDS'e bir çözüm bulunmasını istememektedirler.

Bu grup sadakati, AIDS'li birçok eşcinselin, sadece zaten çok sayıda olan cinsel temaslarını büyük ölçüde genişleterek değil, aynı zamanda takas ettikleri kan yoluyla başkalarına bulaştırarak mümkün olduğunca çok insana bulaştırma kararlılığında kendini açık bir şekilde göstermiştir. Los Angeles'ta, o zamanlar AIDS'in son aşamalarında olan James Markowski, 23 Haziran 1987'de Los Angeles Plasma Production Associates'e kanını sattığı için tutuklandı. Ölmeden önce mümkün olduğunca çok insana bulaştırmak istediğini itiraf etti. 7 Ocak 1987'de, kendisi de AIDS'ten ölmek üzere olan ünlü eşcinsel aktivist Robert Schwab, tüm yoldaşlarına, AIDS teşhisi konmuş "eşcinsel erkeklerin" derhal kan vermeleri gerektiği yönünde bir çağrı yaptı. "Ulusal dikkat çekmek için ne gerekiyorsa yapılmalıdır," diye açıkladı. "Buna kan terörizmi de dahilse, öyle olsun." Schwab'ın geniş çapta duyurulan kamuoyu çağrısının ardından, Amerikan eşcinselliğinin iki önemli merkezi olan New York ve San Francisco'da kan bağışlarının yüzde üç yüz gibi çarpıcı bir oranda arttığı kaydedildi.

Rock Hudson, AIDS olduğunu öğrendiğinde, "eşcinsel öfkesi"ne kapıldı. Hemen, karşılaştıkları tehlikelerin farkında olmayan gençlere odaklanarak, mümkün olduğunca çok sayıda insanı enfekte etmek için çılgın bir kampanya başlattı. Bu dünyayı cinsel bir Gotterdammerung içinde terk etme konusundaki delice kararlılığıyla, Hudson yüzlerce olmasa da onlarca masum genci enfekte etmiş olmalı. Bugün bile, korku ve nefret dolu çılgınlığının sonucu olarak, mirasına karşı davalar hâlâ devam ediyor.

Rock Hudson'lar yavaş ve acı verici bir şekilde ölürken, Amerikan halkının çoğu onlara hem onay hem de hor görme karışımı bir bakışla bakıyordu. Korku yoktu, çünkü o zamana kadar genel nüfus için bir tehlike belirtisi yoktu.

Ancak, 16 Eylül 1983 gibi erken bir tarihte, Washington, D.C.'de düzenlenen bir sağlık konferansında Dr. John Grauerholz şu soruyu gündeme getirdi: "AIDS, bir başka veba salgını mı olacak?" Konferans, AIDS'in "bir dizi kıyamet gibi salgınların habercisi olabileceği" sonucuna vardı. 26 Eylül 1985'te, Harvard Tıp Fakültesi'nden Dr. William Haseltine, tahminen on milyon Afrikalı'nın şu anda AIDS virüsü ile enfekte olduğunu bildirdi. Ancak buradaki hükümet yetkilileri, AIDS'in eşcinseller, Haitililer, damar içi uyuşturucu kullanıcıları ve siyahlar olmak üzere dört grupla sınırlı olduğunu halka temin etmeye devam etti. Çoğu Amerikan vatandaşı, pislik ve yozlaşmanın kendi karanlık dünyasında var olan bu iğrenç alt sınıfla asla doğrudan temas kurmayacağından, AIDS salgınının Amerikan orta sınıfı için hiçbir zaman bir tehdit oluşturmayacağı düşünülüyordu.

Atlanta'daki Hastalık Kontrol Merkezi adlı devlet kurumu, Büyük Domuz Gribi Katliamının kahramanları, şimdi de AIDS'in olası yayılması konusunda Amerikan halkını karanlıkta tutmak için ellerinden geleni yapıyorlardı. AIDS'in böcekler yoluyla bulaşamayacağına, AIDS virüsünün tükürükte bulunduğunu kabul etmelerine rağmen öpüşerek bulaşmayacağına dair periyodik bildirimler yayınladılar; ve bilimsel geçerliliği Grimm Masalları'nın sayfalarından alınmış gibi görünen diğer güvence verici açıklamalar yaptılar. Buna rağmen, CDC, 1988 yılına kadar bir ila bir buçuk milyon Amerikalının AIDS virüsü ile enfekte olacağını tahmin ediyordu; o tarihte ABD Ordusu'nda halihazırda 5.890 AIDS hastası vardı. New York Eyaleti Sağlık Komiseri Dr. David Axelrod, AIDS virüsü taşıyan herkesin mahkum olduğunu ciddiyetle uyardı: "Enfekte olanların neredeyse tamamı mahkumdur."

Virginia, Richmond'dan Dr. John Seale, 11 Haziran 1987'de bir konferansa başkanlık etti ve burada "AIDS cinsel yolla bulaşan bir hastalık değildir. Kan yoluyla da bulaşan bulaşıcı bir hastalıktır" şeklinde kesin bir ifade kullandı. Dr. Seale, ABD Sağlık Bakanı Dr. Everett Koop'u hastalık hakkında kasten yanlış bilgi yaymakla suçladı ve Koop'un bu "bilimsel dezenformasyon" kampanyasına Birleşik Krallık Baş Sağlık Görevlisi Sir Donald Acheson, Dünya Sağlık Örgütü Genel Direktörü Dr. Halfdan Mahler, Ulusal Sağlık Enstitüsü'nden Dr. Robert Gallo ve Moskova'daki Ivanovsky Viroloji Enstitüsü'nün direktörü Prof. Viktor Zhdanov'un da bu "bilimsel dezenformasyon" kampanyasına katıldığını iddia etti.

Dr. Seale, AIDS'in nedeni olduğunu iddia ettiği insan immün yetmezlik virüsü (HIV) keşfiyle ünlenen Ulusal Sağlık Enstitüsü'nün (NIH) kadrolu bilim insanı Dr. Gallo'yu suçlayan ilk kişi değildi. Gallo'nun keşfinden sonra, AIDS'in yanı sıra pek çok başka alanda da araştırma fonları dağıtan NIH, çalışmalarında Gallo'nun iddiasını doğrulayamayan hiçbir bilim insanına fon sağlamayı ısrarla reddetti. Başkan Reagan daha sonra sorunu çözmek amacıyla AIDS Özel Başkanlık Komisyonu'nu kurdu. Komisyon, bu amacı büyük bir gizlilik içinde ve yeter sayı olmadan toplanarak, toplantı tutanaklarının tutulmasını engelleyerek gerçekleştirmeye çalıştı. Amiral James D. Watkins, bu toplantıların başındaydı; toplantılar, Amerikan halkının neler yapıldığını bilmek istemesi nedeniyle çok eleştirildi.

"HIV" tartışması nedeniyle Dr. Gallo ile çatışmaya giren araştırmacılardan biri, Berkeley'deki Kaliforniya Üniversitesi'nde viroloji profesörü olan Dr. Peter Duesberg'dir. Duesberg aynı zamanda Ulusal Bilimler Akademisi üyesidir. O, bir burs ile Gallo'nun kendi laboratuvarına getirilmişti. Gallo'nun devasa keşiflerini yaptığını iddia ettiği aynı laboratuvarda HIV üzerinde çalıştıktan sonra, Dr. Duesberg, HIV virüsünün bir hastalık etkeni için gerekli standart kriterleri karşılamadığı sonucuna vardı. O, 1987 yılının Mart ayında bulgularını *Cancer Research adlı* tıp dergisinde yayınladı ve Dr. Gallo'nun kendi sonuçlarını haklı çıkarmasını beklemek üzere kenara çekildi. Ne o ne de *Cancer Research* dergisinin editörü Dr. Peter McGee, Dr. Gallo'nun o zaman ya da sonraki aylarda hiçbir yanıt vermemesine şaşırdı. Dr.

Gallo, Duesberg'in bulgularına ilişkin bir tepki almak amacıyla yapılan telefon aramalarına da cevap vermeyi reddetti. Görünüşe göre bu, Dr. Gallo'nun HIV virüsünü AIDS'in tek nedeni olarak belirlediğini iddia ettiği o meşhur "Gerçek mi Kurgu mu?" "araştırmalarından" biriydi. Bu tür olaylar, küçük kıskançlıklar, hesaplı aldatmacalar ve sahte araştırmalarını ortaya çıkarabilecek herkese fon verilmemesi ile dolu akademik ve bilim dünyasında, kimsenin farkında olduğundan daha sık meydana gelir. Daha önce de belirttiğimiz gibi, çoğu bilim insanı, araştırma notları istendiğinde genellikle bunların "kazara yandığını" söyler. Dr. Gallo'nun HIV virüsünü izole eden çalışmalarını gören olup olmadığı bilinmemektedir. Ancak o zamandan beri HIV virüsüyle ilgili daha fazla araştırmanın yapılmasını engellemeye çalışmaktadır.

Tıp dergisi *Bio/Technology'nin* araştırma editörü Dr. Harvey Baily, "HIV AIDS'e Nasıl Neden Olur?" konulu bir Beyaz Saray çalıştayı düzenlemişti. Çalıştay, Beyaz Saray'da iç politika kıdemli analisti olan Jim Warner tarafından eş başkanlık edilecekti. Dr. Gallo'nun bu konferansa katılması ve iddialarını kanıtlayacak bazı deliller sunması bekleniyordu. Warner, Dr. Duesberg'in bulgularını inceledikten sonra Gallo'ya karşı çok şüpheci hale gelmişti. Ancak Gallo hiç ortaya çıkmadı. Bunun yerine, 19 Ocak 1988'de yapılması planlanan Beyaz Saray Konferansı, herhangi bir açıklama yapılmadan aniden iptal edildi. HIV virüsünün AIDS'e neden olduğu yönündeki Gallo'nun tartışmalı iddiasını araştırmak için her yıl yüz milyonlarca dolar ödenmeye devam ediyor. Ancak, onun iddialarına itiraz etmek isteyenlere hiçbir fon ayrılmıyor.

Dr. Duesberg, farkında olmadan ülkenin önde gelen bürokratik bilim adamlarından birine karşı çıktığından beri bazı ilginç deneyimler yaşadı. HIV Virüsü Salgını Başkanlık Komitesi, onu New York'ta düzenlenen ve *Wall Street Journal'ın* bilim yazarı Katie Leishman tarafından haberleştirilen özel bir toplantıya davet etti. Bu toplantının bir personeli, Duesberg'in "itibarını sarsmak" amacıyla davet edildiğini itiraf etti. Başkanlık Komisyonu üyelerinin hiçbiri Dr. Duesberg'in bulgularına cevap veremediği iç, bu amaç boşa çıktı. Onlar, Gallo'nun çalışmalarına itiraz ettiği için onu sert bir şekilde azarlayarak kendilerini teselli ettiler. Project Hope'un başkanı ve yerleşik düzenin değerlerinin daimi savunucusu olan Dr. William Walsh, Duesberg'i şiddetle uyardı: "Halkı karıştırma. Bu hastalıktan muzdarip zavallı insanları karıştırma."" Duesberg, kimseyi kafasını karıştırmak istemediği için bu yaklaşım karşısında kendisi de şaşkına dönmüştü. O, yalnızca önde gelen bir hükümet bilim insanını itibarsızlaştıran bilimsel bir yaklaşım izlemişti. Eğer bu, tek işlevi Dr. Gallo'yu korumak gibi görünen Başkanlık Komisyonunu rahatsız ettiyse, bu Dr. Duesberg'in suçu olamazdı. Daha önce de belirttiğimiz gibi, tüm bu karmaşa, Amerika'da ciddi bilimsel çalışma olarak kabul edilen şeyin tipik bir örneğidir.

Bayan Leishman bu olayı "incelemeye direnen anlık ortodoksluk" olarak nitelendirdi.

Bu arada, tek bir nedenin gerçek bilimsel olarak doğrulanamaması nedeniyle, AIDS'in kökeni hakkında bir dizi teori ortaya çıkmıştır. Bunlar, daha önce bahsedilen sifiliz spiroketinin yeni bir varyasyonu olduğu önerisinden, birkaç yıldır endemik olan hepatit virüsünün bir varyasyonuna, Herpes Viradae familyasından olan Epstein-Barr virüsüyle olan akrabalığına kadar uzanmaktadır. Bu, muhtemelen günümüzde en yaygın insan virüsüdür ve dünya nüfusunun yaklaşık %95'ini etkilemektedir. Genellikle tükürük yoluyla bulaşır. Gençler bu virüse bulaştığında enfeksiyöz mononükleoz olarak ortaya çıkar; sonuçları arasında hepatit ve splenomegali bulunur ve Reye sendromu, Guillain-Barre sendromu, Bell felci, kronik ateş ve yorgunluk gibi komplikasyonlara yol açar. Etkileri genellikle doktorlar tarafından multipl skleroz, Hodgkin hastalığı, lösemi ve lupus ile karıştırılır.

New Yorklu Dr. Stephen Caizza, AIDS'i sifilizin en son tezahürü olarak tanımlayanlardan biridir; bu, hastalığın cinsel ilişkisi çok aktif olan eşcinseller ve fahişeler arasında sıkça görülmesi göz önüne alındığında mantıklı bir tespit. 1987'nin ilk çeyreğinde, kayıtlı sifiliz vakaları yüzde yirmi üç artış gösterdi; bu, son on yılın en büyük artışıdır. Dr. Peter Duesberg, AIDS'in başka bir etkeni olduğundan o kadar emindir ki, kendisine AIDS virüsünün enjekte edilmesini kamuoyu önünde kabul etmiştir. Chuck Ortleb, AIDS'in yaygın olarak görülen kronik yorgunluk sendromu olan ve şu anda dünya çapında yaygın olan Epstein-Barr sendromunun sadece bir varyasyonu olduğu şeklindeki yaygın bir görüşü dile getirmektedir. Diğer araştırmacılar ise, AIDS'in, nüfusa "domuz gribi" aşısı yapıldığı Büyük Domuz Gribi Katliamı'nın sadece bir başka sonucu olduğundan emindir.

AIDS ile gerçek "domuz gribi", yani domuzlarda gözlemlenen bu hastalığın bir türü arasındaki bağlantılar artık kanıtlanmıştır. Diğer araştırmacılar ise, birkaç yıl önce yaygın olarak dağıtılan bir hepatit serumunun daha dramatik veya tesadüfi bir varyasyonunu suçlamaktadır. Ancak, bu teorilerin hiçbiri "yeşil maymun" teorisiyle anlatım değeri açısından kıyaslanamaz.

Hükümetin propaganda grubu olan Hastalık Kontrol Merkezi tarafından yıllardır öne sürülen bu teoriye göre, küçük yeşil maymunlardan oluşan bir kabile yıllardır Orta Afrika'da dolaşmaktadır. İnsanlardan pek korkmayan bu maymunlar, sık sık yerli köylerine girmiştir. Bu yeşil maymunlar, kan dolaşımlarında bir tür AIDS virüsü taşır, ancak bu virüse karşı bağışıklıkları vardır. Ancak, hangi hikayeye inanmak istediğinize bağlı olarak, küçük yeşil maymunlar ya yerli kadınları ısırmış ya da onlarla cinsel ilişkiye girmiştir; yerli kadınların vücutları daha sonra AIDS virüsünü aktive etmiş ve daha sonra kocalarına bulaştırmıştır. Kocalar daha sonra Haiti'ye gitmiş ve orada eğlence amacıyla sık sık Haiti'yi ziyaret eden Amerikan eşcinsel nüfusunun üyeleri tarafından erkek fahişe olarak çalışmak üzere para almıştır. Bu eşcinseller daha sonra New York'a dönerek New York toplumunu enfekte ettiler ve San Francisco'ya gidip gelerek hastalığı Batı Kıyısı'na yaydılar. Bu senaryonun, yeşil maymundan San Francisco'da AIDS'ten ölen eşcinsellere kadar birkaç hafta içinde gerçekleştiği iddia edilmektedir; ancak çoğu araştırmacı, hastalığın mevcut salgın aşamasına ulaşmasının birkaç yıl sürdüğüne inanmaktadır.

AIDS salgınına müdahale, salgının " 'daki hiçbir sapık bana yabancı değildir" sloganıyla tanınan eşcinseller, yoksul siyahlar ve damar içi uyuşturucu kullanıcılarıyla sınırlı olması nedeniyle zorlaştı. Hastalık, eşcinsel hareketin güçlü bir siyasi güç olarak ortaya çıktığı dönemde yaygınlaştı. Siyahlarla ittifak kuran militan eşcinseller, pratik olarak Demokrat Parti'yi ele geçirdiler; bu durum, Senatör Teddy Kennedy gibi aktif heteroseksüelleri dehşete düşürdü. Demokrat Parti'nin geleneksel liderleri artık, "cinsel normalliğin partisi" olarak görülebilecek Cumhuriyetçi Parti'den kaynaklandığı yönündeki AIDS haberlerinden korkmaya başladılar. Çılgınların, uzun süredir mafyanın kontrolünde olan Demokrat Parti'yi ele geçirmesinin Cumhuriyetçiler için bir nimet olduğu konusunda pek şüphe yok. Sonuç olarak Demokratlar, AIDS'i gizli tutmak için çaresizce mücadele ettiler ve AIDS testi ya da yayılmasını kontrol altına almak için diğer hükümet önlemlerine karşı savaştılar. San Francisco'da, ülkenin en ünlü eşcinsel genelevleri olan hamamları kapatma planı, "sevgililerinin" bu hastalıktan dolayı eriyip ölmesini izlemiş olan, daha çok korkmuş bazı eşcinseller tarafından ortaya atılmıştı. Önerileri, San Francisco'nun siyasi liderleri tarafından sadakatle desteklenen sert çekirdek eşcinsellerin öfke dolu tepkisiyle karşılandı. San Francisco'da zafer için gerekli olan kritik kararsız oyların artık eşcinsellerden geldiği uzun zamandır biliniyordu ve onlar siyasi güçlerinden vazgeçmeye niyetli değillerdi. Ulusal düzeyde, hükümetin AIDS ile mücadele çabaları, yozlaşmışlar arasındaki intihara meyilli marjinal kesime ücretsiz prezervatif ve iğne dağıtmak gibi acınası ve gülünç programlarla sınırlı kalmıştı. Aslında, bu taktiklerle, devlet kurumları kendileri eşcinsel yozlaşmanın ve uyuşturucu kullanımının resmi destekçileri haline geldi; bu, kanunların savunucuları için tuhaf bir gelişmeydi. Hükümetin yeni ve daha aydınlanmış yaklaşımını yansıtan bir şekilde, başkentteki Bird's Florist, 1988 Sevgililer Günü'nü, bir düzine American Beauty gülü ve bir düzine prezervatiften oluşan bir Sevgililer Günü Özel Paketi sunarak kutladı. "Güvenli Seks Buketi" olarak adlandırılan bu paket, hükümet bürokrasisi tarafından coşkuyla karşılandı.

Bu salgın boyunca hükümet neredeyse hiçbir şey yapmazken, AIDS yayılmaya devam etti. Jimmy Carter'ın arka bahçesindeki Hastalık Kontrol Merkezi, eski kafalı Demokrat politikacıların hakimiyetindeki bir " " olmaya devam etmişti; Ronald Reagan'ın "faşist" rejimiyle herhangi bir işbirliği reddedildi. AIDS salgınının başlangıcından itibaren, Hastalık Kontrol Merkezi salgını gizlemek veya önemsiz göstermek için çaresiz bir arka cephe savaşı verdi. 1985 yazında, CDC yetkilileri, baş bitini veya kasık bitini AIDS virüsünün olası taşıyıcıları olarak değerlendirmeyi kesin bir dille reddettiler. CDC personeli bu fikri dehşetle reddetti ve bu kavramın "uygulanamaz" ve "korkutucu" olduğunu mırıldandılar. Aslında, birçok virüsün, özellikle de "eklembacaklılar tarafından taşınan virüsler" olan arbovirüslerin böcekler tarafından taşındığı iyi bilinmektedir; bu arbovirüslerden yaklaşık beş yüz tanesi şu ana kadar tanımlanmıştır. Bazı araştırmacılar, Afrika'da çok hızlı yayılan AIDS virüsünün başlıca taşıyıcılarından birinin tahtakurusu olduğundan emindir; tahtakurusu neredeyse her Afrika kulübesinde bulunur. Bilim adamları artık sivrisineklerin, tsetse sineklerinin, aslan karıncalarının ve siyah böceklerin de Afrika'da AIDS virüsünü bulaştırıyor olabileceğine inanmaktadır. Bu, birçok farklı Afrika ülkesinde AIDS'in hızla yayılmasına mantıklı bir açıklama getirmektedir. Bu böceklerin hiçbiri tüm Afrika ülkelerinde bulunmamaktadır, ancak bir veya daha fazlası Afrika'nın her bölgesinde büyük sayılarda mevcuttur.

1900 yılında Dr. Walter Reed, Aedes aegypti sivrisineğinin sarı humma vektörü olduğunu kanıtladı. Bazı maymunların AIDS türü bir virüs taşıdığı artık bilinmektedir, ancak Dr. Duesberg'in keşfettiği gibi, NIH'den Dr. Gallo'nun AIDS enfeksiyonunun tek sorumlusu olarak gördüğü HIV virüsü, tüm AIDS vakalarının sadece yaklaşık yarısında mevcuttur; bu, Dr. Gallo'nun açıklamaktan kaçındığı bir faktördür. Soru şudur: AIDS vakalarının diğer yarısında enfeksiyon etkeni nedir, ya da Dr. Duesberg'in belirttiği gibi, HIV virüsü bunların hiçbirinde enfeksiyon etkeni değildir. Eğer durum böyleyse, HIV virüsünün varlığını tespit etmek için yürütülen devasa hükümet test programları, yanlış izlerin peşinde koşulan milyonlarca dolarlık bir gürültü patırtısından ibarettir.

Hastalık Kontrol Merkezi, yoksulluk, çevre ve böceklerin AIDS bulaşmasıyla kesinlikle hiçbir ilgisi olmadığını ısrarla savunmaya devam etse de, 1987 yılının Mayıs ayında Science dergisinde, "insan immün yetmezlik (AIDS) virüsünün bulaşmasında ısırgan eklembacaklıların olası rolünü" inceleyecek bir araştırma entomoloğu arandığına dair bir ilan yayınlandı. Başvurular Hastalık Kontrol Merkezi'ne yapılacaktı.

AIDS ile ilgili önceden kabul edilmiş teorileri çürütmenin tehlikeleri, araştırmacıları takip etmeye devam ediyor. Tropikal Tıp Enstitüsü, AIDS ile arboviral bir bağlantı olduğunu gösteren araştırma sonuçlarını sunduğunda, Hastalık Kontrol Merkezi'nin yoğun baskısı altında kalan Michigan Üniversitesi, enstitüye sağladığı tüm fonları derhal kesti. 25 Ağustos 1986'da Oxford'da, Paris Pasteur Enstitüsü'nden Prof. Jean-Claude Cermann, Afrika böceklerinde AIDS'in tespit edildiğini bildirdi; virüs sivrisinekler, hamamböcekleri, karıncalar ve tsetse sineklerinde izole edilmişti. Bu, AIDS virüsünün sivrisinekler veya diğer böcekler tarafından taşınamayacağı yönündeki CDC'nin iddialarıyla doğrudan çelişiyordu.

Kaliforniyalı doktor Bruce Halstead, modern tıbbın AIDS, kanser veya radyasyon hastalığı için bir tedavisi olmadığını belirtmektedir. Ayrıca, araştırmalarının AIDS virüsünün bir trilyon mutasyona uğrayabileceğini ortaya koyduğunu da vurgulamaktadır. Bu arada, onkologlar (kanser uzmanları) tarafından tedavi edilen AIDS hastalarının, bütünsel yöntemlerle tedavi edilen AIDS hastalarına göre çok daha yüksek bir oranda öldüğü bildiriliyor. Birçoğu, hastalığın teşhisinden sonra tahsis edilen iki yıllık süreden daha uzun süre hayatta kalarak tıbbi istatistikçileri şaşırtıyor. San Francisco'da yaşayan kırk yaşındaki bir hasta olan Dan Turner, şu anda AIDS'ten en uzun süre hayatta kalan kurban. Turner, 1981 yılının Haziran ayında New York'a yaptığı bir seyahat sırasında enfekte olduğunu ve 12 Şubat 1982'de, Kaposi sarkomunun belirgin semptomlarını göstermeye başladıktan sonra bir doktor tarafından "eşcinsel kanseri" olduğu konusunda bilgilendirildiğini söylüyor. Turner, C vitamini, doğal gıdalar, meditasyon, akupunktur ve ağırlık kaldırma içeren bir rejim uyguladı.

Dr. Laurence Badgley, çığır açan eseri "Healing AIDS Naturally"de bir dizi tedavi yöntemi sunuyor. Bunlardan tipik bir tanesi, sebze, vitamin, buğday çimi, meyve suyu ve şifalı bitkilerden oluşan ve her gün sekiz veya dokuz diş çiğ sarımsakla desteklenen vejetaryen bir diyetle iyi sonuçlar vermiştir.

Hükümet oyalanırken, Amerikan halkı ölümcül bir hastalık olan AIDS'e yakalanma düşüncesiyle yanıp tutuşmaya devam ediyor. Boks maçları ve diğer kanlı sporlardaki hakemler, yarışmacılardan sıçrayan kanla enfekte olmamak için artık tıbbi eldiven giyiyor. Mahkeme görevlileri, AIDS hastalarıyla mahkemeye çıkmak zorunda kaldıklarında eldiven ve cerrahi maske gibi koruyucu giysiler giyiyor. Bu donanımlar, bu koruyucu tekniklerin AIDS hastaları için "zararlı bir atmosfer" yarattığını iddia eden sivil özgürlükçülerde öfke ve dehşet uyandırıyor. Hasta muhtemelen zaten ölmek üzere olduğundan, bu argüman tartışmalı görünüyor.

AIDS salgınının başından beri eşcinseller, Haitililer, damar içi uyuşturucu kullanıcıları ve siyahlar gibi iyi tanımlanmış gruplarla sınırlı olduğu gerçeği de Amerikan Sivil Özgürlükler Birliği'nde büyük bir öfkeye yol açmıştır; zira eşitlikçi bir toplumda bir hastalığın kurbanlarını seçerken bu kadar ayrımcı olmaması gerektiği bir ilkedir. 1984'ten 1986'ya kadar New York Eyaleti hapishanelerinde AIDS kurbanlarının %45'i Hispanik, %43'ü siyahiydi ve bunların %97'si damar içi uyuşturucu kullanıcısıydı *(New York Times*, 7 Şubat 1988).

Bu yazar, daha önce "The Curse of Canaan" (Kanaan'ın Laneti) adlı eserinde, Kanaan'ın zamanından günümüze kadar eşcinselliğin kökeninin, orijinal kök ırkın kirlenmesinden kaynaklandığını, cinsel kimliğin karışıklığının ise ırksal kimliğin karışıklığının doğrudan bir sonucu olduğunu ve genetik yapının DNA modelini karıştırdığını ortaya koymuştu. Bu nedenle, Joy Schulenberg'in faydalı kitabı "Complete Guide to Gay Parenting" (Eşcinsel Ebeveynlik İçin Tam Kılavuz) Doubleday 1985) kitabında, beyaz "eşcinsel" çiftlerin neredeyse sadece siyahi çocukları evlat edindiğini görmek hiç de şaşırtıcı değildir. Bu, kendi hataları olmaksızın, "eşcinsel" koruyucu ebeveynlerinden birinden veya ikisinden AIDS kapma olasılığına maruz kalacak olan siyahi evlatlık çocuklar için haksızlıktır. Görünüşe göre, beyaz "eşcinseller" diğer beyazları "alternatif yaşam tarzının" tehlikelerine maruz bırakmak istememektedir.

BÖLÜM 7

GÜBRE

Son elli yıl içinde dünyamızda yaşanan en büyük değişikliklerden biri, Üçüncü Dünya'nın birçok bölgesinde "yeşil devrim" olarak adlandırılan tarım devrimi olmuştur. Bu devrimin, Üçüncü Dünya ülkelerini hızla yirminci yüzyıla taşıyacağı ve bu ülkelerin daha gelişmiş Batı ülkeleriyle eşit şartlarda rekabet etmelerine imkân vereceği düşünülüyordu. Yirminci yüzyıl artık tarihin tozlu sayfalarına karışırken, bu hedefin gerçekleştirilemediği ortadadır. Asya ve Latin Amerika ülkeleri, çok daha ucuz işgücü maliyetiyle mamul mal üretiminde daha fazla rekabet sunmaktadır, ancak tarımda, Rockefeller kimya faaliyetleri için geniş yeni pazarlar yaratılmış olmasına rağmen, "yeşil devrimin" hedefi olduğu varsayılan yoksulluğun azaltılması bir hayal olarak kalmaktadır. Aslında, haritalarda uzun süredir "gelişmemiş" olarak işaretlenen bu bölgeler, bunun "sömürülmemiş", yani açgözlü uluslararası komplocular tarafından henüz sömürülmemiş anlamına gelen bir kod kelime olduğu konusunda hiçbir bilgiye sahip değildi. Finansçıların tek gerçek ilgisi, kâr getirebilecek ürünleri için pazarlar geliştirmektir. Üçüncü Dünya ülkelerinin çoğu malların bedelini ödeyemediği için, Amerikan vergi mükelleflerinin Üçüncü Dünya'ya "yardım" gönderdiği karmaşık bir sistem geliştirilmiştir. İşçi bir fabrikada traktör üretmek için çalışır; traktör daha sonra Bolivya'ya gönderilir ve bunun bedeli işçinin maaşından kesilerek tahsil edilir. Bir başka incelik ise, Amerikan veya uluslararası bankaların bu ülkelere malların bedelini ödeyebilmeleri için para "ödünç" vermesi; ardından Federal Rezerv Sistemi'nin bu tahsil edilemeyen kredileri Amerikan vergi mükelleflerinin fonlarıyla "garanti" etmesidir. Bir kez daha, işçinin ürettiği malların maliyetini karşılamak için maaşından para kesilir. Anayasanın hazırlayıcıları böyle bir gelişmeyi asla öngörmemişlerdir; sonuç olarak, işçi bu zorbalıktan kurtulmak iç 'e başvurduğunda, yargıç onu "alakasız" ve "kafa karıştırıcı" ifade verdiği gerekçesiyle öfkeyle hapse atmaktadır. Dünya artık Rockefeller-Rothschild holdinginin acımasız uşakları tarafından yönetilen bir Gulag Takımadaları'na dönüşmüştür. Onun tanrıları para ve iktidardır; tek düşmanı ise özgürlüğün savunucusudur.

Rockefeller çıkarlarının şu anki kahramanı, 1970 yılında Nobel Barış Ödülü'nü kazanan Norman Borlaug'dur. Iowa'lı bir çiftçi olan Borlaug, 1944'te yeni tahıl türleri geliştirmek üzere Rockefeller çıkarları tarafından Meksika'ya gönderilmişti. Oradaki deneyleri sırasında 60.000 farklı buğday türünü melezledi ve 1964 yılına kadar tamamen tropikal bir cüce, çift cüce ve üçlü cüce ırkı yaratmayı başardı. Bu, "yeşil devrim" olarak selamlandı. Ortaya çıkan "süper buğday" daha yüksek verim sağladı, ancak bu, dönüm başına büyük miktarlarda gübre ile toprağı "şişirerek" gerçekleştirildi; gübre ise Rockefeller'ların kontrolündeki nitrat ve petrol ürünlerinden elde ediliyordu. Ayrıca büyük miktarlarda herbisit ve pestisit kullanıldı, bu da Rockefeller kimya imparatorluğu için ek pazarlar yarattı. Aslında, "yeşil devrim" sadece bir kimya devrimiydi. Üçüncü Dünya ülkelerinin bu devasa miktardaki kimyasal gübre ve pestisitlerin bedelini ödemesi hiçbir şekilde beklenemezdi. Bu da yine halihazırda yürürlükte olan "dış yardım" sistemi tarafından halledildi.

Rockefeller çıkarları, "Mucize Pirinç" geliştirmek üzere Robert Chandler'ı Filipinler'e de gönderdi; sonuç, önceki gübre miktarının üç katını kullanan bir pirinç oldu. Bu pirinç, önceki altı ay yerine dört ayda olgunlaştı ve yılda iki yerine üç hasat verdi. Filipinler'deki iki zengin girişimci grubu, "Mucize Pirinç"in kârından elde edilecek yerel kazançlar için birbirleriyle rekabet etmeye başladığında, Rockefellerlar bir grubu, yani Marcos grubunu devre dışı bırakmaya karar verdiler ve onun yerine Chase Manhattan Bank ile yakın bağları olan ve kredilerin faizini ödeyeceğine güvenilebilecek Aquino grubunu getirdiler. Her zamanki gibi, Rockefeller "hayırseverliği" piyasalar, kârlar ve siyasi kontrol ile yakından bağlantılıydı. Modern gübre, petrol bazlı bir endüstridir.

İkinci Dünya Savaşı'nın sonunda, mühimmat üreticileri kendilerini devasa miktarda s nitrat stokuyla karşı karşıya buldular. Hayırsever vakıflar tarafından her zaman dehşetle karşılanan barışın patlak vermesi nedeniyle, bu mallar için yeni pazarlar bulunmalıydı ve bu da acilen yapılmalıydı. Azot ve nitratlar, bomba ve mermi üretiminde anahtar bileşenlerdi. Barış zamanında buna benzer bir pazar geliştirilmeliydi. Birinci Dünya Savaşı'ndan sonra belirledikleri ilkeye göre, yoğun acı ve ölüme neden olmak için büyük masraflarla üretilmiş devasa bir klor stoğuyla karşı karşıya kalan tekelciler, tek olası pazarın bunu Amerikan topluluklarına satmak olduğunu fark ettiler; bu topluluklar da kloru su kaynaklarına karıştıracaktı. 1945'te, devasa nitrat stoğunun tek çıkış yolunun, gübre olarak gıda zincirine sokmak olduğu kararlaştırıldı.

Son elli yıldır Amerika Birleşik Devletleri'nde kalp krizi kaynaklı ölüm oranlarındaki artış, Tıp Tekeli'nin savunucuları tarafından,

Amerikalıların daha uzun yaşadığı ve yaşlanmanın onları kanser ve kalp rahatsızlıkları gibi "dejeneratif" hastalıklara daha yatkın hale getirdiği "gerçeğinin" bir başka örneği olarak ustaca açıklanmıştır. Bu, Amerikan yaşam tarzındaki önemli gelişmeleri uygun bir şekilde görmezden gelen tıp camiasının her zamanki kaçamak cevabıydı. On dokuzuncu yüzyılın bir dizi yılında, kolera ve tifo salgını büyük Amerikan şehirlerinin sakinlerini mahvetmişti; bu salgınlar, kötü hijyen koşulları ve su kaynaklarının kirlenmesinden kaynaklanıyordu. Birinci Dünya Savaşı'ndan sonra tekelciler su kaynaklarına fazla klor döktüklerinde, sonuç kolera ve tifo salgınlarının sona erdiği şeklinde geniş çapta alkışlandı. Aslında, bu gelişmeden klorlama sorumlu değildi. Tifo, büyük ölçüde şehir sokaklarının büyük miktarlarda at dışkısı ile kirlenmesinden kaynaklanıyordu; bu dışkılar çürüyerek sinekleri çekiyordu.

Yağmur yağdığında, bu kirlilik su kaynaklarına akıyordu. Otomobilin ortaya çıkması ve ana ulaşım aracımız olarak atların şehir sokaklarından kaybolmasıyla birlikte, tifo ateşi neredeyse bir gecede ortadan kayboldu. Bu, 1920'lerde, otomobillerin sokaklarda atların yerini aldığı dönemde meydana geldi.

Bu savaş malzemesinin su kaynaklarımıza atılması, öngörülemeyen bir etkiye neden oldu. Yeni bir salgın, yani kalp krizi salgınını beraberinde getirdi. Sudaki klor, beslenmedeki hayvansal yağlarla birleşerek kimyasal bir karışım oluşturdu ve bu karışım arterlerde yapışkan bir madde oluşturdu; bu da ateroskleroz adı verilen bir tıbbi durumu ortaya çıkardı. Arterlerde bu yapışkan maddenin birikmesi, kan dolaşımını kademeli olarak engelledi, sonunda kalbe giden ana arterleri tıkadı ve anjina pektoris ve koroner kalp krizi ataklarına yol açtı. Burada da yine, hijyen alanındaki görünürdeki bir "ilerleme", Tıp Tekeli için bir başka nimet oldu; çünkü doktorların muayenehaneleri kalp hastalığından muzdarip Amerikalılarla doldu.

II. Dünya Savaşı'nın sonunda, tekelciler fazla nitratlarını Amerikan gıda zincirine boşaltmak için ortak bir çaba başlattılar. Amerika Birleşik Devletleri'nin dört bir yanındaki ilçe temsilcilerine, bölgelerindeki çiftçilere gübre, herbisit ve pestisit kullanımını artırmaları konusunda tavsiyede bulunmaları söylendi. Bu tavsiye, tarımı daha da sermaye yoğun hale getirerek çiftçileri bankalara gidip daha fazla borç almaya zorladı ve Sovyet Tarım Tröstü'ne benzer büyük tarım tekelleri yaratarak bireysel çiftçileri topraklarından uzaklaştırma programının önünü açtı. Çiftçiler ayrıca benzinle çalışan pahalı traktörler satın almak için büyük miktarda borç aldılar; bu da Rockefeller'ın gelirlerini büyük ölçüde artırırken, aynı zamanda onları eskiden atlarından elde ettikleri gübreden mahrum bıraktı. İlçe temsilcilerinin talimatlarını sadakatle uygulayan çiftçilerin ihtiyaç duyduğu kredileri neşeyle veren bankaların, fonlarını Federal Rezerv Sisteminden alan bankalar olması pek de tesadüf değildi. Ülkenin para ve kredi tekeli, 1910 yılının Kasım ayında Georgia'nın Jekyl Adası'nda düzenlenen gizli bir komplocular toplantısında planlanmıştı; bu toplantıya, kızı kısa süre önce John D. Rockefeller Jr. ile evlenen Senatör Nelson Aldrich başkanlık etmişti.

Aşırı gübrelenmiş topraklarda yetiştirilen gıdaların besin değeri ve bu gıdaların daha sonra büyük ölçekli depolama, nakliye ve perakende satış için daha uygun hale getirilmek üzere kapsamlı bir "işleme" sürecinden geçmesi gerçeği, Tıp Tekeli tarafından göz ardı edilmiştir. Önde gelen bir beslenme uzmanı ve Oxford Magdalen Koleji'ndeki " " İnsan Beslenme Laboratuvarı'nın başkanı olan Dr. H. M. Sinclair, 1957 Dünya Sağlık Günü'nde yaptığı ve 14 Aralık 1957 tarihli *British Medical Journal'da* yeniden basılan konuşmasında bu duruma itiraz etti. Dr. Sinclair, tıp öğrencisi olduğu ilk günlerinden itibaren "klinik hocalarımın, bu yüzyılda orta yaşlı bir erkeğin yaşam beklentisinin neden bu yüzyılın başındaki veya hatta bir asır öncesinden pek farklı olmadığını açıklayamadıklarını" hatırladı. Bu, tıpta kaydedilen büyük ilerlemelere rağmen — pnömoninin neredeyse ortadan kalkmış olması, tüberkülozun nispeten nadir görülmesi, cerrahi, endokrinoloji ve halk sağlığı alanındaki muhteşem gelişmeler — orta yaşlı bir erkeğin, bir asır öncesine göre dört yıldan fazla daha uzun yaşamayı bekleyemeyeceği anlamına gelir; ve aslında, İskoçya'da yaşam beklentisi şu anda gerçekten azalmaktadır."

1893 yılında, Alman bir tarım kimyageri olan Dr. Julius Hensel, "Taşlardan Ekmek" adlı kitabında şöyle yazmıştır: "Tarım, kanser dönemine girmiştir... beslenmemiz için ne tür mahsuller yetiştirdiğimize veya tarlalarımızın hangi maddelerle gübrelendiğine kayıtsız kalamayız. Sadece büyük miktarlarda hasat yapmak yeterli olamaz; bu büyük miktarın aynı zamanda kaliteli olması da gerekir. Sadece marn, yani kireç karbonatı ile gübreleme yaparak, bir insanın her zaman marnla yetinmeye meyilli hale getirecek kadar büyük bir verim elde edilebileceği tartışılmazdır; ancak bu tür tek taraflı bir gübrelemeyle, yavaş ama emin adımlarla çeşitli türden kötü etkiler ortaya çıkacaktır; bunlar şu deneyimsel aksiyomu doğurmuştur: "Kireçle gübreleme, zengin babalar ama fakir oğullar yaratır." Kepekten arındırılmış, neredeyse tamamen besin maddelerinden yoksun olan günümüzün ince ununa bakıldığında, modern hastalıkların sayısının bu kadar fazla olmasına şaşmamak gerekir." Bu sözler, Rockefeller'ın çıkar gruplarının dünyayı petrol bazlı gübrelerle doldurmasından önce, 1893 yılında yazılmıştır.

Artan sayıda besin değeri düşük, besin eksikliği olan gıdalara karşı koymak için, Tıp Tekelinin uşakları boş durmamıştır. Daha iyi beslenmenin önde gelen savunucularına karşı yıpratma savaşları yürütürken, Gıda ve İlaç İdaresi ile Amerikan Tıp Birliği, kimyasal gübrelerin kullanımını cesurca savunmuştur. Her devlet okulunda ve kütüphanede bulunan, geniş bir okuyucu kitlesine sahip AMA dergisi *Today's Health*, Eylül 1958'de şöyle yazmıştı: " 'ın Federal Hükümeti tarafından yürütülen kapsamlı araştırmalar, mahsullerin besin değerinin kullanılan gübrelerin toprağından etkilenmediğini göstermiştir..." Buna Rockefeller Vakfı'ndan Dr. Alexis Carrel karşı çıkarak şöyle yazmıştır: "Kimyasal gübreler, toprağın tükenmiş tüm elementlerini yerine koymadan mahsullerin bolluğunu artırarak, tahıl ve sebzelerin besin değerinin değişmesine dolaylı olarak katkıda bulunmuştur. Tavuklar, yapay beslenme ve yaşam tarzı nedeniyle kitlesel üreticiler arasına girmeye zorlanmıştır. Yumurtalarının kalitesi değişmemiş midir? Aynı soru süt için de sorulabilir, çünkü inekler artık tüm yıl boyunca ahırda tutulmakta ve yapay yemlerle beslenmektedir. Hijyen uzmanları, hastalıkların kökenine yeterince dikkat etmemişlerdir. Yaşam koşulları ve beslenme ile bunların modern insanın fizyolojik ve zihinsel durumu üzerindeki etkilerine ilişkin çalışmaları yüzeysel, eksik ve çok kısa sürelidir."

Hükümet araştırmacılarının iddialarına rağmen, toprağın önemi, maruldaki demir oranının yetiştirildiği toprağın koşullarına bağlı olarak yüz gramda 1 mg ile 50 mg arasında değişebilmesi gerçeğiyle ortaya çıkmaktadır. Orta Batı, topraktaki yaygın iyot eksikliği nedeniyle uzun süredir "guatr kuşağı" olarak bilinmektedir. Neredeyse iki bin yıldır yoğun bir şekilde tarım yapılan Britanya Adaları'nda, topraktaki mineral eksikliği o kadar fazladır ki, İngilizler o zamanlar kötü dişleriyle dünya çapında tanınırlardı.

Mevcut tarım kimyası sistemi, toprağa minerallerin eklenmesi ve bitkilerin bu mineralleri daha kolay alabilmesi için asitlerin eklenmesi gerektiğini öneren Alman kimya profesörü Dr. Justus von Liebig tarafından geliştirilmiştir. Kimyasal tarım, asidik veya bazik olan çözünür kimyasallar kullanır; bunların nihai etkisi toprağı asitlendirmektir, oysa kimyasal minerallerin kullanımı toprağı kullanılamaz hale getirir. Hala son Buzul Çağı'nın sağladığı faydalarla yaşadığımız ve toprağı yeniden mineralize etmenin tek yolunun, daha önce yaklaşık her 100.000 yılda bir olduğu gibi, bir başka Buzul Çağı'ndan geçmek olduğu öne sürülmüştür.

Missouri Üniversitesi Ziraat Fakültesi Toprak Bilimi Bölümü Başkanı Dr. W. M. Albrecht, " " derken, hastalıkların dışarıdan gelen bir bela olduğu uzun süredir yaygın bir inanç olsa da, eksiklikler ve kendimizi tam olarak besleyemememiz nedeniyle bunların muhtemelen içten kaynaklandığına dair farkındalık artmaktadır. Beslenme konusundaki daha kapsamlı bilgiler, eksiklik hastalıklarının sayısının giderek arttığını ortaya koymaktadır. Bu vakaların kaynağı, sadece aile bütçesinin karşılayabileceği gıda ve süpermarketlerdeki ürünlere değil, biraz daha öteye, yani tüm tarımsal üretimin başladığı nokta olan toprağın gübrelenmesine kadar uzanmaktadır. Eksiklik olarak sınıflandırılan bu artan vakalar, bize 'iyi beslenmek sağlıklı olmaktır' diyen o eski atasözünün doğruluğunu pekiştirmektedir."

Son yıllarda bizi rahatsız eden garip yeni hastalıkların çoğunun beslenme kaynaklı olduğu ortaya çıkmıştır. Dr. Josephson, miyastenia gravisi, manganez eksikliğinden kaynaklanan bir endokrin bozukluğu olarak tanımlamaktadır; bu eksiklik, manganezin kusurlu asimilasyonundan ya da kusurlu metabolizmadan kaynaklanabilir. Kimyasal gübreye duyulan ihtiyaç, tarım yöntemindeki uzun süredir var olan bir kusurdan, yani moldbord pulluk kullanımından kaynaklanıyor olabilir. Oklahoma Üniversitesi'nden Profesör Edward H. Faulkner, moldbord pullukların toprağın verimliliğini tahrip ettiğini keşfetti. O, yeşil gübreyi yüzeye sürerek ve sabanı ortadan kaldırarak bu etkiyi ortadan kaldırdı; saban, yeşil gübreyi (zemin yüzeyinde bulunan çürüyen bitki maddeleri ve sebze artıkları) yüzeyin yaklaşık altı ila sekiz inç altına sıkıştırarak, su tabakasından yükselmesi gereken suya bir bariyer oluşturuyordu. Su hareketinin kılcal etkisi engellendiği için, üstteki altı inçlik tabaka kurur. Sabanla tahrip edilmiş bu toprakta yetişen bitkiler böcekleri çekerken, vitamin ve mineral içerikleri de azalır. Bitkiler hastalanır ve ölür.

Bu sonucu gören çiftçi, sorunun topraktaki bir element eksikliğinden kaynaklandığını düşünür, ancak topraktaki suyun kılcal hareketini engelleyenin saban olduğunu fark etmez. Böylece, büyük miktarlarda kimyasal gübre satın almaya hazır bir müşteri haline gelir. Bu gübrelerin başlıca üreticilerinden biri, Rockefeller'ın kontrolündeki American Agricultural and Chemical Company idi. Şaşırtıcı olmayan bir şekilde, şirketin yöneticilerinden biri olan John C. Traphagen, aynı zamanda New York Federal Rezerv Bankası ve Rockefeller Tıp Enstitüsü'nün de yöneticisiydi. Amerikan Kanser Derneği'nin öncü isimlerinden ve yöneticilerinden biri olan Traphagen, Bank of New York'un başkanı ve Fifth Avenue Bank'ın yöneticisiydi. Ayrıca Wyandotte Chemicals, Hudson Insurance, Brokers and Shippers Insurance, Caledonian American Insurance, Foreign Bondholders Protective Association, Sun Insurance, Ltd. (üç büyük Rothschild şirketinden biri), Atlantic Mutual Insurance, Eagle Fire Insurance, Norwich Union Fire Insurance, Ltd., International Nickel, Royal

Insurance Company, Royal Liverpool Insurance ve çoğu Rothschild'ların etki alanı içinde bulunan diğer birçok Londra sigorta şirketinin de yönetim kurulu üyesiydi.

American Agricultural and Chemical'ın yönetim kurulunda ayrıca Wall Street hukuk firması Sullivan and Cromwell'den John Foster Dulles de yer alıyordu; o, Eisenhower'ın Dışişleri Bakanı olarak görev yaparken, kardeşi Allen ise Merkezi İstihbarat Teşkilatı'nın (CIA) başındaydı. Dulles ayrıca International Nickel, Bank of New York ve American Banknote Company'nin (Federal Rezerv Sistemi'nin kağıt tahvillerle desteklenen kağıt paralarını basmak için kullandığı kağıdı tedarik eden şirket) yönetim kurulu üyesiydi ve Alger Hiss'in başkanlığını yaptığı Carnegie Uluslararası Barış Vakfı'nın, New York Halk Kütüphanesi'nin, Union Theological Seminary'nin ve New York Eyaleti Bankacılık Kurulu'nun yönetim kurulu başkanıydı. Dulles, 1907'de Lahey Barış Konferansı'nda sekreterlik yapmış ve 1918'de Paris Barış Konferansı'nda amcası Robert Lansing'in (Wilson'ın Dışişleri Bakanı) sekreteri olarak görev yapmıştı. Dulles daha sonra 1919'da Bernard Baruch ile birlikte Tazminat Komisyonu ve Yüksek Ekonomi Konseyi'nde görev yaptı; 1933'te Berlin Borç Konferansı'na katıldı ve 1945'te Alger Hiss Birleşmiş Milletler Şartı'nı yazarken San Francisco'daki Birleşmiş Milletler'e Amerikan delegesi olarak katıldı. Hem Dulles hem de kardeşi Allen, 1933'te Köln'de Baron Kurt von Schroder ve Adolf Hitler ile tarihi bir konferansa katılmışlardı; bu konferansta Dulles kardeşler, Hitler'e Wall Street bankacılarının Almanya'da Nazi rejimini kurması için ona para vereceklerini garanti ettiler.

American Ag & Chem'in yönetim kurulunda ayrıca yatırım bankacıları Clark ve Dodge'dan George C. Clark; Unexcelled Chemical Company ve Lone Start Cement'in başkanı, aynı zamanda bir tiyatro patronu, National Theatres, Twentieth Century Fox ve Skouras Theatres'ın yöneticisi ve Curtiss-Wright ile Wright Aeronautical'ın yöneticisi olarak bir uçak patronu olan John R. Dillon da yer alıyordu; Yönetim kurulunda ayrıca, bankacı Robert Stone da yer alıyordu. Stone, Hayden Stone'un ortağı, Rockefeller'ın Mesabi Iron Ore ve Island Greek Coal Company, Punta Alegre Sugar Company, U.S. Envelope, John P. Chase Company, Philadelphia and Norfolk Steamship Company, Amoskeag Company ve William Whitmore Company'nin yöneticisiydi.

Ag & Chem'in bir diğer üyesi, aynı zamanda Amerikan Kanser Derneği'nin de yöneticisi olan Elliott V. Bell'di. 1929'dan 1939'a kadar *New York Times'ta* finans yazarı olarak çalışmış ve bu sayede en üst düzey finans çevrelerine giriş yapmıştı. 1940'ta Thomas Dewey'in ekonomi danışmanı oldu, 1947-49 yılları arasında New York Eyaleti Bankalar Müfettişi, McGraw Hill'in yöneticisi, iş dergisi *Business-week'in* editörü, Rockefeller'ın Chase Manhattan Bankası, New York Life, New York Telephone Company, Tricontinental Corporation, Revere Copper and Brass ve diğer firmaların yöneticisi olarak görev yaptı. Ayrıca HEW Sosyal Güvenlik Finans Komitesi'ne ve John S. Guggenheim Vakfı ile Roger Straus Vakfı'nın mütevelli heyetine atandı. Kızı, New York'un önde gelen sosyetiklerinden biri olan ve "güzel insanlar" arasında yer alan Bayan Thomas Hoving'dir.

Kimyasal gübrelerin kullanımı, sebzelerin protein içeriğinin yılda yüzde on oranında istikrarlı bir şekilde düşmesine neden oldu.

Ancak en tehlikeli etki ve beslenme kaynaklı birçok hastalığın muhtemel nedeni, kimyasal gübrenin topraktaki potasyum miktarını azaltırken sodyum miktarını artırmasıydı. Potasyum ve sodyum, elektriksel olarak zıt iki grubun liderleridir. Vücutta inaktif potasyum, özellikle kanser olmak üzere çeşitli hastalıkları tetikler. Sodyum artışının, Amerika Birleşik Devletleri genelinde yüksek tansiyon vakalarındaki dramatik artışı açıklayabileceği düşünülmektedir; çünkü nüfusumuz, kimyasal gübrelenmiş topraklarda yetiştirilen gıdalardan giderek artan miktarda sodyum alırken, aynı zamanda insan vücudundaki potasyum seviyelerinin giderek düşmesinin etkilerine maruz kalmaktadır. Potasyum, özellikle kalp atışının düzenlenmesind tir; vücutta eksikliği, sistemi ani kalp krizlerine yatkın hale getirir.

Beslenme uzmanları artık, toprakta kimyasal gübre kullanımının Amerika Birleşik Devletleri vatandaşlarında görülen tüm anemi vakalarının yüzde yetmişine neden olduğuna inanmaktadır; çünkü bu gübreler topraktaki demiri yerine koymaz, aksine onu ortadan kaldırır.

Kimyasal gübrelerin kullanımı, Rockefeller çıkarlarıyla yakından bağlantılı büyük şirketlerin dünya tahıl arzı üzerindeki hakimiyetini de hızlandırdı. 1919 yılında, dünyanın en büyük tahıl üreticisi Montana Farming Corporation'dı. O dönemde buğday, bushel başına 2,20 dolarlık garantili bir fiyata satılıyordu ve şirket devasa kârlar elde ediyordu. Montana'nın yönetim kurulu başkanlığını, bankacılık, çelik ve demiryolları alanlarındaki muazzam çıkarları nedeniyle çiftçi olma arzusuna dair hiçbir ipucu vermeyen J. P. Morgan yapıyordu; Morgan, Federal Rezerv Kurulu'nun Federal Danışma Konseyi'nde New York merkez bankacılığı bölgesini temsil ediyordu. Montana Farming yönetim kurulundaki ortakları arasında Rockefeller'ın bankacısı, National City Bank'tan James Stillman vardı — iki kızı, William Rockefeller'ın iki oğluyla evliydi; Morgan'ın kontrolündeki Guaranty Trust bankasının başkan yardımcısı Francis Hinckley Sisson — bu banka şu anda Morgan Guaranty Trust adını taşımaktadır; ve Morgan'ın Taft başkanlığı döneminde Başkan Taft'ın kişisel sekreteri olarak atadığı Charles D. Norton. Norton, Morgan'ın First National Bank'ının (daha sonra Rockefeller'ın National City Bank'ıyla birleşerek bugünkü bankacılık devi Citibank'ı oluşturdu) başkanlığını yapmıştı. Norton, Federal Rezerv Yasası'nı gizlice hazırlamak üzere Jekyl Adası'nda bulunan ilk komplocularından biriydi. Montgomery Ward, Equitable Life, ATT, Tidewater Oil ve Delaware and Lackawanna Railroad'un yönetim kurulu üyesiydi. Ayrıca Morgan'ın en sevdiği hayır kurumlarından olan Amerikan Kızıl Haçı, Russell Sage Vakfı ve Metropolitan Müzesi'nin de yönetim kurulu üyesiydi. Montana Farming'in yönetim kurulunda ayrıca Guaranty Trust, Merchants and Metals National Bank'ın yönetim kurulu üyesi, Asia Banking Corporation, American Foreign Securities Corporation, Mackay Companies, Postal Telegraph ve diğer birçok şirketin başkanı olan Charles H. Sabin de yer alıyordu.

Günümüzde dünya tahıl ticareti, Cargill, Continental Grain, Louis Dreyfus, Bunge ve Andre olmak üzere beş firmanın elindedir. Bu firmalar, Rockefeller Trust tarafından geliştirilen süper tahılların dalgasını yakalayarak zengin ve güçlü hale gelmiştir. Bu firmalar, esas olarak Chase Manhattan uluslararası ağına dayanarak, bu çıkar gruplarıyla ve Rockefeller'ların bankacılık çıkarlarıyla yakın temas halindedir. Bu şirketler ayrıca Rockefeller Vakfı'nın mısır başta olmak üzere melez tohumlar geliştirmesinden de kâr etmiştir. Ticari açıdan bakıldığında, melez tohumların cazibesi kendilerini çoğaltamamalarıdır. Sonuç olarak, çiftçi her yıl yeni melez tohum tedarik etmek için para ödemek zorundadır. Melez tohumların tekelciler için bir başka büyük cazibesi de, patent sahibi ana şirkete o tohum çeşidinde tekel hakkı vermesidir. Böylece, bankaların ve Kimya Tröstü'nün Amerikan çiftçileri üzerinde tam bir hakimiyet kurmasını sağlayan ticari karlılık ve tekel olmak üzere iki faktör ortaya çıkmaktadır. Melez tohumlar, dönüm başına ortalama yüzde yirmi ila otuz daha fazla verim sağlar ve bu, çiftçiler için güçlü bir satış argümanı oluşturur. Benzer şekilde, Meksika'nın El Butan kentindeki Uluslararası Mısır ve Buğday İyileştirme Merkezi'nde geliştirilen "mucize buğday", şiddetli yağmurlar ve tropikal fırtınalara dayanabilen bir buğday türünün ortaya çıkmasını sağladı. Bu tür, Meksika buğdayının kısa ve sağlam saplı Japon cüce türleriyle melezlenmesi sonucu üretilmiştir. Honshu adasından gelen Norin-10, Japon tayfunlarına karşı neredeyse hiç dayanamıyordu. Bu tür, "yeşil devrimi" gerçeğe dönüştüren tür oldu. 1960'tan sonra, Meksika istasyonu 1960 yılı için Nanair 60, Pitic 62, Penjamo 62, Sonora 64, Lerma Rojo 64, India 66, Siete Cerros 66, Super X 67, Yecoar 70 ve

Cajeme 71 gibi uzun bir buğday serisi piyasaya sürdü. Yoğun gübreleme ve sulama gerektirmelerine rağmen, hepsi tropikal ülkelerde yetişebiliyordu. Büyük Beşli, muazzam nakit akışları ve pek çok hükümetin siyasi istikrarı korumak için gıda tedarikine bağımlı olması nedeniyle muazzam bir siyasi ve mali güce sahiptir. Bu durum, tarihçilerin artık 1972'deki Büyük Sovyet Tahıl Hırsızlığı olarak adlandırdığı olay sırasında ortaya çıktı.

Chase Manhattan Bank'tan uzun süredir Rockefeller'ın yardakçısı olan Henry Kissinger tarafından ayarlanan bu anlaşma, sallantıda olan Sovyet hükümetini kurtarırken, Amerikan vergi mükelleflerine milyarlarca dolara mal oldu. Temmuz 1972'de Sovyetler Birliği, Sovyet tarım sisteminin feci yetersizliğini telafi etmek amacıyla ABD'den buğday satın aldı. 1963'te Rusya, Kanada'dan 500 milyon dolara 6,8 milyon ton buğday satın alarak yurt dışından buğday alımına başlamıştı. 1972'de ABD'den yapılan alımların bedelini ödemek için Sovyetler Birliği'ne şu şekilde ödeme yapma izni verildi: Sovyetler Birliği adına hareket eden Macaristan merkez bankası, 20 milyar dolarlık dolar açığı satma emri verdi. Hazine Bakanı John Connally daha sonra doları yüzde on oranında devalüe etti. Sovyetler Birliği, dolar açığı satışından 4 milyar dolar kazandı ve tahıl bedelini ödedi.

Uluslararası finansal manipülasyonlarda Rothschildlar ve Hambro ailesiyle derin bir şekilde ilişkili olan Michel Sidona, daha sonra ölü bulunduğu hapishane hücresinden bu süreci anlattı. "Dipsiz bir saflıkla Amerika Birleşik Devletleri, Sovyetler Birliği'ne 4 milyar dolar sağladı; bu para o zamandan beri şüphesiz kendi hayırseverlerinin yok edilmesine yatırıldı; o zaman Amerika'nın kendi yıkımının suç ortağı olduğunu anlamaya başladım. Size şunu söyleyeyim, tarihin hiçbir döneminde hiçbir güç, Amerika kadar körü körüne düşmanlarını silahlandırıp desteklememiştir."

Sovyet tahıl anlaşması, Amerika Birleşik Devletleri'ndeki tüm gıda tedariklerinin fiyatının yüzde yirmi artmasına neden oldu. Azalan deniz filomuzu desteklemek amacıyla kabul edilen ve Kongre'nin yabancı gemilerle tahıl nakliyesine getirdiği kısıtlamalar nedeniyle, 1972'deki Sovyet tahıl alımları, Amerikan vergi mükelleflerine dökme yük gemilerine ödenen ek elli beş milyon dolarlık sübvansiyon maliyetine mal oldu. Amerikan gemileri tahılı ton başına 16 dolara taşıdı, oysa yabancı gemiler bunu ton başına 9 dolara taşıyabilirdi.

Bugüne kadar, Sovyetlerin 1971 ile 1977 yılları arasında ABD'den satın aldığı kırk milyon ton tahıl için ne kadar ücret ödendiğini sadece birkaç uluslararası tahıl tüccarı ve Sovyet yetkilisi biliyor. ABD Tarım Bakanlığı yetkilileri, ödenen ücretle ilgili herhangi bir kayıtlarının olmadığını veya ücretin ödenip ödenmediğinin bilinmediğini belirtiyor. Bunu sadece Henry Kissinger biliyor ve o da söylemiyor.

Büyük Beş tahıl tüccarı, tahıl anlaşmaları dünya para birimlerinin değerinde büyük dalgalanmalara neden olduğu için, döviz manipülasyonlarına da yoğun bir şekilde karışıyor ve her gün döviz vadeli işlemlerinde büyük meblağlar ticareti yapıyor. İçeriden aldıkları bilgiler sayesinde, para birimlerinin değeri ister yükselsin ister düşsün, devasa kârlar elde ediyorlar. Cargill şu anda dünya tahıl ticaretinin %25'ine sahiptir; Arjantinli Bunge %20'sine sahiptir; Continental Grain, Napolyon Savaşları sırasında her iki tarafa da tahıl tedarik ederek faaliyete başlamıştır; dünya tahıl ticaretinin %25'ine sahiptir — şirketin şu anki başkanı Michel Fribourg, oğlu Rene ile birlikte hisselerin %90'ına sahiptir; Michel Fribourg, İkinci Dünya Savaşı sırasında ABD Ordusu İstihbaratına katılan bir Fransız vatandaşıydı; daha sonra ABD vatandaşı oldu; Andre, dünya çapında ve oldukça militan olan Plymouth Brethren'in üyeleri olan katı bir İsviçreli Kalvinist mezhebine mensup bir İsviçreli aile; ve dünya tahıl ticaretinin yüzde yirmisine sahip olan Dreyfus. Dreyfus'un başında şu anda, Başkan Nixon'ın ekibinde Ekonomi İşleri Müsteşarı olarak görev yapmış olan Nathaniel Samuels bulunmaktadır. Ofisi New York'taki One Chase Manhattan Plaza'da bulunan Bunge'nin başkanı Walter Klein, ABD-SSCB Ticaret ve Ekonomi Konseyi'nin politika belirleyici yetkililerinden biridir.

BÖLÜM 8

GIDA ZINCIRININ KIRLENMESI

Ulusal Bilimler Akademisi, yakın zamanda Amerikan halkının %15'inin şu anda bir veya daha fazla kimyasal ürüne karşı alerjiye sahip olduğunu tahmin etti. Araştırma, ev içindeyken dışarı çıktığımız zamankinden daha fazla toksik kimyasala maruz kaldığımızı ortaya koydu. Her evde bulunan kimyasallar arasında lösemiye neden olan benzen; para-diklorobenzen içeren yaygın güve spreyi ve naftalin (bu maddelerin kullanımı, yaklaşık otuz milyon Amerikan evinde görünmez ancak zararlı bir gaz oluşturur); yaygın bir böcek ilacı olan lindan; termit kontrolü için kullanılan klordan (klordan, son zamanlarda evleri profesyonel termit imha uzmanları tarafından işleme tabi tutulduktan sonra ölümcül hastalıklara yakalanan bazı aileler nedeniyle haberlerde sıkça yer almaktadır; bir çift, denetçilerin evlerinin yaşanabilir hale gelmesi için klordan kalıntılarının yeterince temizlenmesinin imkansız olduğunu bildirmeleri üzerine evlerinden taşınmak ve evlerini tamamen terk etmek zorunda kalmıştır). Kloroform bileşikleri, genel kanının aksine evlerde çok daha yaygındır. EPA, evlerin içindeki kloroform seviyelerinin dışarıdakinden beş kat daha yüksek olduğunu tespit etmiştir. Kapalı bir duş perdesi içinde sıcak duş alan kişiler, buhardan önemli miktarda kloroform soluduklarının farkında değildir. Suyun ısıtılması, yoğun klorlu sudaki kloru serbest bırakır ve bu klor, sıcak su nozülden çıkarken gaz olarak ortaya çıkar. Günlük duş almak, size kloroform sarhoşluğu yaşatacağı garantidir. Formaldehit de birçok evde yaygın olarak kullanılan çeşitli bileşiklerde bulunur.

Bu ev kimyasallarının herhangi birinin veya hepsinin günlük olarak çok küçük miktarlarda alınması, günlük temas halinde kanserojen hale gelecek kadar toksik oldukları için kanserlerin gelişmesine katkıda bulunur. Ancak, Illinois Üniversitesi'nden tanınmış bir kanser uzmanı olan Dr. A. Samuel Epstein, "Gıda, insanların sentetik kimyasallara maruz kalmasının en önemli tek yoludur" diyor. Jim Sibbinson, ortalama bir Amerikalının her yıl gıda maddeleriyle yaklaşık dokuz pound kimyasal madde aldığını tahmin etmiştir; bu, bir onsun bile bir kısmı ciddi hastalıklara veya ölüme neden olabilecek kadar toksik kimyasallardır. Bu kimyasallar, katkı maddeleri, koruyucular, boyalar, ağartıcılar, emülgatörler, antioksidanlar, tatlandırıcılar, tamponlayıcılar, zararlı spreyler, asitlendiriciler, alkalileştiriciler, koku gidericiler, nemlendiriciler, topaklanmayı önleyici ve köpük önleyici maddeler, yumuşatıcılar, sertleştiriciler, hidrolizörler, hidrojenatörler, kurutucu maddeler, gazlar, dolgu maddeleri, kıvam arttırıcılar, tatlandırıcılar, olgunlaştırıcılar, güçlendiriciler ve diğer maddeler olarak gıda zincirimize girer.

Çoğu Amerikalı, her gün yedikleri gıdalardaki beş binden fazla kimyasal katkı maddesinin yaklaşık üçte birinin zararsız olduğu, bir diğer üçte birinin Gıda ve İlaç İdaresi tarafından "GRAS" (genel olarak güvenli kabul edilen) olarak tanımlandığı ve geri kalan üçte birinin, yani yaklaşık 2.000 kimyasalın, olası zararlı sonuçları açısından yeterince test edilmemiş olmasına rağmen büyük miktarlarda kullanıldığı gerçeğinin farkında değildir. 1958 yılında New York Milletvekili James J. Delaney, bu kimyasalların kullanımını kontrol altına almak için bir girişimde bulundu. Delaney maddesi olarak bilinen ve daha sonra kanun haline getirilen bu maddeyi meclise sundu. Maddeye göre, herhangi bir gıda katkı maddesinin insan veya hayvanlar tarafından tüketildiğinde kansere yol açtığı tespit edilirse, bu madde güvenli olmadığı kabul edilecek ve kullanılamayacaktı.

1950'den 1952'ye kadar duruşmalar düzenleyen Delaney Komitesi, 704 kimyasal katkı maddesini listeledi; bunlardan sadece 428'inin güvenli olduğu biliniyordu. Güvenli olduklarına dair herhangi bir kanıt olmaksızın kullanılmaya devam edilen diğer 276 katkı maddesi, gıda işleyicilerinin Amerikan tüketicileriyle Rus ruleti oynadıkları anlamına geliyordu. Buna rağmen, bu katkı maddelerinin test edilmesini zorunlu kılan Delaney Değişikliği'nin yasalaşması için altı yıl daha geçmesi gerekti. Sonraki yıllarda, bu kimyasalların bazıları diğer maddeler lehine terk edilirken, diğerleri ise güvenli olup olmadıklarını gösteren herhangi bir olumlu test olmaksızın kullanılmaya devam etti. Elli yıldan fazla bir süredir gıda boyaları kurşun, krom ve arsenik gibi zehirli maddelerden üretiliyordu. Her halükarda, Delaney Değişikliği'nin özü, gıda katkı maddelerinin insan veya hayvanlarda kansere yol açıp açmadığının belirlenmesi iç e test edilmesini öngörüyordu. Ancak sorun şu ki, katkı maddelerinin çoğu sadece toksisite açısından test ediliyor, kansere yol açma eğilimleri açısından değil.

Taklit vanilya aromasının ana bileşeni olan kumarin, laboratuvar hayvanlarında ciddi karaciğer hasarına yol açtığı tespit edilene kadar yetmiş beş yıl boyunca kesintisiz olarak kullanılmıştır. Yapay bir tatlandırıcı olan dulcin, deney hayvanlarında kansere yol açtığı tespit edilene kadar elli yıl boyunca şeker ikamesi olarak kullanılmıştı. Tereyağı sarısı, yani AB ve OB Sarı'nın karaciğer kanserine yol açtığı tespit edildi. 1800'lerin ortalarında Rockefeller'ın ünlü kanser ilacı olan ve günümüzde birçok salata sosunda kullanılan mineral yağın, vücut tarafından vitaminlerin ve diğer besin maddelerinin emilimini engellediği ortaya çıktı.

1938 Gıda, İlaç ve Kozmetik Yasası, gıdalarda kullanılmak üzere on dokuz boyayı onayladı. O zamandan beri üçü onaydan çıkarıldı ve gıdalarda kullanılmak üzere on altı tane kaldı. "Onaylı" etiketi sadece saf olduğu anlamına gelir; insan vücudu üzerindeki olası etkileri hakkında hiçbir ipucu vermez. Dr. Arthur A. Nelson, 1957'de yapılan FDA testlerinde, o dönemde kullanımda olan on üç onaylı boyadan on tanesinin, sıçanların derisinin altına enjekte edildiğinde kansere yol açtığını bildirdi. Bilim yazarı Earl Ubell, insanların bu boyaları ağız yoluyla, sıçanların derisinin altına enjekte edilen miktarın iki katı kadar alacağını tahmin etti. Yağda çözünen boyalar o kadar zehirliydi ki, bilim adamı herhangi bir kanser gelişip gelişmediğini görebilmeden sıçanlar öldü. Amerika Birleşik Devletleri'nde gıdalarda yaygın olarak kullanılan boyaların dokuzu şunlardır:

Turuncu No. 1 — *balık ezmeleri, gazlı içecekler, jöleler, pudingler ve diğer birçok gıdada kullanılır* (artık sertifikası iptal edilmiştir).

Turuncu No. 2 — *Peynir, margarin, şekerlemeler, portakal kabuğu* (artık sertifikası iptal edilmiştir).

Sarı No. 1 — *Şekerlemeler, spagetti ve diğer makarnalar, unlu mamuller, içecekler.*

Sarı No. 3 (Sarı AB) — *Yenilebilir yağlar, margarin, tereyağı, şekerlemeler.*

Sarı No. 4 (Sarı OB) — *Margarin, tereyağı, şekerlemeler.*

Yeşil No. *1—Likörler, şekerlemeler, unlu mamuller, alkolsüz içecekler, jöleler, dondurulmuş tatlılar.*

Yeşil No. *2—Dondurulmuş tatlılar, şekerlemeler, kekler, jöleler, bisküviler, likörler.*

Yeşil No. 3 — *Fırın ürünleri, şekerlemeler, jöleler, tatlılar.*

Mavi No. 1 — *Dondurulmuş tatlılar, jöleler, pudingler, dondurma, şekerlemeler, kekler, krema kaplamalar.*

Kanser tehlikesi olduğu bilinen Sarı AB ve Sarı OB, margarin ve tereyağını renklendirmek için yaygın olarak kullanılmıştır. Bunlar, beta-naftilamin adlı tehlikeli bir kimyasaldan üretilir. Düşük toksisiteye sahip olması, yani zehirli bir etkisi olmaması nedeniyle dikkat çeker, ancak bilinen en kanserojen maddelerden biridir. Amerika Birleşik

Devletleri'nde gıda endüstrisi tarafından yıllık binlerce pound Orange No. 2 kullanıldığı için yoğun olarak kullanılan Orange No. 2, O-tilazo-2-naftol, deney hayvanlarında bağırsak poliplerine ve kansere yol açtığı tespit edildiğinde 1956'da nihayet kullanımdan kaldırılmıştır.

Güzel beyaz unun işlenmesi sırasında önemli besin maddelerinin kaybolması nedeniyle köpeklerde beyin nöbetlerine neden olduğu uzun süredir bilinen beyaz ekmek, son yıllarda çok çeşitli vitamin ve besinlerle zenginleştirilmiştir. Ancak, bir miktar sentetik vitamin, yumuşaklığını korumak için bir miktar emülgatör ve diğer bileşenlerin eklenmesi, bu ekmeğin bir fırından ziyade bir test tüpünde üretilmiş olabileceğini düşündürmektedir.

Baltimore Sağlık Departmanı'nda araştırmacı olan Emanuel Kaplan ve Ferdinand A. Dorff, FDA yetkililerinin katıldığı bir toplantıda "Gıdalardaki Egzotik Kimyasallar" başlıklı bir rapor sundular. Rapordan alıntı yapıyoruz:

"Fırıncılıkta kullanılan çeşitli bileşenlerin kimyasal işlemlerine kısaca bir göz atalım. Un, muhtemelen bitki hastalıklarına karşı organik cıva bileşikleri veya benzer maddelerle işlenmiş tohumlardan elde edilir ve tohumlar gübrelerin etkisinde kalan toprağa ekilir. Topraktan selenyum (son derece zehirli bir mineral madde) çıkarılabilir. Değirmencilikte un, proteaz aktivitesini ve glüten özelliklerini etkileyen persülfat, bromat, iyodat ve azot triklorür gibi oksitleyici maddelerle işlenir.

"Azot oksitler, klor ve benzoil peroksit gibi ağartıcı maddeler, tüketicilerin beyaz ekmek tercih ettiği iddiası nedeniyle sarı karotenoid pigmentini renksiz bileşiklere dönüştürür.

Vitaminler ve mineraller zorunlu 'zenginleştirme' kapsamında eklenir.

Un glüteninin gaz tutma özelliklerini stabilize etmek için mineral tuzları eklenebilir. Depolanan unun fumigasyonunda siyanür veya klorlu organik bileşikler kullanılabilir.

"Kullanılan su, şap, soda külü, bakır sülfat ve klor vasıtasıyla kimyasal olarak arıtılabilir. Amonyum tuzları ve diğer kimyasallar maya besin maddesi olarak kullanılır. Kimyasal kabartıcılar sodyum bikarbonat, şap, tartaratlar, fosfatlar, nişasta ve tartar kremi içerebilir. Flor, fosfatın olası bir doğal kirleticisidir. Oleomargarin, kullanılıyorsa, renklendirici, A vitamini, nötrleştiriciler, arayüz değiştiriciler ve koruyucular eklenmiş olabilir; veya margarin, koruyucu ile işlenmiş bir ambalajda paketlenmiş olabilir. Mineral yağ, hamur teknesi veya tava yağlayıcı olarak sıklıkla kullanılır. Süt veya süt ürünleri, nötrleştirici ve antioksidanlar içerebilir. Yapay kömür katranı rengi kullanılabilir. Sakızlar ve işlenmiş nişastalar gibi stabilizatörler ve kıvam arttırıcılar dolgu maddesi olarak kullanılabilir. Kullanılan sentetik tatlandırıcılar, çeşitli alkoller, esterler, asitler ve ketonlar için çözücü olarak gliserin, alkol veya ikame kimyasallar içerir ve sakarin içerebilir. *(Editör Notu: Bu, günümüzde muhtemelen beyin nöbetlerine neden olduğu söylenen, yaygın olarak kullanılan bir yapay tatlandırıcı olan aspartam ile değiştirilmiş olacaktır.)* Baharatlar, fumigantlara maruz bırakılmış doğal baharatlar veya çözücü ile ekstrakte edilmiş baharat esansları olabilir. Kalsiyum propiyonat gibi küf önleyiciler kullanılabilir ve nihai ürün, mağaza rafında sodyum florür gibi böcek öldürücü tozlarla kontamine olabilir."

Bu rapor 1950'lerde yayınlandığından beri, Kaplan ve Dorff tarafından listelenenlerden daha az ya da daha fazla tehlikeli özelliklere sahip birçok yeni kimyasal madde piyasaya sürüldü. Hidrojenlenmiş yağların artan kullanımı ve bunların kalp hastalıklarıyla olan bağlantısı, endişe verici bir başka konu oluşturmaktadır. Günümüzde yıllık olarak bir milyar pounddan fazla hidrojenlenmiş yağ kullanılmaktadır.

Amerikan nüfusunun neredeyse yarısı, yani 100 milyondan fazla vatandaşın şu anda bir tür kronik hastalıktan muzdarip olduğu tahmin edilmektedir; bunların 25 milyonu alerjik rahatsızlıklardır. Bu alerjilerin, bazı kimyasal maddelere maruz kalma veya bu maddelerin yutulması nedeniyle ortaya çıktığı giderek daha fazla tespit edilmektedir. 20 milyon Amerikalı sinir bozuklukları, 10 milyonu mide ülseri, 700.000'i kanserden muzdariptir ve daha az sayıda kişi lupus ve kas distrofisi gibi hastalıklardan muzdariptir.

1917-18 yıllarında, I. Dünya Savaşı için askere alınanların %21,3'ü reddedilmiş ve %9,9'u çeşitli engeller nedeniyle "sınırlı hizmet"e alınmıştır. İkinci Dünya Savaşı'ndan sonraki Kore Savaşı döneminde, 1947-1955 yılları arasında, askere alınacakların %52'si fiziksel ve zihinsel kusurlar nedeniyle reddedildi; bu, Birleşik Devletler'in beslenme, tıbbi bakım, okul çocukları için yemekler ve diğer ilerleme göstergelerinde sözde kaydettiği büyük "ilerlemelere" rağmen, Birinci Dünya Savaşı'na göre %21'lik bir artışa tekabül ediyordu. Bu rakamlar, I. Dünya Savaşı'ndaki askere alınacaklar için standartların II. Dünya Savaşı'ndakinden çok daha yüksek olduğunu da hesaba katmamaktadır. 1955'te, New York Şehri'nden 21 ila 26 yaşları arasındaki tüm askere alınacakların %25'i kalp rahatsızlıkları nedeniyle reddedildi. Kore'de ölen ve otopsiye tabi tutulan yaklaşık 200 Amerikalı'nın %80'inde ileri evre kalp hastalığı tespit edildi. Dr. Jolliffe, 1955 yılında Kongre'ye şu raporu sunmuştur: "1920'den önce koroner kalp hastalığı nadir görülürken, günümüzde 45 ila 64 yaş grubunda ve 65 yaşın üzerinde en sık görülen ölüm nedeni haline gelmiştir." Dr. Jolliffe, bunun ne kadarının I. Dünya Savaşı sonrası klorlu su kullanımındaki artıştan kaynaklandığını belirtmemiştir. Uzmanlar, klor alımının arter duvarlarında arteriyosklerotik plakların oluşumunda birincil faktör olduğunu bilmelerine rağmen, kalp yetmezliğinden kaynaklanan ölümlerin artmasında klor kullanımının bir faktör olup olmadığını belirlemek için hiçbir çalışma yaptırılmamıştır. Dr. Mendelsohn, suyun florlanmasının Modern Tıp Kilisesi'nin Dört Kutsal Suyu'ndan biri olduğunu belirtmiştir. Bilim adamları, esasen dini ve duygusal bir inanç olan bu konuyu kurcalamaya cesaret edememektedir.

Dr. Mendelsohn ayrıca, yeterli beslenme için günlük "Büyük Dörtlü" alımı konusunda Amerikan Tıp Derneği'nin sık sık yaptığı uyarıların olası çelişkilerine de dikkat çekiyor; yani sebze ve meyveler, tahıllar, etler ve süt ürünleri. Dr. Mendelsohn, birçok grubun enzimatik eksiklikler nedeniyle inek sütünü tolere edemediğini belirtiyor. Bazı araştırmalar, dünya nüfusunun %75'inin laktoz intoleransı olduğunu ve inek sütünü sindiremediğini göstermektedir.

İkinci Dünya Savaşı sonrası salgınlardan biri, DDT'nin yaygın kullanımına karşı dünya çapında gösterilen tepkiydi; oysa DDT, savaş sırasında salgınlara karşı sözde koruyucu olarak ortaya çıkmıştı. Kullanımı, savaşın tahrip ettiği dünya ülkelerinde çeşitli hastalıkların salgınlarını önleyecek mucizevi bir pestisit olarak tanıtılmıştı. Ancak, DDT'nin sonunda sodyum florür gibi insan vücudunda biriken bir zehir olduğu ortaya çıktı. İnsanların yağ dokularında önemli miktarda DDT birikmekle kalmıyor, yedikleri her lokmada da ek miktarlarda DDT tüketiyorlardı. Nobel Ödülü sahibi Dr. Otto Warburg, hücrelerin solunumunu engelleyen herhangi bir zehirin onarılamaz hasara yol açtığını ve kanser gibi dejeneratif hastalıklar ürettiğini belirterek DDT'nin tehlikelerini duyurdu. Bu uyarılara rağmen, 1947'den 1956'ya kadar DDT'nin yıllık üretimi dört katına çıkarak yıllık toplamda 500 milyon poundun üzerine çıktı. Halk Sağlığı Servisi, bir federal hapishanedeki yiyecekleri DDT içeriği açısından analiz etti ve 69 ppm DDT içeren meyve kompostosu, 100 ppm DDT içeren ekmek bulurken, yemeklerin hazırlanmasında kullanılan domuz yağında 2500 ppm DDT olduğu tahmin edildi. Testler ayrıca vücut yağında depolanan DDT miktarını düşürmenin yıllar aldığını gösterdi. DDT toprakta daha da kalıcıdır; DDT'nin test alanlarına uygulanmasından yedi yıl sonra, bunun %80'i kalmıştır. Yıllık ilaçlamada DDT kullanan meyve bahçeleri ve çiftliklerde toprakta muazzam miktarlarda birikmiştir. DDT o zamandan beri yasaklanmıştır, ancak kalıntıları kalmıştır. Yasaklamadan sonra bile Monsanto, DDT'yi diğer ülkelere ihraç ederek satışından büyük karlar elde etmeye devam etmiştir.

Yaygın olarak kullanılan bir başka pestisit olan klordanın, DDT'den dört kat daha toksik olduğu ortaya çıktı. Daha sonra yasaklanan bir başka madde ise, pestisit olarak kullanılan ve kanserojen olduğu bilinen aramitti.

1951 yılında kimya devi U.S. Rubber tarafından üretilen aramit, yoğun eleştirilere maruz kaldı. Tehlikelerini kanıtlayan FDA testlerinin yaygın olarak yayınlanmasına rağmen, 1958 baharına kadar kullanımda kaldı ve sonunda piyasadan çekildi.

Arsenik içeren bazı maddeler, pestisit kalıntısı olarak ve kümes hayvanları ile çiftlik hayvanları için gıda katkı maddesi olarak gıda maddelerinde hâlâ bulunmaktadır. Selenyum bazlı bir pestisit olan silisit, bu kimyasal ile işlenmiş gıdaları tüketen kişilerde karaciğer sirozu oluşturduğu tespit edildi. Bir Noel partisinde boyalı patlamış mısır yiyen iki yüz çocuk hastalandıktan sonra, FDA ilgili üç boya maddesinin, Kırmızı No. 32, Turuncu 1 ve Turuncu 2'nin sertifikasını iptal ettiğini duyurdu. Bir hükümet raporunda şöyle belirtildi:

"FD&C Kırmızı No. 32, farelerin beslenmesinin yüzde 2,0'sini oluşturacak şekilde verildiğinde, tüm fareler bir hafta içinde öldü. Yüzde 1,0 düzeyinde, ölüm 12 gün içinde meydana geldi. Yüzde 0,5'te, farelerin çoğu 26 gün içinde öldü. Yüzde 0,25'te, farelerin yaklaşık yarısı 3 ay içinde öldü. Tüm sıçanlar belirgin büyüme geriliği ve anemi gösterdi. Otopsi, orta dereceden belirgin karaciğer hasarı ortaya çıkardı. FD&C Kırmızı No. 32'yi yüzde 0,1 oranında içeren bir diyetle beslenen sıçanlarda da benzer ancak daha hafif sonuçlar elde edildi... Vücut ağırlığının kilogramı başına günde 100 miligram alan köpeklerde orta derecede kilo kaybı görüldü... Tek bir doz, test edilen köpeklerin çoğunda ishale neden oldu."

Orange No. 1 boyasının test sonuçları, FD&C Red No. 32 ile benzer sonuçlar verdi. Florida portakal hasadının yarısından fazlası, hasat anındaki doğal soluk yeşil rengi yerine güzel bir turuncu renk alması için bu boyalara tabi tutuldu. Konserve ve dondurulmuş portakal suları genellikle bu boyalardan daha fazla miktarda içeriyordu; çünkü paketleyiciler, marketlerde satışa uygun görülmeyen "paketleme tesisi reddi" ürünlerini satın alıyordu.

Bu boyaların tehlikelerini vurgulayan Noel Partisi Aralık 1955'te gerçekleşmiş olsa da, üreticilere bu boyaların stoklarını yasal olarak tüketebilecekleri söylendi. Yasak 15 Şubat 1956'da yürürlüğe girdi, ancak neredeyse ölümcül sonuçlara yol açan partiden iki yıl önce, 19 Aralık 1953'ten beri hazırlıkları sürüyordu.

Günümüzde en yaygın gıda işlemlerinden biri, tüm besin değerini yok eden hidrojene etme işlemidir. Bu işlem, yağ asitlerinin basınç altında, 410 F'ye kadar sıcaklıklarda, nikel, platin veya bakırdan bir metal katalizör kullanılarak sekiz saate kadar hidrojenle doyurulmasından oluşur; bu işlemden sonra, yağ asitleri inert veya ölü bir maddeye dönüşür. Yemek pişirmede kullanılan margarindeki hidrojene yağlar, ısıtıldığında tehlikeli toksinlere dönüşür, oysa tereyağı uzun süre ısıtılsa bile toksin oluşturmaz.

Kimyasal gıda katkı maddelerinin tehlikeleri ve diğer beslenme sorunları hakkında yaygın olarak bilgi verilmesine rağmen, önde gelen hayırsever sağlık vakıfları yıllardır diyet, beslenme ve sağlık arasında herhangi bir bağlantı kurulmasına şiddetle karşı çıkmaktadır. Bu program, yıllar önce ünlü şarlatan Morris Fishbein ve Amerikan Tıp Birliği tarafından onlar için oluşturulmuştu. Sonraki on yıllarda, bu ilkeleri sanki asıl peygamberden gelmiş gibi harfiyen uyguladılar. AMA yetkilileri, Senato Komitesi önünde, beslenme ile hastalık arasında bir bağlantı olduğuna dair hiçbir kanıt bulunmadığını ifade etmiş ve Amerikalıların beslenme alışkanlıklarının değişmesinin "ekonomik çöküşe" yol açabileceği uyarısında bulunmuştur. Artrit Vakfı, artritin tedavi edilemez olduğu iddiasını düzenli olarak tekrarlayarak konumunu sağlamlaştırmaktadır; ancak bu, vakfın "tedavi" için para toplamak amacıyla her yıl düzenlediği bağış kampanyalarını hiçbir zaman engellememektedir. Bu vakıf, vücudu temizlemeye yönelik herhangi bir gıda takviyesini veya sağlık detoks programını kınamakta ve bu konuyu Kaliforniya'daki bireysel sağlık uzmanlarının alanına bırakmaktadır. Vakıf ayrıca, artrit hastalarında gıda alerjilerini ortaya çıkarabilecek döngüsel diyetlerin uygulanmasına da karşı çıkmaktadır. 1985 yılında, Artrit Vakfı, belirli bir hastalığa ilişkin hak iddiasını ortaya koymuş olan az sayıdaki "tekel hastalık" grubundan biri olarak 36,2 milyon dolar topladı; bu özellik, vakfın konumunu onaylayan Tıp Tekeli için oldukça caziptir. Kardeş vakıfları olan Ulusal Multipl Skleroz, Birleşik Serebral Palsi ve Lupus Vakfı da, süper zenginlerin iyi tanımlanmış ve tartışmasız haklar olarak belirledikleri "tekel hastalıkları"ndaki çıkarlarını aynı şekilde korumaktadır. Sığır eti, çikolata ve süt gibi asit üreten gıdalardan uzak durarak artritin tedavi edildiğine dair raporlar, her ne kadar rutin olsa da, Artrit Vakfı tarafından tamamen reddedilmektedir. San Francisco'dan bir doktor, tüm meyveleri, etleri, buğdayı ve süt ürünlerini yasaklayarak en ileri evredeki romatoid artrit vakalarını tedavi ettikten sonra bulgularını yayınladı; bu, uymaya istekli hastaların tam bir rahatlama sağladığını gördüğü sıkı bir rejimiydi.

Amerikan Kanser Derneği de kanser tedavisine yönelik tüm metabolik-beslenme yaklaşımlarını rutin olarak "kanser önlemeyle ilgili anekdot niteliğinde bağlantılar" olarak damgaladı; bu, Amerika'nın en ünlü iki şarlatanı olan Simmons ve Fishbein tarafından yıllarca kamuoyuna duyurulan, onaylanmamış tıbbi tedaviler için kullanılan ünlü bir tanım olan "şarlatanlık" anlamına geliyordu. Ancak, 1887'de, New York Kanser Hastanesi'nin kurulmasından hemen sonra, New York'un Albany kentinden bir doktor, Dr. Ephraim Cutter'ın "Diet in Cancer" (Kanserde Diyet) adlı kitabını (Kellogg Books, s. 19-26) yayınladı ve bu kitapta "Kanser bir beslenme hastalığıdır" diye yazdı. 1984 yılında, birçok kanser vakasında diyet ve beslenmenin etkinliği hakkında artan bir kamuoyu baskısıyla karşı karşıya kalan Amerikan Kanser Derneği (ACS), isteksizce tavrını değiştirdi ve diyet ile vitaminlerin hafif bir fayda sağlayabileceğine dair temkinli bir iddiada bulundu. ACS, gıda katkı maddelerinin kullanımındaki artışın kanser ölümlerindeki yıllık artışla paralel olduğunu gösteren gerçekleri görmezden gelmeye devam etti. 1940'tan 1977'ye kadar, Amerika'da gıda boyası ve katkı maddesi alımı on kat artarken, kişi başına meyve ve sebze tüketimi azaldı. Daha sonraki çalışmalar, yeşil veya sarı sebzelerin günlük alımı ile kanserden kaynaklanan ölüm oranları arasında ters bir ilişki olduğunu göstermiştir. Günümüzde Amerikalı erkekler arasında salgın haline gelen prostat kanseri kurbanları üzerinde yapılan çalışmalar, yüksek miktarda yağ, süt, et ve kahve tüketimi olduğunu ortaya koymuştur. Katkı maddeleri nedeniyle mi yoksa alüminyum bileşiklerinin tehlikesi nedeniyle mi olduğu belirtilmese de, unlu mamullerden kaçınılması tavsiye edilmiştir.

Ayrıca, Amerika Birleşik Devletleri'nde kızartılmış gıda tüketiminde beş kat artış olmuştur ve bunun çoğu "fast food" satış noktalarından gelmektedir. Denetimin az olduğu ve personelin yetersiz eğitim aldığı bu satış noktalarında yağ kullanımı, kızartma yağlarının uzun süreler boyunca tekrar kullanıldığı anlamına gelmektedir. Bu tekrar kullanılan yağların laboratuvar testlerinde mutajenik olduğu kanıtlanmış ve araştırmacılar tarafından potansiyel olarak kanserojen olarak listelenmiştir.

23 Ocak 1988 tarihli *Washington Post* gazetesi, şu anda genel kullanımda olan 60.000 kimyasal maddenin sadece yüzde ikisinin toksisite açısından test edildiğini belirtmiştir. Birçok Amerikalı, özellikle pestisitler olmak üzere birçok kimyasal maddenin şiddetli etkilerini doğrulayabilir. Colman McCarthy, *Washington* Post'taki köşesinde yakın zamanda "Böceklere karşı yürütülen çevre savaşı, insanlara karşı bir savaşa dönüşüyor" diye şikayet etmiştir. Özel bahçelerde, golf sahalarında ve kamu parklarında sevin, malathion ve

surban gibi kimyasalların yaygın kullanımı, bir dizi ölüme yol açmış, bunların nedenleri ise hiçbir zaman kaydedilmemiştir. Washington banliyösünde bir adam, kısa süre önce ilaçlanmış bir golf sahasından geçtikten sonra eve gidip ölmüştür. Adam, kısa bilek çorapları aracılığıyla ölümcül miktarda pestisit emmişti. Son on iki yılda Dallas'taki Çevre Sağlığı Merkezi'nde 17.000 hastayı tedavi eden bir kalp-damar cerrahı, Amerikan nüfusunun yüzde on ila yirmi arasında bir kısmının kimyasallardan ciddi şekilde zarar gördüğünü tahmin ediyor. Binlerce okul çocuğu, okul yetkililerinin varlığından haberdar olmadığı asbest, formaldehit ve diğer kimyasalların kalıntılarını soluyarak günde altı saat sınıfta oturuyor.

Bir doktor, 4 Ocak 1988 tarihli *New Yorker* dergisinde hastalığını ayrıntılı bir şekilde anlattı; kadın göğüs sıkışması, hırıltılı solunum, mide-bağırsak sorunları, iştahsızlık, mide bulantısı, kusma ve krampların yanı sıra kilo kaybı, yorgunluk ve vücutta genel kasılmalardan muzdaripti. Başka bir doktordan yardım istedi, ancak bu doktor da bu semptomlar karşısında şaşkınlık yaşadı; sonunda bir tıp kitabına baktı ve tüm semptomlarının organofosfatlı böcek ilacına maruz kalmanın sonucu olarak listelendiğini gördü. Hafta sonu geçirdiği bir yazlık evi vardı ve bu evdeki küçük karıncaları öldürmek için haşere ilaçlayıcısı organofosfatlı böcek ilacı kullanmıştı. Sonraki hafta sonlarında, yazlığına her gittiğinde fumigasyon odasında oturmuştu; haşere ilaçlayıcı, bir organofosfat olan Durshan ve bir metil karbonat olan Ficam kullanmıştı. Sorununun ne olduğunu öğrendikten sonra, önerilen tedavi olan oral atropin ile bunlara karşı koyabildi, ancak vücudunun artık bu pestisitlere duyarlı hale geldiğini fark etti. Bunların kullanıldığı herhangi bir alana girdiğinde, tüm semptomları geri dönüyordu.

Bu doktor alaycı bir şekilde, doktorların semptomlarını psikosomatik, hatta akıl hastalığı olarak teşhis etmelerinin rutin bir uygulama olduğunu belirtti; kendisi de bir doktor olduğu için, danıştığı doktor onu bol miktarda Valium veya Librium reçetesi ile verilen bu standart " " yanıtıyla geri çevirmemişti. Günlük yaşamda karşılaşılan zehirlerin listesi uzundur. Yıllar boyunca insanlar, yaygın bir temizlik maddesi olan karbon tetraklorürün dumanını soludukları için aniden öldüler, ancak bu maddenin genel satıştan nihayet çekilmesi yıllar aldı. Son raporlar, marketlerdeki et kutularındaki tüm tavukların %35'inin, mide hastalıkları ve ölümlerin bilinen bir nedeni olan salmonella'yı önemli miktarda içerdiğini ortaya koydu.

Gıda maddelerinde şu anda yılda 12 milyon pound siklamat kullanılmaktadır; bu maddenin çoğu Abbott Laboratories tarafından üretilmektedir. 1966 yılında Wisconsin Üniversitesi tarafından yapılan bir araştırma, siklamatların tüm gıda maddelerinden çıkarılmasını önermiştir. Siklamatların alınmasının gözün ışığa tepkisini etkilediği tespit edilmiştir.

Siklamatların, milyonlarca Amerikalının yaptığı gibi, yüksek tansiyon için yaygın olarak kullanılan tiazid ilaçlarından birini kullanan kişilerde aşırı potasyum kaybına neden olduğu da tespit edilmiştir. Siklamatların, diyabetik ilaçların etkisini engellediği de ortaya çıkmıştır; oysa yaygın kullanımının amacı, bu sayede daha az şeker tüketecek olan diyabet hastalarının sorunlarına bir çözüm olduğu şeklinde tanıtılmıştı. Ayrıca mesane kanserine neden olduğuna dair işaretler de bulunmaktadır.

Michigan'ın Midland kentinde, DOW Chemical, işçilerin tedavisi bilinmeyen bir cilt hastalığı olan klorakneden muzdarip olması nedeniyle 2,4,5T fabrikasını kapatmak zorunda kalmıştır. Yıllar boyunca portakallar, morglarda mumyalama işleminde kullanılan bir kimyasal olan bifenil ile kaplanarak halka satışa sunulmak üzere süslenmiştir. Dünyada en çok tüketilen gıda maddelerinden biri, İtalyanca'da "hamur" anlamına gelen makarnadır. Aslında makarna veya spagetti, suyla karıştırılarak hamur haline getirilen öğütülmüş buğdaydır. Kütüphanelerde bu, kütüphane hamuru olarak bilinir. Milyonlarca insan her gün bu katılaşmış hamuru yiyor. Bir başka yaygın gıda olan makarna ise, susuzlaştırılmış konsantre nişastadır. Süt, ortalama bir Amerikan diyetinde en fazla mukus oluşturan besindir; süt içmek sistemin tıkanmasına neden olur ve bu da soğuk algınlığına yol açar; bu da sıklıkla grip, astım veya zatürreye dönüşür. Dünya nüfusunun yaklaşık %75'i inek sütünü sindirememektedir; ancak bu gerçek, hiçbir süt ürünleri şirketini televizyonda "Süt Sağlığınız İçin İyidir" diye reklam yapmaktan alıkoymamıştır.

Alkolsüz içecekler, tüm vücudun asitlik seviyesini artıran büyük miktarda sitrik asit içerir. Bunun sonuçları sıklıkla ağız ülserleri ve onikiparmak bağırsağı ülserleri olarak ortaya çıkar. Yaygın olarak kullanılan karamel, amonyaktan hazırlanır; bunun tüketilmesi çocuklarda zihinsel bozukluklara neden olur. Kokain türevi olan kola içecekleri, kalp atışını hızlandırır, sinirlerin tahriş olmasına ve buna bağlı uykusuzluğa neden olur ve kalp felcine yol açabilir. Bira, daha çok Paris alçısı olarak bilinen alçıtaşı içerir.

Biradaki şerbetçiotu hipnotik bir etkiye sahiptir ve delirium tremens'e neden olabilir. (Yazarın gözlemlediği tek delirium tremens vakası, biradan daha sert bir içki içmeyen bir askerde meydana gelmiştir. Bu durum o zamanlar beni şaşırtmıştı, çünkü delirium tremens'in sadece büyük miktarda sert içki tüketenlerde görüldüğünü duymuştum.)

Yaygın olarak kullanılan gıda katkı maddeleri, renklendiriciler ve baharatlar arasında parlak kırmızı renk elde etmek için kullanılan koşineal bulunur; bu madde kurutulmuş bitlerin vücutlarından elde edilir. Gıda renklendiricileri yıllardır uyarıların konusu olmuştur; Arthur Kallet 1933'te, yaygın olarak kullanılan Violet 1 ve Citrus Red 2 (portakalları renklendirmek için kullanılır) renklendiricilerinin kesinlikle kanserojen olduğu bulgularını yayınladı. Birkaç yıl önce, şiddetle tavsiye edilen bir antiseptik madde olan heksaklorofen içeren bir dizi sağlık ürünü aceleyle piyasadan çekildi. O dönemde Amerika Birleşik Devletleri'ndeki her hastanede günlük olarak kullanılan bir ürün olan phisohex'in, bebeklerin cildine sürüldüğünde ölüme neden olduğu ortaya çıktı. Phisohex ayrıca kadın hijyen spreylerinde, Dial sabununda, şampuanlarda, diş macunlarında ve birçok kadın kozmetik ürününde de bulunmaktaydı; tüm bu ürünler tehlikeli konsantrasyonlarda heksaklorofen içeriyordu. Bu madde, DOW'un ölümcül ot öldürücüleri 2,4,5T ve 2,4D ile aynı kimyasaldan üretilmiş olmakla kalmayıp, son zamanlarda haberlerde sıkça yer alan ölümcül dioksin ile de yakından ilişkilidir. Heksaklorofen içeren ürünlerin, bu maddeyi içeren herhangi bir ürünle yıkanan veya sürülen bebeklerde tehlikeli reaksiyonlara neden olduğu, ancak ölümcül dioksin ile olan ilişkisi çok daha sonra kamuoyuna açıklanmıştır. adresindeki bu ifşaata rağmen, yüksek kârlı heksaklorofen ürünlerini piyasadan kaldırmak için on yıllık bir mücadele gerekmiştir.

Yaygın olarak kullanılan gıda boyaları olan amarant (kırmızı), bordo (kahverengi), portakal (sarı) ve procean (kırmızı), hepsi azot ve benzenin (kömürün bir damıtma ürünü) birleşiminden elde edilir; benzen aynı zamanda yaygın olarak kullanılan bir motor yakıtıdır. Üreticiler içeceklerini naftol (sarı) ile boyamaktadır; kloroform veya benzen ile alüminyum klorürün reaksiyonundan elde edilen ve koyu yeşil renk veren gine yeşili; tartrazen (sarı) ise, diazometan üzerinde asetofen reaksiyonu oluşturularak üretilen ve gıdaları renklendirmede kullanılan zehirli bir kimyasaldır.

Dr. Samuel West, genellikle bir kaza veya ameliyattan hemen sonra meydana gelen şoktan kaynaklanan ölümün, hapsolmuş kan proteinlerinden kaynaklandığını açıklamaktadır; bu proteinler aşırı sodyumu çeker ve hücre düzeyinden başlayarak vücudun ölümüne neden olur.

Daha iyi beslenme için öneriler arasında nişastalı gıdaları yağ veya yeşil sebzelerle birlikte yemek; meyveleri tek başına yemek; ve baharatlarla tatlandırmak yer alır. Baharatların etkisi, sistem üzerinde elektriksel olarak etki etmeleridir; bu, hızlı etki ettikleri ve "mucizevi" değişikliklere yol açtıkları anlamına gelir. İnek sütü içme tavsiyeleri, inek sütünün doğası gereği insan anne sütünden çok uzak bir madde olduğunu açıklamaktan kaçınmaktadır. İnek sütü, doğa tarafından altı ila sekiz hafta içinde brüt ağırlığını bin ila iki bin pounda çıkarabilen bir buzağı için tasarlandığından, %300 daha fazla kazein içerir; hiçbir insan bu kadar hızlı büyümez.

Yonca, yapısı nedeniyle birçok beslenme uzmanı tarafından şiddetle tavsiye edilen bir maddedir; klorofil molekülü, tek bir magnezyum atomu etrafında gruplandırılmış karbon, hidrojen, nitrojen ve oksijen atomlarından oluşan bir ağdır; bu, atomların magnezyum yerine tek bir demir atomu etrafında gruplandırılması dışında, kırmızı kan hücresi olan hemoglobinin yapısına benzerdir.

Böbrek taşları için önerilen bir tedavi, bir bardak suya limon suyu eklemek veya havuç ve pancar suyunu karıştırmaktır. Bu yazarın kendisi, bol miktarda kızılcık suyu içerek üreterdeki böbrek taşında hızlı bir rahatlama ve küçülme elde etmiştir. Bu meyve suları görünüşe göre taşı eritmeye başlar ve taş daha sonra hiç çaba sarf etmeden dışarı çıkar. Taş genellikle bir oksittir; sert bir taş oluşturan minerallerin veya oksitlerin birikmesidir.

Gıda konserve yapımı, aksi takdirde çöpe atılacak olan büyük miktarlarda gıdayı muhafaza etmenin ideal bir yöntemi olarak on dokuzuncu yüzyılda çok popüler hale gelmiş olsa da, konserve yapma işlemi gıdayı enzimleri yok edecek kadar ısıtır. Gıdayı 130 derecenin üzerinde ısıtmak, sistemdeki büyümenin temel taşı olan enzimleri yok eder. Enzimler mineralleri alır ve bunları büyüme için kullanır.

Atom bombası üretiminden arta kalan element fazlalığı, şimdi bizi başka bir "sihirli" süreçle, yani gıdaları ışınlayarak koruma süreciyle tehdit ediyor. Bu atom bombası artıkları arasında yer alan kobalt 60, şu anda gıda ışınlayıcılarına kilo başına 100.000 dolara satılıyor. Gıda ışınlama programı başarısız olursa, atom bombalarının bu yan ürünü üretici tarafından büyük bir masrafla bertaraf edilmek zorunda kalacak. Bu, I. Dünya Savaşı'ndan sonra suyun klorlanması ve II. Dünya Savaşı'ndan sonra nitratlı gübreler gibi "kamu yararına" olan şeyleri bize getiren ikilemlerin bir tekrarıdır.

Gıda ışınlamasının ilk ticari kullanımı 1957'de işgal altındaki Batı Almanya'da gerçekleşti; burada sosis üretiminde kullanılan baharatları sterilize etmek için deneysel olarak kullanıldı. Sonuçlar o kadar rahatsız ediciydi ki, Batı Alman hükümeti 1958'de bunu yasaklamak zorunda kaldı. Aynı zamanda, Sovyetler Birliği depolanan patateslerin filizlenmesini önlemek için ışınlamayı kullanmaya başlamıştı; 1959'da Sovyetler, tahılların haşere kontrolü için ışınlamayı kullandı. Hükümetinde Sovyet yanlısı temsilcilerin etkisi altında olan Kanada, 1960'ta patateslerde ışınlamayı kullanmaya başladı. 1958 tarihli ABD Gıda, İlaç ve Kozmetik Yasası, ışınlamayı ele alarak bunu bir "katkı maddesi" olarak tanımladı ve böylece kendi denetimi altına aldı. 1963'te FDA, konserve pastırmayı sterilize etmek için ışınlama kullanımına izin verdi; bu izin 1968'de iptal edildi.

1968'de Rockefeller Tekeli, gıda ışınlama sürecini ulusal düzeyde desteklemek için harekete geçti. Gıda Işınlama Koalisyonu, ülkenin en büyük gıda şirketlerinden bazıları tarafından kuruldu; ALPO, Beatrice, Campbell Soup, Del Monte, Gaines Foods, General Foods, Hormel, Heinz, Hershey, Gerber, MARS, Stouffer ve Welch. Koalisyona kimya şirketleri W. R. Grace, DuPont ve Rockwell International da katıldı. Koalisyon, önde gelen üniversitelerde iyi planlanmış ve pahalı "konferanslar" düzenleme gibi denenmiş ve kanıtlanmış bir tekniğe başladı; bu konferanslarda sadece planlarının savunucuları dinlenecekti. Bu konferanslardan biri ters tepti. Johns Hopkins Üniversitesi Radyasyon Eğitim ve Araştırma Merkezi'nde planlanan ışınlama konferansı Ağustos 1987'de düzenlenecekti. Katılımcı adayları, programda yer alan konuşmacıların listesinin gıda ışınlamasını destekleyen isimlerle dolu olduğunu görünce rahatsız oldular. Listede yer alan yirmi konuşmacının on dokuzu, ışınlamanın bilinen savunucularıydı. Gıda ışınlamasının tek eleştirmeni olan Kaliforniya Milletvekili Douglas Bosco, kendisine tuzak kurulduğunu fark edince konferanstan çekildi. Gıda ışınlamasının eleştirmenlerine konferansta yer verilmiş olsa da, sonuçların tamamen ışınlamayı destekleyeceği kamuoyuna duyurulacaktı. Gıda ışınlamasının planlanan savunucuları arasında MIT'den Dr. Ari Brynjolfsson; domuz etinin ışınlanmasını onaylamış olan ABD Tarım Bakanlığı'nın yardımcısı Dr. Ronald E. Engel; ülkenin en büyük ışınlama firması Isomedix'in direktörü George Giddings; Kaliforniya'daki Tarım Bakanlığı ile bir sezyum ışınlayıcı planlayan National Food Processors'ın genel müdür yardımcısı Dennis Heldman; Hawaii Üniversitesi'nden Profesör Dr. James H. Moy, Hawaii Tarım Bakanlığı ile ortaklaşa bir sezyum ışınlayıcı önermişti. Johns Hopkins Üniversitesi, 1986 yılında üç yüz on yedi milyon dolarlık savunma fonu aldığı için bu sahnelenmiş konferansa isteyerek katıldı; Johns Hopkins Üniversitesi, MIT'den sonra en büyük ikinci savunma müteahhitidir. MIT'den Dr. Brynjolfsson, gıda ışınlamasının en eski savunucularından biriydi.

Amerika Birleşik Devletleri Ordusu, 1950'lerden bu yana gıda ışınlamasına yaklaşık 50 milyon dolar harcadı; sonuçların çoğu hatalıydı. Maine, ışınlanmış gıdaların satışını yasakladı. Milwaukee, bir ışınlama tesisinin inşasını yasakladı ve halkın muhalefeti de Radiation Technology'yi New Jersey'deki Elizabeth'teki bir tesisi terk etmeye zorladı. 1987'de Avrupa Parlamentosu, " 'in ihtiyati gerekçeleri" üzerine Avrupa Topluluğu'nda ışınlamaya karşı oy kullandı. Kanada parlamentosu daha sonra buğdayda ışınlama kullanılmaması yönünde karar vermiştir. Bu arada, önde gelen ilaç üreticileri Abbott Laboratories ve Baxter Travenol, DOW Corning, General Electric, General Foods, IBM, IRT Corporation, Merck, RCA ve Rockwell International'a Gama Işınlama Tesisleri lisansı vermiştir.

Kanada Parlamentosu buğdayda ışınlama kullanımına karşı tavsiyede bulunduktan sonra, Kanada Sağlık ve Refah Bakanı Jake Epp, gıda tedarikinde ışınlamaya izin verileceğini açıkladı. Epp'in 10 Eylül 1987'de yaptığı bu açıklama, birçok Kanadalıyı şaşkına çevirdi. Bu açıklama, Kanada Parlamentosu'nun karşı tavsiyesinin yanı sıra, İngiltere'deki Londra Gıda Komisyonu'nun gıda ışınlamasını kınamasının ardından geldi. Burada da yine, Kimya Tröstü'nün çaresizliği, onu bir ulusun sağlığını tehlikeye atmaya itiyor. Işınlanmış gıdaların tehlikelerini gösteren birçok test kaydı mevcuttur. Işınlanmış pirinç tüketimi, hipofiz, tiroid, kalp ve akciğer rahatsızlıklarının gelişmesiyle ve tümör oluşumuyla ilişkilendirilmiştir. Işınlanmış buğdayla beslenen çocuklar ve deney hayvanlarında polipoidinin (kromozom anormalliği) artışı gözlemlenmiştir. East/West dergisinin Şubat 1988 sayısında, meyve ve tahıllarda kullanılan etilen dibromür pestisitine ilişkin bir kongre oturumunda yayınlanan, Dışişleri Bakanlığı'nın gıda ışınlamasına ilişkin gizli olmayan bir belgeden alıntı şu şekildedir:

"Yönetim ve Kongre, insanlığın yararı için sezyum 137 izotopunu kullanan ABD'ye özgü teknolojinin kullanımını teşvik etmekle ilgilenmektedir. ABD'nin nükleer atık işleme faaliyetleri şu anda Enerji Bakanlığı'nın yararlı amaçlar için kullanılmasını istediği sezyum izotopunu üretmektedir. Sezyum teknolojisinin yaygınlaştırılması, ABD özel sektör faaliyetlerine fayda sağlayacak ve ABD'nin nükleer atık bertaraf sorunlarını en aza indirecektir."

BÖLÜM 9

ILAÇ TRÖSTÜ

1987 yılında, en büyük on sekiz ilaç firmasının sıralaması şu şekildeydi:

1. Merck (ABD) 4,2 milyar dolarlık satış.
2. Glaxo Holdings (Birleşik Krallık) 3,4 milyar dolar.
3. Hoffman LaRoche (İsviçre) 3,1 milyar dolar.
4. Smith Kline Beckman (ABD) 2,8 milyar dolar.
5. Ciba-Geigy (İsviçre) 2,7 milyar dolar.
6. Pfizer (ABD) 2,5 milyar dolar (Standard & Poor's, satışlarını 4 milyar dolar olarak vermektedir).
7. Hoechst A. G. (Almanya) 2,5 milyar dolar (Standard & Poor's, satışlarını 38 milyar Alman markı olarak listeliyor).
8. American Home Products (ABD) 2,4 milyar dolar (Standard & Poor's'a göre 4,93 milyar dolar).
9. Lilly (ABD) 2,3 milyar dolar (Standard & Poor's'a göre 3,72 milyar dolar).
10. Upjohn (ABD) 2 milyar dolar.
11. Squibb (ABD) 2 milyar dolar.
12. Johnson & Johnson (ABD) 1,9 milyar dolar.
13. Sandoz (İsviçre) 1,8 milyar dolar.
14. Bristol Myers (ABD) 1,6 milyar dolar.
15. Beecham Group (Birleşik Krallık) 1,4 milyar dolar (Standard & Poor's, ABD'deki iştirakinin cirosunu 1,4 milyar dolar, toplam gelirini ise 2,6 milyar sterlin olarak vermektedir).

16. Bayer A. G. (Almanya) 1,4 milyar dolar (Standard & Poor's bu rakamı 45,9 milyar Alman markı olarak vermektedir).

17. Syntex (ABD) 1,1 milyar dolar.

18. Warner Lambert (ABD) 1,1 milyar dolar (Standard & Poor's bu rakamı 3,1 milyar dolar olarak vermektedir).

Böylece, ABD'nin ilaç üretimi ve satışında hâlâ ezici bir üstünlüğü olduğunu görüyoruz. ABD'de reçeteli ilaç satışları 1987'de %12,5 artarak 27 milyar dolara ulaştı. Önde gelen on sekiz firmanın on biri ABD'de, üçü İsviçre'de, ikisi Almanya'da ve ikisi Birleşik Krallık'ta bulunmaktadır. Beslenme uzmanı T. J. Frye, Amerika Birleşik Devletleri'ndeki İlaç Karteli'nin, Almanya'daki I. G. Farben ile kartel ilişkisi içinde olan Rockefeller grubu tarafından kontrol edildiğini belirtmektedir. Aslında, I. G. Farben, 1930'larda New Jersey'deki Standard Oil ile aktif bir kartel anlaşması yaptığında Almanya'nın en büyük kimya şirketiydi. Müttefik Askeri Hükümeti, İkinci Dünya Savaşı'ndan sonra, o dönemin "anti-kartel" hedeflerinin bir parçası olarak şirketi üç şirkete böldü; bu, mahkeme kararıyla Standard Oil'in bölünmesinden çok da farklı değildi; ancak Rockefellerlar, yeni şirketlerin her birinde kontrol hisselerini elinde tuttu. Almanya'da, Dillon Read yatırım bankacılarından General William Draper, I. G. Farben binasındaki ofisinden yeni kararnameyi açıkladı. Bundan böyle, I. G. Farben artık var olmayacaktı; bunun yerine, Leverkusen'deki Bayer, Ludwigshafen'deki BASF ve Frankfurt yakınlarındaki Hoescht olmak üzere üç şirket ortaya çıkacaktı. Bu üç şirketin her biri artık eski I. G. Farben'den daha büyük; sadece İngiltere'deki ICI daha büyük. Bu firmalar, ürünlerinin yarısından fazlasını ihraç ediyor. BASF, Amerika Birleşik Devletleri'nde William Rockefeller'ın ortağı olduğu Rockefeller hukuk firması Shearman and Sterling tarafından temsil ediliyor.

Dünyanın 1 numaralı ilaç firması Merck, 1668 yılında Almanya'nın Darmstadt kentinde bir eczane olarak faaliyete başlamıştır. Şirketin başkanı John J. Horan, J. P. Morgan Company ve Morgan Guaranty Trust'ın ortağıdır. Horan, 10-12 Mayıs 1985 tarihlerinde New York'un Rye kentinde düzenlenen Bilderberg toplantısına katılmıştır. 1953'te Merck, bir başka büyük ilaç firması olan Sharp & Dohme'yi bünyesine kattı. O dönemde, Alüminyum Tröstü adına hükümetin florürleme kampanyasının merkezi figürü olan Oscar Ewing, Merck firmasının sekreteriydi ve ofisi o zamanlar New York'taki One Wall Street'te bulunuyordu.

Merck'in yöneticileri arasında, iş hayatına Kuhn, Loeb Company'nin hukuk firması Cravath, Swaine and Moore'da başlayan John T. Connor da bulunmaktadır; Connor daha sonra Deniz Araştırma Ofisi'ne katıldı, 1945-47 yılları arasında Deniz Kuvvetleri Bakanı'nın Özel Asistanı oldu, Merck'in başkanı, ardından 1967-80 yılları arasında Allied Stores'un başkanı ve daha sonra Londra'daki bankacılık firması Schroders'ın başkanı oldu. Connor aynı zamanda rakip bir ilaç firması olan Warner Lambert'in yönetim kurulu üyesi, medya devi Capital Cities ABC'nin yönetim kurulu üyesi ve Rockefeller'ın Chase Manhattan Bankası'nın yönetim kurulu üyesidir. Amerika Birleşik Devletleri'ndeki büyük ilaç firmalarının her birinde, Rockefeller ailesiyle veya bir Rothschild bankasıyla yakın bağlantıları olan en az bir yönetim kurulu üyesi bulunmaktadır. Merck'in bir diğer yöneticisi, Texaco'nun işletme müdürü John K. McKinley'dir; kendisi aynı zamanda, Kongre kayıtlarında Rothschild'ların önemli bir bankası olarak tanımlanan Manufacturers Hanover Bank'ın da yöneticisidir.

McKinley aynı zamanda uçak firması Martin Marietta ve Burlington Industries'in yönetim kurulu üyesidir ve Rockefeller'ın kontrolündeki Sloan Kettering Kanser Enstitüsü'nün yönetim kurulu üyesidir. Merck'in bir diğer yöneticisi, savunma müteahhidi TRW, Inc.'in başkanı Ruben F. Mettler'dir; kendisi daha önce Ramo-Wooldridge'de Güdümlü Füzeler Departmanı'nın başındaydı ve Ulusal Hıristiyanlar ve Yahudiler Konferansı'ndan insan ilişkileri ödülünü almıştır — aynı zamanda Bank of America'nın da yöneticisidir.

Merck'in diğer yöneticileri arasında uzun yıllar IBM'in başkanlığını yapmış olan Frank T. Cary de bulunmaktadır; kendisi aynı zamanda Capital Cities ABC'nin yöneticisi ve J. P. Morgan Company'nin ortağıdır; Lloyd C. Elam, Tennessee eyaletinin Nashville kentinde bulunan ve ülkedeki tek siyahi tıp fakültesi olan Meharry Tıp Fakültesi'nin rektörüdür. Elam aynı zamanda Amerikan Psikiyatri Derneği, Nashville City Bank ve Alfred P. Sloan Vakfı'nın da yönetim kurulu üyesidir; bu da ona Rockefeller'ın Sloan Kettering Kanser Merkezi ile yakın bir bağlantı sağlar; Marian Sulzberger Heiskell, New York Times servetinin varisi. Gazetenin editörü Orville Dryfoos ile evliydi; Dryfoos, bir gazete grevi sırasınd 'dan kalp krizi geçirerek öldü; daha sonra bir medya birleşmesi kapsamında Andrew Heiskell ile evlendi; Heiskell, Time dergisinin başkanıydı ve elli yıldır Luce organizasyonunda çalışıyordu. Ayrıca Ford Motor'un da yönetim kurulu üyesidir. Heiskell, siyasi aktivist bir grup olan People for the American Way'in yönetim kurulu üyesi, New York Halk Kütüphanesi'nin ve Book-of-the-Month Club'ın başkanıdır. Merck'in yönetim kurulunda ayrıca bir aile üyesi olan Albert W. Merck; İngiltere doğumlu, eski General Electric başkanı, şu anda Wharton School of Commerce Denetim Kurulu Başkanı, Allied Stores ve General Signal Corporation yönetim kurulu üyesi Reginald H. Jones; Paul G. Rogers, 84· ile[95]· Kongreler arasında Kongre'de görev yaptı; önemli sağlık alt komitesinin başkanlığını yürüttü; 1979'da, Washington'daki etkili hukuk firması ve lobi şirketi Hogan and Hartson'a katıldı. Ayrıca Amerikan Kanser Derneği, Rand Corporation ve Mutual Life Insurance'ın da yönetim kurulu üyesidir.

Böylece, dünyanın 1 numaralı ilaç firmasının iki yöneticisinin J. P. Morgan Company'nin ortağı olduğunu, birinin Rockefeller'ın Chase Manhattan Bank'ının yöneticisi olduğunu ve birinin de Rothschild Bank, Manufacturers Hanover'ın yöneticisi olduğunu görüyoruz; yöneticilerin çoğu hayati savunma sanayileriyle bağlantılı ve diğer savunma firmalarıyla iç içe. Ruben Mettler'in başkanlığını yaptığı TRW'nin yönetim kurulunda, ALCOA'nın eski başkanı William H. Krome George ve Başkan Reagan'ın eski ekonomi danışmanı Martin Feldstein yer almaktadır. Büyük bankalar, savunma şirketleri ve önde gelen siyasi figürler, CIA ve ilaç şirketleriyle iç içe geçmiştir.

Satışları 3,4 milyar dolar olan Glaxo Holdings, ilaç sektöründe ikinci sırada yer alıyor. Şirketin yönetim kurulu başkanı Austin Bide; başkan yardımcısı ise İngiltere'nin "Büyük Beşli" bankalarından biri olan National Westminster Bank'ın yönetim kurulu üyesi P. Girolami'dir. Yönetim kurulu üyeleri arasında Rothschild servetinin temelini oluşturan üç firmadan biri olan Rio Tinto Zinc'in başkanı Sir Alistair Frame bulunmaktadır; Frame, Rothschild'ların bir başka holdingi olan tanınmış mühimmat firması Vickers'ın yönetim kurulunda da yer almaktadır; ayrıca, yakın zamanda ABD Ordusu ile büyük bir sözleşme için teklif veren bir başka savunma firması olan Plessey'de de görev yapmaktadır; Frame, Britoil'in başkanıdır ve Glaxo'nun yöneticileri arasında şunlar bulunmaktadır: 1946'dan 1975'e kadar Muhafazakar Parti'nin (şu anda İngiltere'de iktidar partisi ol) başkan yardımcılığı görevini yürüten ve daha sonra Glaxo'ya katılan Lord Fraser of Kilmarnock; Lord Fraser aynı zamanda etkili Gölge Kabine'nin bir üyesiydi; Victoria Eczacılık Koleji danışmanı ve Wexham Hastanesi başkanı B. D. Taylor; J. M. Raisman, Rothschild'ların kontrolündeki bir başka şirket olan Shell Oil UK Ltd.'nin başkanıdır. Lloyd's Bank, Büyük Beşli'den biri, British Telecommunications ve Kraliyet Çevre Kirliliği Komitesi; Sir Ronald Arculus, seçkin bir kariyerin ardından Majestelerinin Diplomatik Servisi'nden emekli olmuştur; San Francisco, New York, Washington ve Paris'te görev yapmıştır; daha sonra İtalya Büyükelçisi olarak atandı ve deniz zenginliklerini yoksul ülkeler arasında paylaştırmayı amaçlayan Birleşmiş Milletler Deniz Hukuku Sözleşmesi'nde Birleşik Krallık Delegesi olarak görev yaptı: Arculus şu anda Trusthouse Forte Hotels ve London and Continental Bankers'ın yöneticisidir; ve Profesör R. G. Dahrendorf, dünyanın en aktif sosyologlarından biri ve uzun süredir Marksist bir propagandacı. 1976'dan beri Ford Vakfı'nın yöneticisi olan Dahrendorf, Londra Ekonomi Okulu mezunudur, Hamburg ve Tübingen'de sosyoloji profesörlüğü yapmıştır, 1969'dan beri Batı Almanya Dışişleri Bakanlığı'nda Parlamento Devlet Sekreteri olarak görev yapmıştır ve Senegal, Lüksemburg ve II. Leopold'dan onur ödülleri almıştır.

Görünüşe göre Rothschildlar, Dahrendorf'u, onun kesin Marksist açıklamaları nedeniyle Glaxo'nun yöneticisi olarak atamışlardır. Ford Vakfı'nın Avrupa direktörü olan Dahrendorf, "Marx in Perspective" adlı kitabında, Marx'ın modern toplumun ortaya çıkmasındaki en büyük etken olduğunu iddia etmektedir. Dahrendorf'un sosyolojiye en önemli katkısı, "yeni insan" olarak adlandırdığı ve "homo sociologicus" olarak adlandırdığı, sosyalizm tarafından ırksal özellikler de dahil olmak üzere tüm ayırt edici özellikleri ortadan kalkmış bir varlık olan, çokça reklamı yapılan kavramıdır. O, dünya sosyalizminin gücüyle kolayca kontrol edilebilen, tek tip bir yaratık olan modern robottur. Dahrendorf, insanlığın çeşitli ırkları arasında ırksal farklılıkların olmadığına dair modern inancın elçisidir; "üstünlük" veya farklı yeteneklerden söz edilmesini "ideolojik çarpıtma" olarak kınamaktadır. Dahrendorf, Bilderberg Grubu'nun önde gelen üyelerinden biridir; 10-12 Mayıs 1985 tarihlerinde New York'un Rye kentinde düzenlenen toplantılarına katılmıştır. Daha önce bahsedilen diğer görevlerinin yanı sıra, Konstanz Üniversitesi'nde sosyoloji profesörüdür.

Böylece, dünyanın 2 numaralı ilaç firmasının, Rothschild ailesinin en güvenilir iki yardımcısı ve dünyanın en açık sözlü Marksizm yorumcusu tarafından yönetildiğini görüyoruz.

Dünyanın 3 numaralı ilaç firması olan İsviçreli Hoffman LaRoche, son yıllarda devralma girişimleri olduğuna dair söylentiler olsa da, hâlâ Hoffman ailesinin üyeleri tarafından kontrol edilmektedir. Şirket, 1920'de vefat eden Fritz Hoffman tarafından kuruldu. Şirketin ilk büyük satışı 1896'da Siropin oldu; Valium ve Librium satışları şu anda yılda bir milyar dolara ulaşıyor; şirketin bir yan kuruluşu, İtalya'nın Seveso kasabasına tehlikeli bir kimyasal olan dioksin yaydı ve bunun temizlenmesi için 10 yıllık bir kampanyada 150 milyon dolarlık bir maliyet ortaya çıktı. Oğlunun dul eşi Maya Sacher, şu anda Basel Oda Orkestrası'nın şefi olan müzisyen Paul Sacher ile evlidir. Hoffman, Avrupa'daki geleneklere uygun olarak aile şirketine eşinin soyadını,

LaRoche'u eklemişti; Hoffman ailesi hâlâ oy hakkına sahip hisselerin %75'ini kontrol etmektedir. Sacher ailesi, eski ustaların eserleri ve modern tabloları içeren dünyanın en pahalı sanat koleksiyonlarından birine sahiptir.

1987'de Hoffman LaRoche, J. P. Morgan Company'nin başkanı Lewis Preston'ın yardımıyla Sterling Drug'u devralmaya çalıştı; Preston aynı zamanda Sterling'in bankacısıydı. Sonrasında çıkan kargaşada Preston emekli olmaya karar verdi. Eastman Kodak, Rockefeller'ların desteğiyle Sterling'i satın aldı. Hoffman LaRoche'un başkanı, 58 yaşındaki İsviçre ordusu albayı Fritz Gerber'dir. Bir marangozun oğlu olan Gerber, avukat olduktan sonra Hoffman LaRoche'un başkanı oldu. Gerber aynı zamanda Zurich Insurance'ın da yönetim kurulu üyesidir; böylece İsviçre'nin en büyük iki şirketiyle bağlantılıdır; yıllık 2,3 milyon İsviçre frangı maaşın yanı sıra Glaxo Holdings ile 1,7 milyon dolarlık bir çalışma anlaşması da bulunmaktadır.

Hoffman LaRoche, Nisan 1988'de akne ilacı "Accutane" ile ilgili olumsuz açıklamalar nedeniyle büyük bir kamuoyu yankısı uyandırdı. Gıda ve İlaç İdaresi (FDA), ilacın 1000 spontan düşük, 7000 diğer düşük ve eklem ağrıları, cilt ve mukoza zarlarının kurumasını ve saç dökülmesi gibi diğer yan etkilere neden olduğunu gösteren rakamları kamuoyuna açıkladı. Hoffman LaRoche, Accutane'in onay taleplerini dayandırdığı çalışmalardan kadınları, özellikle de hamile kadınları kasten hariç tuttuğu için FDA tarafından suçlandı. Şirket, Accutane'in hamilelik sırasında alındığında ciddi etkilere neden olduğunun farkındaydı.

Accutane ile ilgili ifşaatların hemen ardından, Hoffman LaRoche, 6 Mayıs 1988'de bildirilen Kongre Üyesi Ted Weiss'ın, şirketin en çok satan ilacı Valium'un kimyasal kuzeni olan sakinleştirici Versed'in alınmasından kaynaklanan ve 1986'dan beri kaydedilen kırk ölümle ilgili cezai soruşturma açılması talebiyle Wall Street Journal'da yeni manşetlere taşındı.

Dördüncü sıradaki ilaç şirketi Smith Kline Beckman, Mellon Bank ile çalışmaktadır. Şirketin yönetim kurulu başkanı Robert F. Dee, General Foods, Air Products and Chemical ve Citibank ile karşılıklı yönetim kurulu üyeliği bulunan savunma şirketi United Technologies'in yönetim kurulu üyesidir. Yönetim kurulu üyeleri arasında Pennsylvania Üniversitesi Hastanesi başkanı, American Water-Works, Westmoreland Coal Company, General Coal Company ve INA Investment Securities yönetim kurulu üyesi, CIGNA'nın High Yield Fund başkanı ve Geothermal Resources International yönetim kurulu başkanı Samuel H. Ballam, Jr. Black & Decker'ın başkanı Francis P. Lucier; 1979-81 yılları arasında ABD'nin BM Büyükelçisi olan, şu anda Dış İlişkiler Konseyi'nin uluslararası danışmanı, Brookings Enstitüsü ve Carnegie Uluslararası Barış Vakfı, Ford Vakfı ve II. Dünya Savaşı sırasında W. Averell Harriman tarafından kurulan süper gizli Ditchley Vakfı'nın mütevelli heyeti üyesi olan Donald P. McHenry; McHenry ayrıca Coca Cola ve International Paper'ın da yönetim kurulu üyesidir; Carolyn K. Davis, 1973-75 yılları arasında Michigan Üniversitesi Hemşirelik Fakültesi dekanı, 1981'den beri Sağlık ve İnsan Hizmetleri Bakanlığı'nda görev yapmaktadır; ayrıca Johns Hopkins'in de yönetim kurulu üyesidir.

Smith Kline'ın diğer yöneticileri arasında, Harriman servetinin temelini oluşturan Union Pacific'in başkanı Andrew L. Lewis, Jr. bulunmaktadır; kendisi Ford Motor'un yöneticisi, iflas halindeki Reading Company'nin mütevelli heyeti üyesi, Reagan'ın geçiş ekibinin eski başkanı ve Cumhuriyetçi Ulusal Komite'nin başkan yardımcısıdır; Campbell Soup'un başkanı R. Gordon McGovern; IBM World Trade Corporation, American International Far East Corporation ve Riggs National Bank'ın başkanı ve ABD-Çin Ticaret Komisyonu başkanı Ralph A. Pfeiffer, Jr.; kendisi aynı zamand 'ın önemli dış politika operasyonu olan Stratejik ve Uluslararası Çalışmalar Merkezi'nin başkan yardımcısıdır; bu merkez, Jeane Kirkpatrick'in eşi ve CIA'den Evron Kirkpatrick tarafından kurulmuştur.

Dünyanın 5. büyük ilaç firması olan İsviçreli Ciba-Geigy, ABD'de yıllık 1 milyar dolarlık iş hacmine sahiptir ve burada on ilaç fabrikası işletmektedir.

Standard & Poor's'a göre, dünyanın en büyük 6. ilaç firması olan Pfizer, yıllık 4 milyar dolarlık ciroya sahiptir; şirket, Rockefeller'ın Chase Manhattan Bank'ında işlem yapmaktadır. Pfizer'in başkanı Edmund T. Pratt, Jr., 1949'dan 1962'ye kadar IBM'in denetçisiydi; şu anda Chase Manhattan Bank, General Motors, International Paper, Business Council ve Business Roundtable gibi iki kurumsal kuruluşun yönetim kurulu üyesidir; ayrıca Amerikan Ticareti Acil Durum Komitesi'nin de başkanıdır. Pfizer'in başkanı, 1950 yılında Pfizer'e katılan Gerald Laubach'tır; kendisi Rockefeller Üniversitesi konseyinin bir üyesidir ve CIGNA, Loctite ve General Insurance Corporation'ın yönetim kurulu üyesidir; Barber Conable, Pfizer'in yönetim kurulu üyesidir; 1965'ten 1985'e kadar New York'u temsil eden bir Kongre üyesiydi, bu da Rockefeller ile yakın bir bağlantısı olduğunu gösterir; Conable şu anda Dünya Bankası'nın başkanıdır. Pfizer'in diğer yöneticileri arasında, yıllık cirosu 2,5 milyar dolar olan Singer Company'nin işletme müdürü Joseph B. Flavin bulunmaktadır. Flavin,

1953-1967 yılları arasında IBM World Trade Corporation'da çalışmış, ardından Xerox'un başkanlığını yapmıştır; şu anda Ekonomik Kalkınma Komitesi, Stamford Hastanesi, Kanser Araştırma Vakfı ve Ulusal Hıristiyanlar ve Yahudiler Konseyi'nde görev yapmaktadır; Howard C. Kauffman, 1975'ten beri EXXON'un başkanlığını yürütmektedir; daha önce EXXON'un Latin Amerika bölge koordinatörü, ardından Londra'daki Esso Europe'un başkanlığını yapmıştır; aynı zamanda Celanese ve Chase Manhattan Bank'ın yönetim kurulu üyesidir; ofisi One Rockefeller Plaza'dadır; James T. Lynn, 1969-71 yılları arasında ABD Ticaret Bakanlığı'nın genel hukuk müşaviri, ardından 1971-73 yılları arasında Dışişleri Bakanlığı Müsteşarı ve 1973-75 yılları arasında George Romney'in yerine HUD (Konut ve Kentsel Gelişim Bakanlığı) Bakanı olarak görev yapmıştır; Lynn, *Harvard Law Review'un* editörlüğünü yapmış, ardından 1960 yılında Jones, Day, Reavis and Pogue'a (Washington'da bulunan büyük bir lobi şirketi) katılmıştır; Lynn, 1972'de, o dönem Ticaret Bakanı ve eski Kuhn, Loeb Company Başkanı olan Peter Peterson'a eşlik ederek Moskova'ya gitti ve Sovyetler ile bir ticaret anlaşması imzaladı; bu anlaşma Ekim 1972'de imzalandı; John R. Opel, IBM başkanı, New York Federal Rezerv Bankası, Time ve İleri Araştırmalar Enstitüsü yönetim kurulu üyesi; Walter B. Wriston, Citicorp başkanı, General Electric, Chubb, New York Hastanesi, Rand Corporation ve J. C. Penney yönetim kurulu üyesi.

Pfizer'in diğer yöneticileri arasında, yıllık cirosu 10 milyar dolar olan NYNEX Corporation'ın sekreter-muhasebecisi Grace J. Fippinger; Manufacturers Hanover ve Rothschild Bank'ın danışmanı, Bear Stearns yatırım bankacılığı şirketi, Gulf & Western Corporation ve Connecticut Mutual Life Insurance'ın yöneticisi ve Amerikan Kanser Derneği yönetim kurulunun onursal üyesi; Stanley O. Ikenberry, Illinois Üniversitesi rektörü, Harris Bankcorp ve Carnegie Foundation for the Advancement of Teaching yönetim kurulu üyesi; William J. Kennedy, North Carolina Mutual Life'ın baş işletme sorumlusu, Quaker Oats'ın (şu anda Savunma Bakanı olan Frank Carlucci ile birlikte) ve Mobil'in (şu anda Federal Rezerv Sistemi Yönetim Kurulu Başkanı olan Alan Greenspan ile birlikte — Greenspan, 10-12 Mayıs 1985 tarihlerinde New York'un Rye kentinde düzenlenen Bilderberger toplantısına delege olarak katılmıştır) yönetim kurulu üyesi; Paul A. Marks, 1980'den beri Sloan Kettering Kanser Merkezi'nin başkanı; biyolog, Cornell Üniversitesi'nde insan genetiği profesörü, Rockefeller Üniversitesi'nde misafir profesör ve Rockefeller Üniversitesi Hastanesi'nde misafir profesör; ayrıca Ulusal Sağlık Enstitüsü, Dreyfus Yatırım Fonu'nda görev yapmaktadır; Ulusal Kanser Enstitüsü'nde kanser tedavisi direktörü, Amerikan Kanser

Araştırmaları Derneği'nde direktördür; 1976'dan 1979'a kadar Başkanlık Kanser Paneli'nde ve Three Mile Island Kazası Başkanlık Komisyonu'nda görev yapmıştır; 100 milyon dolarlık Revson Vakfı'nın (kozmetik serveti) direktörüdür; Simon Rifkind ve Benjamin Buttenweiser ile birlikte çalışmaktadır; Buttenweiser'in eşi, Buttenweiser işgal altındaki Batı Almanya'da Yüksek Komiser Yardımcısı iken Alger Hiss'in avukatıydı.

Büyük ilaç firmaları arasında, Rockefeller çıkarlarıyla Pfizer kadar doğrudan bağlantısı olanı yoktur. Pfizer, Rockefeller'ın bankası Chase Manhattan ile çalışır ve yönetim kurulunda Exxon Başkanı Howard Kaufmann ile Rockefeller'ın kontrolündeki Sloan Kettering Kanser Merkezi ve Rockefeller Hastanesi'nden Paul Marks yer alır. Çoğu durumda, bir şirketin kontrolünü sağlamak için tek bir Rockefeller bağlantısı yeterlidir.

Dünya sıralamasında 7. sırada yer alan ilaç firması, I. G. Farben'den ayrılan, yani Rockefeller Warburg Rothschild kontrolündeki Alman Hoechst A. G.'dir. Bu firma, New Jersey'nin Somerville kentindeki American Hoechst ve Hoechst Fibers Company dahil olmak üzere ABD'de bir dizi tesis işletmektedir. Hoechst, yaygın olarak kullanılan polyester elyaf Trevira'yı, domuzlar ve broilerler için antibiyotik gıda katkı maddelerini (Flavomycin) ve hayvancılıkta kullanılan diğer ilaçları üretmektedir.

Dünya sıralamasında 8. sırada yer alan American Home Products, Rothschild Bank ve Manufacturers Hanover'da hesap sahibi olup, yıllık 3,8 milyar dolarlık ciroya sahiptir (Standard & Poor's'a göre 4,93 milyar dolar). Şirket, kısa süre önce Richmond, Virginia merkezli A. H. Robins Drug Company'yi satın alarak daha da büyüdü. A. H. Robins, rahim içi cihazı Dalkon Shield nedeniyle zarar gören yaklaşık 200.000 kadına 2,5 milyar dolarlık tazminat ödemek zorunda kalarak iflas etmişti. Yeterince test edilmemiş vajinal kelepçe, birçok kadına ciddi zararlar vermişti. Daha sonra Fransız bir firma olan Sanofi, şirketi satın almaya çalıştı, ancak American Home, şirketin tanınmış markaları Chapstick ve Robitussin için yüksek bir fiyat ödemeye karar verince bu girişim başarısız oldu. American Home'un CEO'su, 1937'den beri şirkette çalışan John W. Culligan'dır; kendisi Malta Şövalyesi, Mellon Bank, Carnegie Mellon Üniversitesi, American Standard ve Valley Hospital'ın yönetim kurulu üyesidir; American Home'un başkanı ise Rothschild Bank ve Manufacturers Hanover'ın yönetim kurulu üyesi John R. Stafford'dur; Stafford, daha önce üçüncü sıradaki ilaç firması Hoffmann LaRoche'un genel hukuk danışmanı ve etkili hukuk firması Steptoe and Johnson'ın ortağıydı. Yönetim kurulu üyeleri arasında Norveçli K. R. Bergethon, şu anda Lafayette Koleji'nin başkanı; A.

Richard Diebold; Paul R. Frohring ve 1942'den 1946'ya kadar Savaş Üretim Kurulu'nun İlaç Bölümü başkanı; şu anda Roma'daki John Cabot Koleji'nin mütevelli heyeti üyesi, Case Western Reserve Üniversitesi, Mercy Hastanesi, Donanma Birliği ve Biscayne Yat Kulübü'nün denetçisi; Manufacturers Hanover Trust, American Standard, B. F. Goodrich ve Dime Savings Bank'ın yönetim kurulu üyesi ve Buck Hill Falls Company'nin başkanı William F. LaPorte; 'in başkanı ve Manufacturers Hanover Bank'ın yönetim kurulu başkanı John F. McGillicuddy, kısa süre önce J. P. Morgan Company'den Lewis Preston'ın yerine New York Federal Rezerv Bankası'nın yönetim kurulu üyeliğine atanmıştır (Preston, Sterling Drug'un bankacısı olarak görev yaparken Hoffman LaRoche için bir anlaşmayı desteklemiş olması nedeniyle eleştirilmişti); Manufacturers Hanover Trust ve Manufacturers Hanover Corporation'ın başkanı John F. Torell III; Eskiden Wyeth Labs'ın başkanı olan ve şu anda Provident Mutual Life Insurance, Wistar International, Philadelphia National Bank ve Bryn Mawr Hospital'ın yöneticisi olan H. W. Blades; Tütün ailesinden Robin Chandler Duke; Air Products and Chemical, International Paper ve Bell & Howell'ın yöneticisi Edwin A. Gee; kendisi şu anda International Paper ve Canadian International Paper'ın başkanıdır; RCA imparatorluğunu kuran David Sarnoff'un oğlu Robert W. Sarnoff; ve Wrigley Corporation'ın başkanı, Texaco ve Chicago Boulevard National Bank'ın yöneticisi William Wrigley.

Dünya sıralamasında 9. sırada yer alan Eli Lilly Company'nin başkanı Richard D. Wood, aynı zamanda Indiana Standard Oil, New York Chemical Bank, Elizabeth Arden, IVAC Corporation, Cardiac Pacemakers Inc., Elanco Products, Dow Jones, Lilly Endowment, Physio-Control Corporation ve Jeane Kirkpatrick'in hüküm sürdüğü, Washington'da bulunan ve sağcı bir düşünce kuruluşu olduğu iddia edilen American Enterprise Institute for Public Policy Research'ün de yönetim kurulu üyesidir. Lilly'nin yöneticileri arasında Almanya'nın Berlin kentinde doğan ve şu anda Purdue Üniversitesi rektörü olan Steven C. Beering yer almaktadır; Beering, çok sayıda tıp kurulunda, Diyabet Derneği'nde ve Endokrin Derneği'nde görev yapmaktadır ve Arvin Industries'in yöneticisidir; Randall H. Tobias, Bretton Woods Komitesi'nin yöneticisidir, 1964'ten beri Bell Telephone Labs'ta çalışmaktadır ve şu anda AT&T ile Home Insurance Corporation'ın yöneticisidir; 1969-1973 yılları arasında Hava Kuvvetleri Bakanı olan Robert C. Seamans, Jr., şu anda Carnegie Enstitüsü, Smithsonian Müzesi ve National Geographic Society'nin (Laurance Rockefeller ile birlikte) yönetim kurulu üyesidir; Ayrıca Sovyetler Birliği ile bir dizi anlaşma yapan Combustion Engineering şirketinin ve New England'ın önde gelen yatırım şirketi Putnams Funds'ın yönetim kurulu üyesidir;

Lilly'nin diğer yönetim kurulu üyeleri arasında Fulbright bursiyeri olan ve şu anda Rockefeller tarafından finanse edilen Ulusal Ekonomi Araştırma Bürosu'nun (National Bureau for Economic Research) direktörü ve Kaliforniya Üniversitesi yönetim yüksek lisans okulunun dekanı olan J. Clayton LaForce bulunmaktadır. LaForce, Viyana ekonomi okulunu temsil eden gizli Mont Pelerin Society'nin etkili bir üyesidir; bu, Rothschild'ların sponsor olduğu ve Milton Friedman'ı sözcüsü olarak öne çıkaran bir girişimdir — aslında William Buckley ve CIA tarafından yönetilen sahte bir sağcı düşünce kuruluşudur. LaForce aynı zamanda, önde gelen Troçkist düşünce kuruluşu olan ve Rockefeller tarafından finanse edilen Endüstriyel Demokrasi Birliği'nin iki yöneticisi Sidney Hook ve Seymour Martin Lipset tarafından yönetilen, Stanford Üniversitesi'ne bağlı sahte sağcı düşünce kuruluşu Hoover Enstitüsü'nün mütevelli heyeti üyesidir. Lilly'nin diğer yöneticileri arasında dev savunma şirketi Sperry Corporation'ın başkanı J. Paul Lyet II bulunmaktadır — şirketin sözleşmelerinin üçte ikisi devlet kurumlarıyla yapılmaktadır; Lyet, Sterling Drug'u yeni satın alan Eastman Kodak'ın da yöneticisidir; ayrıca Armstrong World Industries, NL Industries ve Continental Group'un da yöneticisidir; American Express'in başkanı, Schroder Bank and Trust'ın yöneticisi ve eski başkanı olan Alva Otis Way III; aynı zamanda şu anda Kuhn, Loeb Company ve Lehman Brothers'ı bünyesinde barındıran Shearson Lehman'ın yöneticisi; Firemans Fund Insurance Company, American International Banking Corporation ve Warnex Ampex Communications Corporation'ın yöneticisi; C. William Verity, Jr., babası Armco Steel'i kurmuştur; Yale mezunu olan Verity şu anda Armco'nun başkanıdır; kısa süre önce, savunma şirketi Scovill Manufacturing'in yönetim kurulu üyesi olan ve kendisi gibi Yale mezunu olan Malcolm Baldrige'in yerine Ticaret Bakanı olarak atandı — Baldrige atından düşmüştü.

Verity ayrıca Chase Manhattan Bank, Mead Corporation ve Taft Broadcasting'in de yönetim kurulu üyesidir. Verity, süper gizli grup olan ABD-SSCB Kayıtları Çok Gizli olarak sınıflandırılan USTEC olarak da bilinen ABD-SSCB Ticaret ve Ekonomi Konseyi'nin (USTE) faaliyetleri hakkında bilgi edinmek amacıyla, Bilgi Edinme Özgürlüğü Yasası kapsamında hükümeti USTEC belgelerini açıklamaya zorlamak için şu anda birkaç dava açılmış durumda; ancak şu ana kadar hükümet avukatları, bu grubun ne yaptığını ortaya çıkarmaya yönelik tüm girişimleri engelledi. Sözde iyi niyetli Amerikalı işadamlarından oluşan samimi bir grubun gülümseyen Sovyet meslektaşlarıyla bir araya geldiği USTEC, 1973'te Başkan Nixon v i Brezhnev arasındaki zirve toplantısında bunu destekleyen üst düzey bir KGB yetkilisinin fikriydi. Aracı, Rusya ile büyük bir ticaret anlaşması imzalamış olan

Pepsicola'dan Donald Kendall'dı; anlaşmanın bir parçası da Kendall'ın USTEC'i Beyaz Saray ekibine satmasıydı. Kendall olmasaydı, USTEC belki de hiç hayata geçemezdi. USTEC'in asıl amacı, Ford Vakfı'nın başkanı H. Rowan Gaither tarafından, vakfın araştırmacısı Norman Dodd ile yaptığı röportajda dile getirildi. Gaither, Ford Vakfı'nın maruz kaldığı olumsuz basından şikayet ederek, bunun haksız olduğunu iddia etti. "Buradaki çoğumuz," diye haykırarak kendini temize çıkarmaya çalıştı, "bir zamanlar OSS'de, Dışişleri Bakanlığı'nda ya da Avrupa Ekonomi İdaresi'nde aktif olarak görev yaptık. O dönemlerde, istisnasız olarak, Beyaz Saray'dan gelen talimatlar doğrultusunda hareket ettik; bu talimatların özü, Sovyetler Birliği ile rahat bir birleşmeyi mümkün kılmak için ABD'deki yaşamı değiştirmek üzere her türlü çabayı göstermemiz gerektiği yönündeydi."

USTEC, birleşme programında önemli bir adımdır. American Express Başkanı Alva Way, C. William Verity ile birlikte Eli Lilly'nin yönetim kurulunda görev yapmaktadır. Way'in meslektaşı ve American Express Yönetim Kurulu Başkanı James D. Robinson III, USTEC'in başlıca itici güçlerinden biridir; aynı şekilde, Brown Brothers Harriman yatırım bankacılığı firmasının ortağı ve Üçlü Komisyon'un icra kurulu üyesi Robert Roosa da öyle. Diğer önemli USTEC üyeleri arasında Dünya Siyonist Kongresi başkanı, Bronfman ailesinin şirketi Seagrams'ın başkanı ve DuPont hisselerinin %21'ini elinde bulunduran Edgar Bronfman; American International Group'un başkanı Maurice Greenberg; Sovyetler Birliği'nin uzun süredir dostu olan Dr. Armand Hammer ve Archer-Daniels-Midland Corporation'ın başkanı olan tahıl devi Dwayne Andreas bulunmaktadır. Richard Nixon'ın ABD başkanlığından istifasına neden olan CREEP örgütünü finanse eden Andreas'ın yönetim kurulunda, Demokratik Ulusal Komite'nin eski başkanı Robert Strauss ve Bayan Nelson Rockefeller yer almaktadır.

1972'de, uzun süredir Washington'daki üst düzey isimlerin gizli buluşma yeri olan, son derece seçkin F. Street Club'da bir toplantı düzenlendi. Donald Kendall, Moskova'daki Kızıl Meydan'da Chase Manhattan' 'i şubesini açan David Rockefeller'ı, Kissinger'ın Sonnenfeldt'in himayesi altında çift taraflı ajan olarak ABD'ye geldiğinde Henry Kissinger'ın "kontrolörü" olduğu söylenen Dışişleri Bakanlığı'ndan Helmut Sonnenfeldt'i ve ABD'deki tanınmış Sovyet propagandacısı Georgi Arbatov'u davet etmişti. Arbatov, gruba Sovyet Rusya'nın USTEC adını alan bu gelecekteki kuruluşun yönetim kurulunda kimlerin yer almasını istediğini anlattı. Dr. Armand Hammer, General Electric'ten Reginald Jones, IBM'den Frank Cary ve DuPont'un başkanı Irving Shapiro'nun kurulda yer almasını istiyordu. USTEC'in görünürdeki amacı ABD ile Rusya arasındaki ticareti teşvik etmekti; asıl amacı ise batmakta olan Sovyet ekonomisini kurtarmak ve liderlerini felaketle sonuçlanacak bir devrimden kurtarmaktı. ABD, ileri teknoloji, tahıl ve askeri malzeme teklif etti; Ruslar ise komünist sistemi sürdürmeyi teklif etti.

Dünyanın en büyük onuncu ilaç şirketi, Asgrow gibi tarım kimyasallarının üretimine yoğun bir şekilde odaklanan Upjohn'dur.

Upjohn, şu anda önde gelen savunma şirketi Todd Shipyards tarafından devralınmıştır. Bu şirketin yöneticileri arasında W. R. Grace, Bank of New York, Centennial Life Insurance Company ve Home Life Insurance Company'nin yöneticisi olan Harold Eckman bulunmaktadır. Eckman, Atlantic Mutual Insurance Company ve Meksika'daki Union de Seguros'un da yönetim kurulu başkanıdır. Diğer yöneticiler arasında New York'taki Emigrant Savings Bank ve International Shipholding Corporation'ın yönetim kurulu başkanı Raymond V. O'Brien, Jr. Upjohn'un başkanı ve Michigan Bell Telephone'un yöneticisi R. T. Parfet, Jr.; Ulusal Bulaşıcı Hastalıklar Vakfı ve Amerikan İlaç Eğitimi Vakfı'nın başkanı Lawrence C. Hoff; Sloan Kettering Kanser Enstitüsü'nün yönetim kurulunda yer almakta ve 1974-77 yılları arasında HEW'de Sağlık Müsteşarı olarak görev yapmıştır; Ulusal Kalp ve Akciğer Enstitüsü ve ABD Halk Sağlığı Hizmetleri Eczacılık Kurulu'nun yönetim kurulu üyesidir; 1946-71 yılları arasında IBM'de çalışmış olan P. H. Bullen, şu anda Bullen Management Company'yi yönetmektedir; Donald F. Hornig, Harvard Üniversitesi Halk Sağlığı Okulu'nda Sağlıkta Disiplinlerarası İlerleme bölümünün profesörü ve direktörüdür; Westinghouse Electric'in direktörüdür ve Los Alamos't 'da atom bombasının geliştirilmesinde grup lideri olarak görev yapmıştır; 1964-1969 yılları arasında ABD Halk Sağlığı Servisi'nde bilim danışmanı olarak görev yapmıştır; Guggenheim ve Fulbright burslarını almıştır; Upjohn'un yürütme komitesi başkanı Preston S. Parish, Williams College ve Bronson Methodist Hastanesi'nin mütevelli heyeti üyesi, W. E. Upjohn Unemployment Corporation'ın mütevelli heyeti başkanı, Kal-Aero ve American National Holding Company'nin başkanı ve Gıda ve İlaç Hukuku Enstitüsü'nün eş başkanıdır; William D. Mulholland, Bronfman ailesinin kontrol hissesine sahip olduğu Bank of Montreal'in başkanıdır — Charles Bronfman da yönetim kurulu üyesidir. Mulholland ayrıca İskoçya'nın Edinburgh kentindeki Standard Life Assurance Company'nin yönetim kurulu üyesi, Kimberly-Clark, Canadian Pacific Railroad, Harris Bancorp ve Bank of Montreal'in Bahamalar ve Karayipler Ltd. şubesinin yönetim kurulu üyesidir. Mulholland, 1952'den 1969'a kadar Morgan Stanley'in genel ortağıydı; 1970'den 1974'e kadar ise

Kanada'daki bir Rothschild holding şirketi olan Brinco'nun başkanlığını yaptı.

Mulholland ayrıca Rothschild ailesinin doğduğu yer olan Frankfurt'taki Allgemeine Credit Anstalt'ın da yönetim kurulu üyesidir. Upjohn'un yönetim kurulu üyelerinden biri de William N. Hubbard, Jr.'dır. Hubbard, Johnson Controls ve yıllık cirosu 3,5 milyar dolar olan Consumers Power Company'nin yönetim kurulu üyesidir; daha önce Upjohn'un başkanlığını yapmış ve New York Üniversitesi Tıp Fakültesi dekanlığı görevini üstlenmiştir.

En büyük 11. ilaç firması olan E. E. Squibb'in başkanlığını Richard E. Furlaud yürütmektedir; kendisi önde gelen mühimmat firması Olin Corporation'ın yönetim kurulu üyesidir ve 1957-1966 yılları arasında Olin'in genel hukuk danışmanı olarak görev yapmıştır. Furlaud, Wilson'ın Dışişleri Bakanı Elihu Root tarafından kurulan, Wall Street'in önde gelen hukuk firması Root, Ballantine, Harlan, Busby and Palmer'da avukatlık yapmıştır. Elihu Root, 1917'de sallantıda olan Bolşevik rejimini kurtarmak için Wilson'ın kişisel Savaş Fonu'ndan Sovyet Rusya'ya 100 milyon dolarlık acil yardım göndermiştir. Furlaud, Rockefeller Üniversitesi ve Sloan Kettering Kanser Enstitüsü'nün mütevelli heyeti üyesidir; bu da Squibb'de bir Rockefeller bağlantısı olduğunu göstermektedir. Squibb'in yöneticileri arasında, Rockefeller ailesinin tüm üyelerinin uzun süredir mali mütevelli heyeti üyesi olan J Richardson Dilworth da bulunmaktadır. Dilworth, zengin Cushing ailesinden biriyle evlendi ve 1946'dan 1958'e kadar Kuhn, Loeb Company'nin ortağıydı; bu tarihte ortağı Kuhn, Loeb'den Lewis Strauss, Rockefeller ailesin 'daki mali danışmanlığından emekli oldu. Dilworth, 1958'de bu görevi tam zamanlı olarak üstlendi ve Rockefeller Center'ın 56. katının tamamını devraldı; burada 1981 yılına kadar aile üyelerinin tüm masraflarını yönetti. Şu anda Rockefeller Center'ın yönetim kurulu başkanı, Nelson Rockefeller'ın International Basic Economy Corporation, Chrysler, R. H. Macy, Colonial Williamsburg (başka bir Rockefeller aile şirketi) ve Rockefeller Üniversitesi'nin yöneticisidir. Yale Corporation ve Metropolitan Museum'un mütevelli heyeti üyesidir ve Selected Investments of Luxemburg'un yöneticisidir. Squibb'in diğer yöneticileri arasında American Express başkanı, Caterpillar Tractor yöneticisi ve Sloan Kettering Kanser Enstitüsü'nün uzun süredir yönetim kurulu üyesi olan Louis V. Gerstner; Kansas City'de yıllık 3 milyar dolarlık bir işletme olan aile şirketi Koch Enterprises'ın başkanı Charles G. Koch bulunmaktadır. Koch'un 500 milyon dolarlık bir serveti vardır ve sözde sağcı örgütler olan Cato Enstitüsü, Mr. Pelerin Society ve Liberter Parti'ye kişisel olarak finansman sağlamıştır. Koch

Industries, yalnızca Morgan Guaranty Trust ile çalışmaktadır, bu da onu J. P. Morgan Company'nin etki alanına sokmaktadır.

Squibb'in diğer yöneticileri arasında şunlar bulunmaktadır: 1973'ten beri San Diego'daki California Üniversitesi Tıp Bölümü Başkanı olan Helen M. Ranney; 1960'tan 1964'e kadar New York'taki Presbyterian Hastanesi'nde çalışmış ve Amerikan Hematoloji Derneği üyesidir; Robert W. van Fossan, Mutual Benefit Life Insurance başkanı, Long Island Public Service Gas & Electric, Amerada Hess ve Nova Pharmaceutical Corporation yönetim kurulu üyesi; Sanford H. McDonnell, savunma şirketi McDonnell Douglas Aircraft Corporation'ın başkanı; Centerre Bancorp ve Donanma Birliği'nin yönetim kurulu üyesidir; Robert H. Ebert, 1964'ten beri Harvard Tıp Fakültesi dekanı; Rockefeller Vakfı ve Nüfus Konseyi'nin mütevelli heyeti üyesi ve etkili Milbank Memorial Fund'ın başkanı, Johnson & Johnson ilaç servetinden gelen Robert W. Johnson Vakfı'nın yöneticisi; Ebert, Rhodes bursiyeri ve Markle bursiyeriydi; Burton E. Sobel, 1973'ten beri Washington Üniversitesi'nde, Ulusal Sağlık Enstitüsü'nde kardiyoloji bölümü direktörü, *Clinical Cardiology, American Journal of Cardiology, American Journal of Physiology* dergilerinin editörü ve birçok başka tıbbi görevde bulunmuştur; Rawleigh Warner, Jr., dev Mobil Corporation'ın başkanı ve AT&T, Allied Signal (yıllık 9 milyar dolarlık savunma şirketi), American Express, Chemical Bank gibi birçok şirketin yönetim kurulu üyesidir (Signal'in yönetim kurulunda eski Hazine Bakanı John F. Connally ve eski HUD Bakanı Carla Hills de yer almaktadır; Hills'in eşi Menkul Kıymetler ve Borsa Komisyonu'nun başkanıdır); Savunma şirketi Olin Corporation ve Emerson Electric'in yöneticisi Eugene F. Williams. Squibb, kısa süre önce Oxford Üniversitesi'nde 20 milyon dolarlık bir bağışla bir araştırma enstitüsü kurdu; ayrıca ABD'de Squibb Tıbbi Araştırma Enstitüsü'nü de işletiyor. Ailenin varisi, üyesi olduğu Cumhuriyetçi Parti'ye karşı tutarlı bir şekilde oy kullanan liberal Senatör Lowell Weicker'dır. Aile serveti sayesinde parti disiplininden korunmaktadır.

Dünyanın ilaç firmaları sıralamasında on ikinci sırada Johnson & Johnson yer almaktadır; şirketin başkanı James E. Burke, aynı zamanda IBM ve Prudential Insurance'ın da yönetim kurulu üyesidir. Johnson & Johnson'ın başkanı David R. Clare'dir; Clare, MIT'nin yönetim kurulunda yer almakta ve Motorola ile Overlook Hastanesi'nin yönetim kurulu üyesidir. Yönetim kurulu üyeleri arasında, 1939'dan 1980'e kadar Bell Tel laboratuvarlarında araştırma kimyageri olarak görev yapan William O. Baker bulunmaktadır. Polimer araştırmaları uzmanı olan Baker, birçok kuruluşun yönetim kurulunda yer almakta ve

Başkanın İstihbarat Danışma Kurulu'nda görev yapmaktadır. Ulusal Güvenlik Ajansı'nın danışmanı, 1959'dan beri Savunma Bakanlığı'nın danışmanı, Rockefeller Üniversitesi, General Motors, Kanser Araştırma Vakfı ve Robert A. Welch Vakfı'nın mütevellisidir; Thomas S. Murphy, medya holdingi Capital Cities ABC'nin başkanı, Texaco'nun yöneticisi; Clifton E. Garvin, 1947'den beri Exxon'un başkanı ve Rockefeller servetinin en önemli parçasıdır; aynı zamanda Citicorp ve Citibank, savunma şirketi TRW, J. C. Penney, Pepsi Cola, Sperry'nin yönetim kurulu üyesidir; Sloan Kettering Kanser Merkezi'nin başkan yardımcısı, İş Dünyası Yuvarlak Masa Toplantısı'nın başkanı ve Amerika Öğretmenler Emeklilik Derneği'nin mütevellisidir.

Ayrıca Johnson & Johnson'ın yönetim kurulu üyesi olan Irving M. London, 1970'ten beri Albert Einstein Tıp Fakültesi başkanı, Harvard ve MIT'de tıp profesörü, Columbia Üniversitesi'nde Rockefeller Tıp Bursiyeri, ABD Genel Cerrahı'nın danışmanı; IBM ve Morgan Stanley Group'un başkan yardımcısı Paul J. Rizzo; Kuhn, Loeb Company'nin eski başkanı Peter Peterson ile evli olan Joan Ganz Cooney. Children's TV Workshop'un başkanı, Chase Manhattan Bank, Chase Manhattan Group, May Department Stores ve Xerox'un yönetim kurulu üyesidir. 1954 yılından beri NBC'nin tanıtım sorumlusu olarak çalışmış ve bu dönemde karlı bir çocuk televizyon programı geliştirmiştir.

Stephen S. Wise ödülünü almıştır.

Dünya sıralamasında on üçüncü sırada İsviçreli Sandoz bulunmaktadır.

Ünlü LSD olarak bilinen liserjik asit, 1943 yılında kimyager Dr. Albert Hofmann tarafından Sandoz laboratuvarlarında geliştirilmiştir. Sandoz, Amerikan fabrikalarında üretilen 500 milyon dolarlık tarım kimyasalları ve boya maddeleri dahil olmak üzere yıllık 5 milyar dolarlık iş gelirine sahiptir. Sandoz, devasa melez tohum şirketi Northrup King, Viking Brass ve diğer firmaların sahibidir.

Dünya sıralamasında on dördüncü sırada Bristol Myers yer almaktadır. Şirketin operasyon direktörü, daha önce ailesi tarafından kurulan Clairol şirketinde görev yapmış olan Richard Gelb'dir. Gelb, Rockefeller ailesinin kontrolündeki Sloan Kettering Kanser Merkezi'nin başkanlığını yürütmektedir; ayrıca New York Federal Rezerv Bankası, Cluett Peabody, New York Times, New York Life Insurance, Bankers Trust, Dış İlişkiler Konseyi, İş Konseyi ve İş Yuvarlak Masa Toplantısı'nın yönetim kurulu üyesidir. Bristol-Myers'ın yönetim kurulu üyeleri arasında J. P. Morgan Company'nin ortağı ve Morgan Guaranty Trust, Metropolitan Life, Cities Service'in yönetim kurulu üyesi olan Ray C. Adam ile yıllık cirosu 2 milyar dolar olan petrol sahası hizmetleri şirketi NL Industries'in başkanı; 1940'tan beri Bell Systems'da çalışan, New York Telephone'un başkanı, J. C. Penney ve Bankers Trust'ın yönetim kurulu üyesi, New York Borsası, International Paper, Armstrong World Industries, New York Blood Center ve United Way'in başkan yardımcısı olan William M. Ellinghaus; kendisi Kudüs'ün Kutsal Kabri'nin Malta Şövalyesi, AT&T'nin başkanı, Textron, Revlon ve Pacific Tel & Tel'in yönetim kurulu üyesidir; Celanese'nin başkanı, Chase Manhattan Bank, RJR Industries ve Nabisco'nun yönetim kurulu üyesi John D. Macomber; " " (Dünya Liderleri) Üçlü Komisyonu üyesi, 1951-53 yılları arasında Dışişleri Bakanlığı'na yönetim danışmanlığı yapmış, şu anda RCA, *Fortune, Time ve* Henry Luce Vakfı'nın yönetim kurulu üyesi olan ve 1983'ten beri Redfield Associates danışmanlık şirketinde görev yapan Martha R. Wallace. New York Rhodes Bursiyer Seçme Komitesi başkanı, American Can, American Express, Chemical Bank, New York Borsası ve New York Telephone yönetim kurulu üyesi, Dış İlişkiler Konseyi finans komitesi başkanı ve Batı Almanya'nın perde arkasındaki hükümeti olduğu söylenen süper gizli Amerikan Almanya Konseyi üyesidir; AT&T, Pacific Northwest Bell, Manufacturers Hanover ve Manufacturers Hanover Trust'ın yöneticisi olan Robert E. Allen; Cluett Peabody, Clupak Corporation, General Electric, Home Life Insurance, Manufacturers Hanover Bank ve Manufacturers Hanover Trust'ın başkanı ve New York'taki Presbyterian Hastanesi'nin mütevelli heyeti üyesi olan Henry H. Henley, Jr.; American Express'in başkanı, Shearson Lehman Hutton, Coca Cola, Union Pacific ve Trust Company of Georgia'nın yöneticisi, Rockefeller's Memorial Hospital for Cancer and Allied Diseases'in başkanı, Sloan Kettering Cancer Center'ın yönetim kurulu üyesi, Rockefeller Üniversitesi'nin konsey üyesi, United Way'in başkanı, Council on Foreign Relations Business Council ve Business Roundtable'ın başkanı olan James D. Robinson III; New York Establishment'ın simgesi olan Robinson, 1961'den 1968'e kadar Morgan Guaranty Trust'ta banka başkan yardımcısı olarak görev yaptı; Andrew C. Sigler, önemli politika şirketi Champion Paper'ın başkanı, Chemical New York, Cabot Corporation, General Electric ve RCA'nın yönetim kurulu üyesi.

Bristol-Myers, yıllık 344 milyon dolarlık harcamasıyla (çoğunlukla televizyon ve reklamcılıkta) Amerika Birleşik Devletleri'nin en büyük 44. reklamvereni; bu da onlara programların içeriğini belirleme konusunda büyük bir etki gücü sağlıyor. Bristol-Myers şu anda yeni sakinleştirici ilacı Buspar ve yeni kolesterol düşürücü ilacı Questran'ı piyasaya sürmektedir; her birinden yılda en az 100 milyon dolar gelir elde etmeyi beklemektedir. Kolesterol düşürücü ilaçların geçmiş performansı, karaciğer hasarı ve diğer "öngörülemeyen" sonuçlar gibi bazı rahatsız edici yan etkileri ortaya çıkarmıştır.

Dünya ilaç firmaları sıralamasında 15. sırada, insan ve veteriner ilaçları konusunda uzmanlaşmış İngiltere merkezli Beecham Grubu yer almaktadır. Beecham'ın başkanı Robert P. Bauman, aynı zamanda Textron'un başkan yardımcısı, başka bir ilaç firması olan McKesson'un ve medya holdingi Capital Cities ABC'nin de yönetim kurulu üyesidir. Beecham'ın başkanı, Thorn EMI TV'nin, yatırım bankacılığı yapan Hill Samuel'in (İngiltere Merkez Bankası tarafından lisanslı "Sihirli On Yedi" ticaret bankacılarından biri), Rowntree Mackintosh şekerleme firmasının ve İngiliz Gizli İstihbarat Servisi ile yakın bağları olan dev İngiliz tekstil firması Courtauld's'un yönetim kurulu üyesi Sir Graham Wilkins'tir. Beecham'ın yöneticileri arasında, yatırım bankacılığı şirketi Hill Samuel'in başkanı, Rolls Royce, British Airways ve *Times* Newspapers Ltd.'nin yöneticisi ve İngiltere'deki işletmeler üzerinde tam yetkiye sahip Ekonomik Planlama Konseyi'nin başkanı olan Lord Keith of Castleacre bulunmaktadır. Lord Keith, iş dünyasına girmeden önce Dışişleri Bakanlığı'nın istihbarat müdürüydü. Beecham'ın bir diğer yöneticisi ise, Rothschild'ların kontrolündeki Shell Transport and Trading şirketinin başkanı, British Airways, Shell Petroleum ve Rolls Royce'un yöneticisi olan Kelvinside'lı Lord McFadzean'dır. Kendisi, William of Orange'ın İngiltere Kralı olarak tahta çıkmasını ve ardından İngiltere Merkez Bankası'nın kurulmasını kutlamak için oluşturulan süper gizli örgüt Orange Nassau Nişanı'nın komutanıdır. Beecham'ın Amerikan iştiraki yıllık 500 milyon dolarlık ciro yapmaktadır.

Dünya sıralamasında on altıncı sırada, İkinci Dünya Savaşı'ndan sonra I. G. Farben kartelinden ayrılan üç şirketten biri olan Almanya'nın Bayer A. G. şirketi yer almaktadır. O dönemde Dillon Read yatırım bankacılarının başındaki General William Draper'ın hakimiyetindeki Müttefik Askeri Hükümet'in emriyle kurulan Bayer, bugün orijinal I. G. Farben'den daha büyüktür. 1977'de Bayer, Miles laboratuvarlarını ve Germaine Monteil Parfümlerini satın aldı; 1981'de, Amerikan I. G. Farben'in bir başka yan kuruluşu olan Agfa Gevaert'i satın aldı; 1983'te ise, büyük çocuk felci aşılama savaşlarında Rockefeller'ın kontrolündeki ilaç firmalarını korumak için kurulmuş olmasıyla ünlü Kaliforniya firması Cutter Laboratories'i satın aldı. Tüm hatalı polio aşılarının Cutter tarafından üretildiği söylendi ve bu da Rockefeller şirketlerini dava tehdidinden kurtardı. 1930'larda Bayer, dev I. G. Farben kartelinin yan kuruluşları olarak Amerika Birleşik Devletleri'ndeki Sterling Drug ve Winthrop Chemical şirketlerini işletiyordu. Winthrop Chemical'ın başkanı, J. P. Morgan ailesinden biriyle evlenen George G. Klumpp'tı. Klumpp, 1935-1941 yılları arasında Washington'daki Gıda ve İlaç İdaresi'nin ilaç bölümünün başkanıydı ve bu tarihte Winthrop Chemical'ın başkanı oldu. Ayrıca Yale Tıp Fakültesi'nde tıp profesörüydü. Winthrop'un yöneticilerinden E. S. Rogers, 1932'den 1934'e kadar Rockefeller Enstitüsü'nde doktor, 1946'dan itibaren ise Kaliforniya Üniversitesi Berkeley'deki halk sağlığı fakültesinin dekanıydı; Rogers, 1941'den 1945'e kadar Savaş Bakanı'nın danışmanı olarak görev yapmıştı. Laurance Rockefeller da Winthrop Chemical'ın yönetim kurulu üyesiydi; bu da Rockefellerlar ile I. G. Farben arasındaki yakın bağı göstermektedir. Rockefeller ayrıca McDonnell Aircraft, Eastern Air Lines, Chase Manhattan Bank, International Nickel, International Basic Economy Corporation, Memorial Hospital ve Rockefeller Brothers Fund'ın yönetim kurulu üyesiydi.

Dünya sıralamasında on yedinci sırada yer alan ilaç firması, tarım sektöründe öne çıkan Syntex'tir. Kurucusu ve başkanı Budapeşte'li George Rosencrantz, şu anki adresini 1730 Parque Via Reforma, Mexico DF 10 olarak vermektedir; karısının da dahil olduğu tuhaf bir kaçırma planının ardından ülkeyi terk etmiştir. Syntex'in başkan ve genel müdürü, İngiltere'nin Manchester kentinde doğan, Fulbright bursiyeri ve Rockefeller Üniversitesi konsey üyesi Albert Bowers'dır; yönetim kurulu üyeleri arasında ise, yıllardır Meyer Lansky'nin mafya faaliyetlerinden elde ettiği 500 milyon dolarlık servetin yatırım kolu olduğu söylenen Wall Street yatırım şirketi Allen and Company'nin genel müdür yardımcısı Martin Carton bulunmaktadır. Cartin, Fischbach Corporation'ın finans komitesi başkanı, Rockcor Inc., Barco of California, Frank B. Hall & Company ve Williams Electronics'in yönetim kurulu üyesidir.

Syntex'in diğer yöneticileri arasında Leavitt Management Corporation'ın başkanı, Pritchard Health Care, Chicago Title & Trust, United Artists ve Transamerica'nın yöneticisi ve Occidental Life Insurance'ın başkanı Dana Leavitt; Hawaii'li yatırım şirketi Castle & Cooke'un genel müdür yardımcısı, Times Mirror Corporation, Wells Fargo, Homestake Mining Company ve California ve Hawaii' 'Sugar Company'nin yöneticisi Leonard Marks bulunmaktadır. Marks, 1964-68 yılları arasında Hava Kuvvetleri Müsteşar Yardımcısı olarak görev yapmıştır. Syntex'in yönetim kurulu üyeleri arasında bankacılık sektörünün önemli isimlerinden Anthony Solomon da bulunmaktadır; Solomon şu anda S. G. Warburg'un Mercury International şirketinin başkanlığını yürütmektedir. Solomon, Richard Nixon'ın kamu hizmetine başladığı dönemde OPA'da ekonomist olarak görev yapmaktaydı. Solomon daha sonra Meksika'da Rosa Blanca adlı bir konserve çorba şirketi kurdu ve bu şirketi milyonlarca dolara sattı.

Ardından AID yetkilisi olarak kamu hizmetine geri döndü, 1969-1972 yılları arasında Yugoslavya Uluslararası Yatırım Şirketi'nin başkanlığını yaptı, 1977-1980 yılları arasında Hazine Bakanlığı Para İşleri Müsteşarlığı görevini üstlendi ve 1980 yılında David Rockefeller, Paul Volcker'ı Federal Rezerv Yönetim Kurulu başkanlığına terfi ettirdiğinde, önemli bir para piyasası bankası olan New York Federal Rezerv Bankası'nın başkanlığını devraldı.

Solomon ayrıca Banca Commerciale Italiane'nin de yönetim kurulu üyesidir.

Syntex, geri kalmış denizaşırı ülkelere büyük miktarlarda imha edilecek ilaçları satmaya başladığında hisselerinin ani yükselişiyle hatırlanmaktadır. Kârı, hisseleri gibi fırladı.

Dünya sıralamasında on sekizinci sırada, Elmer Bobst'un eski imparatorluğu Warner-Lambert yer almaktadır. Şirket, yıllık 469 milyon dolarlık harcama ile ABD'de reklam harcamaları açısından on dokuzuncu sıradadır. Warner-Lambert'in başkanı Joseph D. Williams'tır. Williams, aynı zamanda Warner-Lambert'in iştiraki Parke-Davis'in de yönetim kurulu üyesidir. Parke-Davis'in satın alınması, Bobst'un arkadaşı Richard Nixon'a başkanlığı garantilemesi sayesinde gerçekleşmiştir. Williams aynı zamanda AT&T, J. C. Penney, Western Electric, Excello ve Columbia Üniversitesi'nin de yönetim kurulu üyesidir. People to People Vakfı'nın da başkanlığını yürütmektedir. Warner-Lambert'in başkanı, Kanada doğumlu ve daha önce Ford Motor Company'de çalışmış olan Melvin R. Goodes'tir. Goodes, Ford Vakfı ve Sears Roebuck Vakfı'nın da üyesidir.

Bobst şirketini defalarca satın alarak bir ilaç imparatorluğuna dönüşen Warner-Lambert, günümüzde Listerine ağız gargarası (alkol oranı %26,9), Bromo Seltzer, Dentyne, Schick tıraş bıçakları, Sloan's Linament ve Prazepan sakinleştiriciyi bünyesinde barındırmaktadır. Yönetim kurulu üyeleri arasında Acme Cleveland, M. A. Hanna Corporation, Diamond Shamrock ve Harris Graphics'in başkanı B. Charles Ames; dev finans şirketi Household International, Square D. Evanston Hastanesi ve Dış İlişkiler Konseyi'nin başkanı Donald L. Clark; J. C. Penney'in başkanı, Exxon ve Nynex'in yönetim kurulu üyesi William R. Howell; Paul S. Morabito, Burroughs, Consumer Power ve Detroit Renaissance'ın yöneticisi; Detroit Renaissance, Detroit'teki bir çöplüğe milyarlarca dolar akıtan ve Henry Ford II'nin tiksinti içinde istifa ettiği talihsiz bir "insan rehabilitasyonu" denemesidir; Kenneth J. Whalen, American Motors, Combustion Engineering, Whirlpool'un yöneticisi ve Union College'ın mütevelli heyeti üyesi; John F. Burdett, ACF Industries ve General Public

Utilities (yıllık cirosu 2,87 milyar dolar olan) yönetim kurulu üyesi. ACF'nin başkanı, bağlı şirket IC Holding Company'nin de başkanı olan ünlü şirket avcısı Carl Icahn'dır. Warner-Lambert'in diğer yöneticileri arasında Richard A. Cramer, Jeane Kirkpatrick ve CIA'nın etrafında şekillenen neokonservatif hareketin lideri Irving Kristol; ve Baltimore'da Parks Sausage'ı kuran, sembolik siyahi üye Henry G. Parks, Jr. bulunmaktadır. Parks şu anda W. R. Grace Company ve Signal Company'nin yöneticisidir.

Warner-Lambert'in diğer yöneticileri arasında Harvard Tıp Fakültesi, Columbia Tıp ve Cerrahi Fakültesi, ABD Donanması ve ABD Halk Sağlığı Hizmeti'nden Paul S. Russell (1974'ten beri Sloan Kettering Kanser Merkezi'nin yöneticisi) ve Borden'in başkanı, Bank of New York'un yöneticisi, F. W. Woolworth'un yöneticisi, St. John's Üniversitesi'nde profesör ve mütevelli olan Edgar J. Sullivan bulunmaktadır. Sullivan, Malta Şövalyesi, Dış İlişkiler Konseyi ve Atlantik Konseyi yönetim kurulu üyesidir. Bayer'in aspirini üreten ve I. G. Farben kartelinden ayrılan Sterling Drug, bir başka önemli ilaç firmasıdır. Şirketin başkanı W. Clark Wescoe, Tinker Vakfı, John Simon Guggenheim Vakfı, Phillips Petroleum ve Hallmark Cards'ın yönetim kurulu üyesidir. O, medya patronu Henry Luce'un uzun süredir en sevdiği hayır kurumu olan New York Çin Tıp Kurulu'nun başkanıdır. Wescoe ayrıca Samuel H. Kress Vakfı ve Columbia Üniversitesi'nin mütevellisidir ve milyarlarca dolarlık vakıf fonunu kontrol etmektedir. Amerikan Tıp Derneği, Amerikan Hekimler Koleji ve Aile Sağlığı Konseyi'nin yönetim kurulu üyesidir. Sterling'in başkanı, 1954'ten 1967'ye kadar Proctor and Gamble'da çalışmış olan ve şu anda Irving Bank'ın yönetim kurulu üyesi olan John M. Pietruski'dir. Bir sonraki başkan olan James G. Andress, Associated Dry Goods'da (yıllık 2,6 milyar dolarlık ciroya sahip tekstil imparatorluğu) çalışıyordu; Daha sonraki bir başkan olan James G. Andress, Abbott Laboratories'de çalışmıştır; yönetim kurulu üyeleri arasında Irving Bank ve Irving Trust'ın başkanı, New York Federal Rezerv Bankası, Dış İlişkiler Konseyi, F. W. Woolworth, JWT Group, General Telephone and Electronics, Wing Hang Bank Ltd. ve International Commercial Bank Ltd.'nin yönetim kurulu üyesi Gordon T. Wallis; 1964'ten 1985'e kadar Hershey Foods'un başkanı olan ve şu anda İngiliz Fabian Society tarafından yönetilen sözde sağcı düşünce kuruluşu Heritage Foundation'da görev yapan William E. C. Dear-den; ve çok etkili Tinker Foundation'ın (30 milyon dolarlık) başkanı Martha T. Muse. Ayrıca, Batı Almanya'nın yönetici grubu olan Irving Bank, American Council on Germany, Edmund A. Walsh School of Foreign Service ve Georgetown Center for Strategic and International Studies'in de direktörüdür; bunların hepsi, CIA'nın emektarları Evron ve Jeane Kirkpatrick'in koruma alanlarıdır. Ayrıca Woodrow Wilson International Center ve Kudüs'ün Aziz John Tarikatı'nın da direktörüdür. Böylece, Martha T. Muse'un, CIA'nın dünya çapındaki çok gizli operasyonlarının gerçek bir rehberi olduğunu görüyoruz.

Tinker Vakfı, Jacob Kaplan Fonu gibi, herhangi bir hükümet operasyon merkezine sunulamayacak kadar tuhaf gizli faaliyetler için CIA'ya para aktaran süper gizli kuruluşlardan biridir. Tinker Vakfı'nın sekreteri, Moskova'da doğan ve Berlin'deki Kaiser Wilhelm Enstitüsü'nde eğitim gören Raymond L. Brittenham'dır. O, Adolf Hitler'in kişisel bankacısı Baron Kurt von Schroder'in başındaki ITT'nin genel hukuk danışmanıydı. Brittenham, ITT, Bell Tel, Belgian International ve Standard Electric'te hukukten sorumlu kıdemli başkan yardımcısı, Standard Lorenz'de başkan yardımcısı, Almanya Harvard Hukuk Fakültesi mezunu ve 1980'den beri Lazard Freres yatırım bankacılığının ortağıydı. Tinker Vakfı'nın direktörü, hassas istihbarat konularında Beyaz Saray'ın sırdaşı olan David Abshire'dır. O, Jeane Kirkpatrick'in başkanlık ettiği gizli politika grubu American Enterprise Institute'un ve Stratejik ve Uluslararası Çalışmalar Merkezi'nin başkanlığını yürütmektedir. Abshire, Rothschild Dünya Düzeni'nin dünya genel merkezi ve komuta merkezi olarak hizmet veren Brüksel'deki NATO'da ABD Büyükelçisi olarak görev yapmıştır; Abshire, Reagan'ın Beyaz Saray'a seçilmesinden sonra Reagan Geçiş ekibine başkanlık etmiştir; ayrıca Ulusal Güvenlik grubu olan Ulusal Güvenlik Konseyi'ne başkanlık etmiş, Deniz Harp Okulu'nun yönetim kurulunda, Başkanın Yabancı İstihbarat Danışma Kurulu'nda ve etkili Uluslararası Stratejik Araştırmalar Enstitüsü'nde yer almaktadır.

Tinker Vakfı'nın bir diğer yöneticisi ise Oxford'da eğitim görmüş, Patterson Belknap'a geçene kadar Wall Street hukuk firması David Polk Wardwell'in ortağı olan John N. Irwin II'dir. Irwin, 1957-61 yılları arasında savunma bakanlığı iç güvenlik müsteşar yardımcısı, 1970-1974 yılları arasında ise dışişleri bakan yardımcısı ve Fransa Büyükelçisi olarak görev yapmıştır. Irwin, Morgan Guaranty Trust, IBM ve Washington'daki son derece gizli 1925 F. Street Club'ın yönetim kurulu üyesidir. Tinker Vakfı'nın başkan yardımcısı, Wisconsin Üniversitesi rektörü, Chicago Üniversitesi onursal rektörü, IBM danışmanı, Bullock Fonu, Asya Vakfı, Fransız Enstitüsü ve Lycee Francais'in yöneticisi, Money Shares, High Income Shares ve Hoover'ın paravanı olan Belçika-Amerikan Eğitim Vakfı'nın mütevelli heyeti üyesi Grayson Kirk'tür. Kirk ayrıca Britanya İmparatorluğu Nişanı ve Kudüs'ün Aziz John Nişanı sahibidir ve Orange-Nassau Nişanı Komutanıdır.

Hoffman LaRoche, 1987'de Sterling Drug için güçlü bir teklifte bulunduğunda, bu girişimi, aynı zamanda Sterling Drug'un bankacısı olan J. P. Morgan imparatorluğunun başkanı Lewis Preston tarafından desteklenmiştir. Rolüyle ilgili kamuoyuna yansıyan haberler, J. P. Morgan Company'den emekli olmasına neden olmuştur.

Sterling daha sonra Rockefeller ailesinin sağladığı finansmanla Eastman Kodak tarafından satın alındı. Kodak, Chase Manhattan Bank'ın tam sahibi olduğu Chase Lincoln First Bank'ta işlem görmektedir. Kodak'ın yıllık cirosu 10 milyar dolardır; şirketin başkanı, Chase Manhattan Bank ve Chase Manhattan National Corporation'ın yönetim kurulu üyesi olan C. Kay Whitmore'dur.

Kodak'ın yöneticileri arasında, kötü yönetim nedeniyle iflasın eşiğine gelene kadar Continental Illinois Bank'ın eski başkanı olan Roger E. Anderson da bulunmaktadır; Anderson şu anda 700 milyon dolarlık bir çelik şirketi olan Amsted Industries'de çalışmaktadır. Anderson aynı zamanda Dış İlişkiler Konseyi'nin Chicago şubesinin de başkanıdır. Kodak'ın diğer yöneticileri arasında Howard Üniversitesi Hukuk Fakültesi dekanı, savunma şirketi TRW, Proctor and Gamble ve NAACP Hukuki Savunma Fonu'nun yöneticisi Charles T. Duncan bulunmaktadır. 32. derece Mason olan Duncan, uzun süredir siyahi meselelerde aktif olarak yer almaktadır; 1953'ten 1955'e kadar Yüksek Mahkeme'de görülen okulların ırk ayrımının kaldırılması davasında, şu anki Yüksek Mahkeme yargıcı Thurgood Marshall'ın yardımcısı olarak görev yapmıştır. Juanita Kreps de Kodak'ın yönetim kurulu üyesidir; Başkan Jimmy Carter'ın Ticaret Bakanıydı; şu anda RJR Industries ve New York Borsası'nın yönetim kurulu üyesidir; Stephen S. Wise ödülünü almıştır. Sterling'in yönetim kurulunda ayrıca Proctor and Gamble'ın başkanı ve General Motors'un yönetim kurulu üyesi John G. Smale ile Monsanto Chemical Company'nin başkanı Richard Mahoney de yer almaktadır.

Benzer kimyasal formülasyonlar üzerinde çalıştıkları için, önde gelen kimya firmaları da büyük ilaç üreticileriyle yakından bağlantılıdır. Sterling Drug'un yöneticisi Richard Mahoney, yıllık cirosu 7 milyar dolar olan Monsanto Chemical'ın başkanlığını da yürütmektedir.

Mahoney, bu yıl Monsanto için özsermayeye yüzde yirmi getiri hedeflediğini belirtmektedir. Kendisi aynı zamanda Metropolitan Life Insurance Company, Centerre Bancorp ve G. D. Searle'ın da yönetim kurulu üyesidir. Monsanto'nun başkanı, 1949'dan 1967'ye kadar CIA'de görev yapmış olan Earle H. Harbison, Jr.'dır. Harbison, G. D. Searle'ın yönetim kurulu başkanı, Ruh Sağlığı Derneği'nin başkanı ve

Bethesda Genel Hastanesi ile St. Louis Hastanesi'nin yönetim kurulu üyesidir. Monsanto'nun yönetim kurulu üyeleri arasında Wharton İşletme Fakültesi dekanı Donald C. Carroll; 1957-1962 yılları arasında Ford Motor Company'nin genel hukuk müşaviri olan, şu anda National Life Insurance Company'nin yönetim kurulu başkanı ve Sentinel Group Funds'ın yönetim kurulu başkanı Richard I. Fricke; National Intergroup (eski adıyla National Steel) Yönetim Kurulu Başkanı, Transworld Corporation ve Hamilton Oil Corporation yönetim kurulu üyesi Howard A. Love; inşaat devi, yıllık cirosu 1 milyar doları aşan Daniel International Corporation Yönetim Kurulu Başkanı, RSI ve Duke Power Yönetim Kurulu Başkanı, Fluor Corporation Başkanı, şu anda bir devralma teklifiyle karşı karşıya olan J. P. Stevens'ın Yönetim Kurulu Başkan Yardımcısı ve Seaboard Coast Line demiryolu yönetim kurulu üyesi Buck Mickel.

Monsanto'nun yönetim kurulu üyelerinden biri de William G. Ruckelshaus'tur. Ruckelshaus, 1969-1970 yılları arasında ABD Adalet Bakanlığı'nda Başsavcı Yardımcısı ve Sivil Hukuk Dairesi'nde Başsavcı Yardımcısı olarak görev yapmış, 1970-1973 yılları arasında Çevre Koruma Ajansı (EPA) İdaresi'nin başkanlığını yürütmüş, FBI Direktörlüğü görevinde bulunmuş, dev Weyerhauser Şirketi'nde hukukten sorumlu kıdemli başkan yardımcılığı, U.S. West ve Pacific Gas Transmission şirketlerinde yönetim kurulu üyeliği yapmıştır; 1977-1981 yılları arasında CIA direktörü, Rhodes bursiyeri, Deniz Harp Okulu Başkanı, NATO ve İkinci Filo Başkomutanı olarak görev yapmış Stansfield Turner; Crown Zellerbach Yönetim Kurulu Başkanı ve Bank of America direktörü C. Raymond Dahl; John W. Hanley, Monsanto'nun eski başkanı, şu anda Citibank, Citicorp ve RJR Industries'in yöneticisi; Jean Mayer, Lazard Freres'in uzun süredir başkanlığını yapan Andre Mayer'in oğlu. Jean Mayer Paris'te doğdu ve nüfus çalışmaları ile ilgilenen birçok kuruluşun yöneticisidir; 1969-1970 yılları arasında ABD Başkanı'nın özel danışmanıydı ve 1976'dan beri Tufts Üniversitesi rektörü, UNICEF ve WHO yöneticisidir; John S. Reed, Citibank başkanı, Philip Morris, United Technologies, Russell Sage Vakfı ve Sloan Kettering Kanser Merkezi yöneticisi; John B. Slaughter, General Dynamics, San Diego'daki Donanma Elektronik Laboratuvarı ve NSF Füze Uzmanlığı direktörü ve 1982'den beri Maryland Üniversitesi rektörüdür; birçok azınlık grubu kuruluşunda, Urban League'de ve Rensselaer Polytechnic Institute'un mütevelli heyetinde aktiftir; Margaret Bush Wilson, St. Louis'de avukat, NAACP'nin saymanı ve Washington Üniversitesi mütevelli heyeti üyesidir.

Kimya endüstrisi ile hükümet istihbaratı arasındaki yakın bağlantı, Monsanto'nun yöneticileri ve direktörleri arasında yirmi yıldır CIA ajanı olan bir kişi, bir başka eski CIA direktörü, eski EPA ve FBI direktörü ve ülkenin önde gelen savunma şirketi General Dynamics'te mühendis olarak çalışan bir kişinin bulunmasıyla ortaya çıkmaktadır.

DDT bu ülkede yasaklanmış olsa da, Monsanto onu yurtdışına, özellikle Latin Amerika ve Asya ülkelerine göndererek hatırı sayılır kârlar elde etmeye devam etmektedir.

Yıllık cirosu 11 milyar dolar olan Dow Chemical Corporation'ın yöneticileri arasında Eaton Corporation'ın yöneticisi Carl Gerstacker bulunmaktadır. (Cyrus Eaton, John D. Rockefeller'ın himayesindeki bir kişiydi ve KGB tarafından yönetilen Pugwash Konferansı'nın organizatörü olarak uzun süre Sovyet yanlısı faaliyetlerde bulunmuştu); Paul F. McCracken, 1943-48 yılları arasında Minnesota Federal Rezerv Bankası'nda ekonomist, 1948'den beri Michigan Üniversitesi'nde ekonomi profesörü; McCracken, 1956-71 yılları arasında Ekonomi Danışmanları Konseyi başkanlığı yaptı ve 1981'den beri Başkanın Ekonomi Politikası Danışma Kurulu'nda görev yapmaktadır; Harold T. Shapiro, Rockefeller'ın hakim olduğu Sloan Kettering Merkezi'ne fon sağlayan Alfred P. Sloan Vakfı'nın direktörü, Michigan Üniversitesi rektörü, Ford Motor, Burroughs ve Kellogg'un direktörüdür; Shapiro, 1984'ten beri CIA panelinde görev yapmaktadır. Dow, Willard Dow'un başkanlığında ve yönetim kurulunda üç Dow üyesinin bulunduğu uzun yıllar boyunca bir aile şirketi olmasına rağmen, artık hiçbiri kalmamıştır.

Mallinkrodt, uzun süre tek bir ailenin mülkiyetinde olan bir başka kimya şirketiydi; şu anda International Minerals and Chemical'ın bir yan kuruluşudur; yönetim kurulunda Mallinkrodt ailesinden kimse bulunmamaktadır. Yönetim kurulu üyeleri arasında, New York'ta çok nüfuzlu bir aile olan Milbank ailesinden Jeremiah Milbank bulunmaktadır. Milbank, tıbbi araştırma alanında hakim konumda olan Milbank Fund'ın başkanıdır; ayrıca Robert A. Taft School of Government'ın saymanı ve J. Edgar Hoover'ın uzun yıllar görev yaptığı Boys Club of America'nın başkan yardımcısıdır; Warren L. Batts, Dart Industries'in başkanı, Mead Corporation, First National Bank of Atlanta ve Dart & Kraft'ın yönetim kurulu üyesi ve Jeane Kirkpatrick ile birlikte American Enterprise Institute'un mütevelli heyeti üyesidir; Frank W. Considine, National Can Corporation'ın yönetim kurulu başkanıdır; Louis Fernandez, Chicago'daki Tribune Company, Encyclopedia Britannica, First Chicago National Bank, Allis Chalmers ve Loyola Üniversitesi'nin yönetim kurulu üyesidir; Warburg Paribas Becker'in eş başkanı ve Kuzey Amerika Robert

Bosch'un yöneticisi Paul R. Judy; Royal Bank of Canada'nın başkanı, Power Corporation of Canada, McGill Üniversitesi ve Portage Program for Drug Dependencies'in yöneticisi Rowland C. Frazee; Lazard Freres'te (şimdiki Lehman Brothers) çalışmış olan ve Halliburton Corporation'ın yöneticisi James W. Glanville; Thomas H. Roberts, Jr., melez mısırın önde gelen üreticilerinden DeKalb Agsearch'in başkanı, Continental Illinois Bankası, Harvard Üniversitesi Ziyaretçi Kurulu üyesi, St. Lukes Hastanesi başkanı, Rush Tıp Fakültesi Vakfı; Morton Moskin, Wall Street'teki White and Case hukuk bürosunda avukat, Crum & Forster'ın yöneticisi.

Yıllar boyunca Mallinkrodt, Memorial Hospital Sloan Kettering ile çok avantajlı bir anlaşma yapmıştı. Perde arkasında önemli bir etkiye sahip olan ve artık aramızda olmayan gizemli figürlerden biri, bu anlaşmayı kuran, uzun süredir Rockefeller'ın ortağı olan ve Mallinkrodt'un yöneticisi M. Frederik Smith'ti. Yorulmak bilmeyen bir halkla ilişkiler uzmanı olan Smith, Young & Rubicam'da çalıştı, Bruce Burton'ın Kongre kampanyasını yürüttü ve Wilkie'nin başkanlık adaylığını planladı. Smith, Bretton Woods Konferansı'nda Başkan'ın yardımcısı ve 1924-44 yılları arasında Hazine Bakanı'nın yardımcısı olarak görev yapmış ve bu platformlarda Rockefeller'ın çıkarlarını temsil etmişti. Ayrıca Sloan Kettering Kanser Merkezi'nin halkla ilişkilerini yürütmüş, ABC ve Simon and Schuster'ın yöneticiliğini yapmış, Book-of-the-Month Club'ın halkla ilişkilerini yürütmüş ve Birleşmiş Milletler Özgür Dünya Derneği'ni kurmuştu.

DuPont, yıllarca DuPont ailesi tarafından kontrol edilen bir başka şirkettir; şu anda yönetim kurulunda çok az sayıda temsilcileri bulunmaktadır.

Edgar Bronfman şu anda şirketin hisselerinin %21'ine sahiptir. DuPont'un eski yöneticilerinden biri, Greta DuPont ile evlenen Donaldson Brown'dı; Brown, New York Federal Rezerv Bankası, General Motors Acceptance Corporation ve Gulf Oil'in yöneticiliğini yapmıştır. Yıllık cirosu 14 milyar dolar olan bu şirketin şu anki yöneticisi, 1966-1974 yılları arasında Federal Rezerv Kurulu başkanlığı görevini yürüten Andrew Brimmer'dır.

DuPont'un uzun süredir rakibi, İngiltere'deki Imperial Chemical Industries'dir. Şirket, Lord Melchett unvanını alan Alfred Mond tarafından kurulmuştur. Mond, 1920'lerde I. G. Farben ile anlaşmalar yaparak 1926'da British Dyestuffs ve Nobel Industries'i bünyesine katmıştır. Şirketin şu anki başkanı, Barclay's Bank'ın yöneticisi Sir John Henry Harvey-Jones'tur. ICI'nin başkanı, Greenpeace Çevre Vakfı'na finansman sağlayan 4. Baron Lord Melchett, Peter Mond'dur.

Yönetim kurulu üyeleri arasında, Başbakan'ın danışmanı olarak görev yapan Lloyd's Bank'ın yöneticisi Sir Robin Ibbs bulunmaktadır. O, bizim Dış İlişkiler Konseyimizin ana kuruluşu olan Kraliyet Uluslararası İlişkiler Enstitüsü Konseyi'nde yer almaktadır; 1949'dan 1970'e kadar Enerji Bakanı ve Devlet Bakanı dahil olmak üzere birçok hükümet görevinde bulunmuş olan Sir Alex A. Jarratt; kendisi şu anda Midland Bank'ın 'sinin bölüm başkanı ve Thyssen-Bornemitza Grubu'nun yöneticisidir; İngiliz Gizli İstihbarat Servisi tarafından kurulan bir film yapım şirketi olan Rank Organization'ın başkanı Sir Patrick Meaney; İkinci Dünya Savaşı'nın başlamasına hazırlık olarak, şirketi yönetmesi ve Alman karşıtı filmler çekmesi için Macar Rank'ı ithal etmişlerdi; Meaney aynı zamanda Midland Bank'ın da yöneticisidir. ICI'nin bir diğer yöneticisi ise Lloyd's'un başkanı Sir Jeremy Morse'dur; 1965'ten 1972'ye kadar İngiltere Merkez Bankası'nın yöneticiliğini yapmış olan Morse, şu anda İngiliz Bankacılar Birliği'nin başkanlığını yürütmektedir; ICI'nin bir diğer yöneticisi ise medya patronu Lord Kenneth Thomson'dur; Thomson, ABD'de 93 gazeteye sahip olan Thomson Organization'ın başkanıdır; çoğu Amerikalı onun adını hiç duymamıştır; aynı zamanda IBM Kanada ve gazete kağıdı devi Abitibi-Price'ın da yönetim kurulu üyesidir. Donald C. Platten de Thomson Newspapers'ın yönetim kurulu üyesidir; daha önce Federal Rezerv Sistemi'nin Federal Danışma Konseyi'nde görev yapmıştır; kızı Alfred Gwynne Vanderbilt ile evlenmiştir.

Bir başka kimya firması olan Stauffer Chemical, şu anda bir Rockefeller firması olan Cheseborough-Pond'un bir yan kuruluşudur. Şirketin başkanı Ralph E. Ward'dır; kendisi Chase Manhattan Bank ve Chase Manhattan Corporation'ın da yönetim kurulu üyesidir. Rohm & Haas ilaç şirketi, Mellon Bank'ın etki alanındadır ve yönetim kurulunda önde gelen Philadelphia finansçıları yer almaktadır. Bunlar arasında Corestates Financial Corporation, R. R. Donnelly Corporation, Philadelphia Federal Rezerv Bankası, Provident Mutual Life Insurance, Paris'teki Banque Worms et cie ve Verwaltungsrat John Berenberg, Gossler & Company'nin başkanı G. Morris Dorrance, Jr. bulunmaktadır. Dorrance aynı zamanda Pennsylvania Üniversitesi'nin mütevelli heyeti üyesidir; Miller, Anderson & Sherrod'un ortağı Paul L. Miller, Jr.; kendisi Enterra Corporation, Hewlett Packard, Berwind Corporation ve Mead Corporation'ın yönetim kurulu üyesi ve Ford Vakfı'nın mütevelli heyeti üyesidir. Diğer yönetim kurulu üyeleri arasında 1956'dan 1981'e kadar DuPont'un araştırma direktörlüğünü yapan Robert E. Naylor, Jr. bulunmaktadır; kendisi şu anda Advanced Genetic Societies'de görev yapmaktadır. Diğer ilaç şirketleri arasında Schering-Plough da bulunmaktadır; şirketin başkanı Richard J. Kogan, daha önce Ciba-Geigy'de çalışmıştır; şu anda ABD'deki National Westminister Bank'ın yönetim kurulu üyesidir; yönetim kurulu üyeleri arasında AT&T'nin finans kıdemli başkan yardımcısı Virginia A. Dwyer de bulunmaktadır; kendisi aynı zamanda New York Federal Rezerv Bankası'nın " " yönetim kurulu üyesi, Borden ve Eaton'ın yönetim kurulu üyesidir; Milton F. Rosenthal, Hugo Stinnes'in hazinecisiydi ve şu anda önde gelen altın tüccarı Engelhard Corporation'ın başkanı ve European American Banking Corporation'ın yönetim kurulu üyesidir. Salomon Brothers, Midatlantic Bank ve Ferro Corporation'ın yönetim kurulu üyesidir; H. Guyford Spiver, ABD Hava Kuvvetleri baş bilim adamı, Carnegie-Mellon Üniversitesi rektörü, TRW'nin (yıllık 5 milyar dolarlık savunma müteahhidi) yönetim kurulu üyesi, ABD Başkanı'nın bilim danışmanı olup, *Who's Who* listesinde birçok pozisyon ve görevde bulunmaktadır; W. David Dance, General Electric'in emekli yönetim kurulu üyesi, Acme Cleveland, A&P ve Isek Corporation'ın yönetim kurulu üyesidir; Harold D. McGraw, Jr., dev iş yayıncılık şirketi McGraw Hill'in başkanı ve Standard & Poor's ile CPC International'ın yönetim kurulu üyesidir; I. W. van Gorkum, Trans Union Corporation'ın başkanı, Champion International, IC Industries, Zenith Radio ve Inland Steel'in yönetim kurulu üyesidir; kendisi Bohemian Club üyesidir.

Alman firması Schering, 1942 yılında Yabancı Mülkiyet Sorumlusu tarafından el konuldu; 6 Mart 1952 tarihinde Yabancı Mülkiyet Sorumlusu tarafından, Merrill Lynch'in başını çektiği, Drexel & Company ve Kidder Peabody'nin de katıldığı bir konsorsiyuma açık artırma yoluyla satıldı.

Bir başka ilaç firması olan Burroughs Wellcome, İngiltere'deki Wellcome Trust'a aittir; şirketin yöneticisi, Rockefeller Vakfı'nın uzun süredir mütevelli heyeti üyesi olan Lord Franks'tır.

Daha önce de belirtildiği gibi, Chicago'daki Abbott Laboratories, ülkenin önde gelen şarlatanı "Doc" Simmons'ı ustaca kullanarak ürünleri için AMA'dan takdir kazandı. Şirketin başkanı Robert Schoellhorn, Pillsbury ve ITT'nin yöneticisidir; yöneticiler arasında şunlar bulunmaktadır: K. Frank Austen, 1960'tan beri Harvard Tıp Fakültesi'nde profesör, 1980'den beri Beth Israel Hastanesi'nde başhekim; Artrit Vakfı ve Amerikan Alerji ve İmmünoloji Kurulu dahil olmak üzere birçok meslek grubunda görev yapmaktadır; Kanada doğumlu Joseph V. Charyk, Lockheed Aircraft'ta çalışmış, 1959-1963 yılları arasında uzay direktörü ve Hava Kuvvetleri Müsteşarı olarak görev yapmıştır; iletişim uydusu programının direktörlüğünü üstlenmiştir; Washington, D.C.'deki American Securities Corporation, Draper Laboratories ve General Space Corporation'ın direktörlüğünü yapmıştır; ayrıca Communications Satellite Corporation ve COMSAT Corporation'ın başkanlığını da yürütmüştür. Dev hastane şirketi Humana Corporation'ın başkanı David A. Jones, 17.000 çalışanı olan ve yıllık 1,5 milyar dolar ciro yapan bir şirketin başında; aynı zamanda Abbott Laboratories'in de yöneticisidir. Abbott'un yürütme komitesi başkanı, Indiana Standard Oil'in yöneticisi, John D. Rockefeller'ın bağışıyla kurulan Chicago Üniversitesi'nin mütevelli heyeti üyesi, Field Vakfı ve Uluslararası Kurtarma Komitesi'nin mütevelli heyeti üyesi, Household International ve Adler Planetarium'un başkanı olan Arthur E. Rasmussen'dir; kendisi aynı zamanda Amoco'nun da yöneticisidir. Abbott Laboratories'in bir diğer yöneticisi ise, uzun yıllar boyunca İngiliz hükümetinde Rothschild'ların başlıca temsilcisi olarak görev yapmış olan Philip de Zulueta'dır. De Zulueta, Rothschild firması Rio Tino Zinc'in başkanı Sir Mark Turner'ın yakın bir iş ortağıdır. De Zulueta, İkinci Dünya Savaşı'ndan bu yana İngiltere'nin tüm başbakanlarına danışmanlık yapmıştır; Başbakan Harold MacMillan'ın Özel Parlamento Sekreteri olarak görev yapmıştır. De Zulueta ayrıca yıllardır İngiltere'deki Rothschild'ler ile bu yarımkürede onların "paravanları" veya ön adamları olan Kanada'daki Bronfman'lar arasında özel elçi olarak görev yapmıştır.

Bir diğer önemli dünya kimya şirketi ise 1894 yılında kurulan Unilever'dir; şirketin başında şu anda 1946'dan 1973'e kadar birçok önemli hükümet görevinde bulunmuş olan Lord Hunt of Tanworth bulunmaktadır; Aynı zamanda Tablet Publishing Company'nin başkanı, çok gizli Ditchley Vakfı'nın (ABD ve İngiltere hükümetleri arasındaki talimatların aktarıldığı kanal) başkanı, Banque Nationale de Paris'in başkanı ve Prudential Corporation ile IBM'in yönetim kurulu üyesidir; Unilever'in başkan yardımcısı, Woolworth Holdings, Morgan Grenfell Holdings, United Technologies, Chase Manhattan Bank, Air Products and Chemicals'ın başkanı, New York Borsası'nın danışmanı, British Aerospace'in yöneticisi ve Center for World Development ile Leverhulme Trust'ın başkanı olan Kenneth Durham'dır. Unilever, Amerika Birleşik Devletleri'nde Lever Brothers'ın sahibidir; 1986'da Anderson Clayton Company'yi, Thomas Lipton Company'yi ve Lawry's Foods'u satın almıştır.

İlaç firmaları, lobi faaliyetleri yoluyla Washington'da güçlü bir etki sergilemektedir. İlaç Üreticileri Birliği'nin baş lobicisi, Washington'un en güçlü lobicisi olan Lloyd Cutler'dır. Annesi Dorothy Glaser'dı; kız kardeşi Laurel, Stan Bernstein ile evlendi; kendisi şu anda halkla ilişkiler firması ve reklam devi McCann Erickson'un başkan yardımcısıdır.

Cutler, 1962'den beri Washington'daki Wilmer Cutler and Pickering hukuk firmasının ortağıdır. 1979'dan 1981'e kadar Başkan'ın danışmanıydı ve prestijli Brookings Enstitüsü'nün mütevelli heyeti üyesidir. Kaiser Industries ve American Cyanamid'in yöneticisi olan Cutler, Lend Lease Administration'da çalışmış, 1983'te Başkanlık Stratejik Kuvvetler Komisyonu'nda, 1984'te Lahey'deki ABD Daimi Tahkim Mahkemesi'nde kıdemli danışman olarak görev yapmış ve Yale Geliştirme Kurulu, Dış Politika Derneği ve Dış İlişkiler Konseyi'nin yöneticisidir. Londra'daki seçkin Buck's kulübünün ve Nassau'daki Lyford Cay'in üyesidir. CFR dergisi *Foreign Affairs'a* yazılar yazmaktadır. "To Form A Government" (Bir Hükümet Kurmak) başlıklı bir makalesinde, "anayasamızın yapısı, çok daha iyi işler yapmamızı engelliyor" diye şikayet etmektedir. "Bu yapısal hatayı" düzeltmemiz gerektiğini ısrarla vurgulamaktadır. Tekelciler ve yüksek maaşlı Washington lobicileri, Anayasa'yı sık sık planlarının önünde bir engel olarak görürler; Anayasa'dan kurtulmak için sabırsızlanırlar, çünkü Anayasa, ABD vatandaşlarının elinde kalan tek korumadır.

Hastane birleşmeleri ve ilaç firmaları büyük bir iş haline gelmiştir ve büyük ilaç şirketleriyle yakın bağlantılar içindedir; yıllık 1,5 milyar dolarlık cirosu olan Baxter Travenol, yıllık 2,34 milyar dolarlık cirosu olan bir hastane işletmesi olan American Hospital Supply Corporation ile bağlantılıdır. Her iki firmanın da aynı başkanı vardır: Karl D. Bays; kendisi, her yerde bulunan Rockefeller bağlantısı olan Indiana Standard Oil'in yöneticisidir. Bays ayrıca Northern Trust, Delta Airlines, IC Industries ve Amoco'nun yönetim kurulu üyesidir ve Duke, Northwestern Üniversitesi ve Lake Forest Hastanesi'nin mütevelli heyeti üyesidir. American Hospital Supply'ın başkanı Harold D. Bernthal'dır; kendisi aynı zamanda Bucyars Erie Company, Butler Mfg. ve Bliss & Laughlin Industries'in yönetim kurulu üyesi ve Northwestern Üniversitesi'n 'ı ile Northwestern Üniversitesi Hastanesi'nin mütevelli heyeti üyesidir. American Hospital Supply'ın yöneticileri arasında Indiana Standard Oil'in genel müdür yardımcısı, Continental Illinois Bank'ın yöneticisi ve Field Doğa Tarihi Müzesi'nin mütevelli heyeti üyesi olan Blaine J. Yarrington bulunmaktadır; Yarrington aynı zamanda Baxter Travenol'un da yöneticisidir. American Hospital Supply'ın diğer yöneticileri arasında Colgate Üniversitesi rektörü, Corinthian Broadcasting System, Irving Bank ve Irving Trust'ın yöneticisi olan Harrington Drake; MacDonald's'ın başkanı Fred Turner; Air Reduction Corporation, Guaranty Trust, Cuban Distilling Company, National Carbide, Canada Dry, Reinsurance Corporation of New York, North British ve Mercantile Insurance Company of London'ın başkanı, Taft School ve Presbyterian Hospital'ın mütevelli heyeti üyesi Charles S. Munson, Jr.; Kimyasal

Savaş Servisi'nde görev yapmış ve Ordu ve Donanma Mühimmat Kurulu'nda hizmet vermiştir; ayrıca Baxter Travenol'un yönetim kurulunda, Chicago'lu bir iş adamı, F. H. Prince Company'nin başkanı, Gaylord Freeman'ın yöneticisi, Atlantic Richfield'ın yöneticisi ve Aspen Institute of Humanistic Studies ile Northwestern Üniversitesi'nin mütevelli heyeti üyesi olan William Wood Prince de yer almaktadır.

Bir başka dev hastane holding şirketi olan Beverly Hills merkezli American Medical International, gelirlerini beş yıl içinde yıllık sadece 500 milyon dolardan 2,66 milyar dolara çıkardı; şu anda 40.000 çalışanı bulunmaktadır. Yönetim kurulu başkanı Royce Diener; başkan Walter Weisman; grup başkan yardımcısı ise Jerome Weisman'dır. Yönetim kurulu üyeleri arasında Almanya'nın Danzig kentinde doğan Henry Rosovsky de bulunmaktadır; kendisi 1975'ten beri Amerikan Yahudi Kongresi'nin yönetim kurulu üyesidir. Rosovsky, Hebrew Üniversitesi, Kudüs Koleji ve Yeshiva Üniversitesi'nde eğitim gördü; 1965'ten beri Harvard'da profesörlük yapmaktadır. Rosovsky, Harvard Corporation üyesi, Corning Glass ve Paine Webber yatırım bankacılığı şirketlerinin yönetim kurulu üyesidir.

AMI'nin bir diğer yöneticisi ise Almanya'nın Bremen kentinde doğan Bernard Schriever'dir. ABD Hava Kuvvetleri'nde general olan Schriever, 1954'ten 1959'a kadar ICBM programının, 1959'dan 1966'ya kadar ise Hava Kuvvetleri Stratejik Komutanlığı'nın komutanlığını yapmıştır. 1971'den beri Washington'da birçok devlet işini yürüten bir müteahhitlik firması olan Schriever-McGee'nin başkanlığını yapmaktadır. Schriever ayrıca, kapsamlı Medicare ve diğer devlet sözleşmeleri kapsamında faaliyet gösteren Control Data'nın " " direktörü, savunma müteahhidi Emerson Electric'in direktörüdür ve işlerinin çoğunu, Başkan Eisenhower'ın en sevdiği dinlenme yeri haline getirmesinden bu yana savunma müteahhitlerinin tarihi uğrak yeri olan seçkin Burning Tree Country Club'ın golf sahalarında yürütmektedir.

Rocco Siciliano aynı zamanda AMI'nin yönetim kurulu üyesidir; 1953-1957 yılları arasında Ulusal Çalışma İlişkileri Kurulu'nda görev yapmış, 1957-1959 yılları arasında Başkan Eisenhower'ın özel danışmanı, 1969-71 yılları arasında Ticaret Bakanlığı Müsteşarlığı, 1971-1984 yılları arasında ise şu anda Southern Pacific'in bir iştiraki olan Kaliforniya'nın önde gelen tapu sigortası şirketi TICOR'un başkanlığını yapmıştır. Siciliano'nun bu şirketteki başkanlık görevini, ITT'nin eski başkanı Harold Geneen devralmıştır. Siciliano, Washington'daki lobi şirketi Jones, Day, Reavis and Pogue'un "danışmanı"dır; ayrıca dev J. Paul Getty Trust'ın ve Owen Lattimore tarafından kurulan Johns Hopkins Üniversitesi Uluslararası Çalışmalar Okulu'nun (Senatör Joe McCarthy tarafından ABD'deki önde gelen komünist etkilerden biri olarak gösterilen) yönetim kurulu üyesidir. AMI'nin bir diğer yöneticisi ise, Los Angeles'ın önde gelen borsa simsarlarından, Tamkin Securities ve Tamkin Consulting Company'nin başkanı S. Jerome Tamkin'dir.

İlaç sektörünün tarihi, her zaman bir dolandırıcılık, eğitimsiz ve saf insanların korkularını sömürme ve hastalık ve ölümle ilgili evrensel korkulardan yararlanma öyküsü olmuştur. Tüm şarlatan ilaçların atası, 1673 yılında İngiltere'de gut hastalığının tedavisi olarak satılan bir kemik distilatı olan Goddard's drops'tur. 1711 yılında ise Tuscarora pirinci, verem hastalığının tedavisi olarak satılmıştır. Yaklaşık dört bin yıllık ilaç reçetesi uygulaması boyunca, birçok "tedavi"nin hastalığın kendisinden daha kötü olduğu ortaya çıkmıştır. William Shakespeare, "Tıpta zehir vardır" diye uyarmıştır. Atlanta'nın tanınmış kan uzmanı Dr. R. R. Atlanta'da tanınmış bir kan uzmanı olan Dr. R. R. Dracke de şu uyarıyı yayınladı: "Aşağıdaki önemli ilaçlar kemik iliğini zehirleyebilir, beyaz kan hücrelerinin üretimini azaltabilir, ölüme neden olabilir ve sadece tanınmış bir doktorun özel talimatıyla ilaç olarak alınmalıdır: amidopirin, dinitrofenol (bir diyet ilacı), novaldin, antipirin, sülfanilamid, sedormid ve salvarsen."

Doktorlar, tüm kömür katranı türevlerinin güçlü kalp depresanları olduğu için hiçbir asetanilidin güvenli olmadığı konusunda uyarıda bulunmuştur. Rorer Pharmaceuticals, Ascriptin'i üretmektedir ve televizyon reklamları, erkekleri "kalplerini korumak" için günlük olarak aspirin veya aspirin içeren bir ürün almaya teşvik etmektedir. Teksas ve New York başsavcıları, ilaç firmalarından aspirinin erkeklerde kalp krizini önleyebileceği iddiasını durdurmalarını talep etmiştir; aspirin ayrıca ateşi düşürür ve bir doktorun pnömoniyi doğru bir şekilde teşhis etmesini zorlaştırır.

Vick Chemical ile birleşen William S. Merrell Company, talidomidi "geleceğin sakinleştiricisi" olarak pazarladı. Bu ilaç, hamilelik sırasında rahatsız edici semptomların kontrolünü garanti ediyordu.

Ne yazık ki, ilacı alan annelerin çocukları kolsuz veya bacaksız doğdu; bazılarının kollarının yerine yüzgeçleri vardı. 60 Minutes programı kısa süre önce, talidomid mağdurları hakkında yirmi beş yıllık bir güncelleme yayınladı; ancak Amerikan mağdurlara değinmekten özenle kaçındı. Program, günlük yaşamlarını sürdürmeye çalışan kurbanların şaşırtıcı cesaretini gösterirken, muhabirler ise insan yumurtası gibi yuvarlanan ve baş aşağı kalmamak için çılgınca manevralar yapan bu tuhaf varlıklara gülmemek için kendilerini zor tutuyor gibi görünüyordu. CBS, talidomidin üreticilerinin veya dağıtıcılarının isimlerinden de bahsetmekten kaçındı; oysa onların "muhalif gazetecilik" tarzına uygun bir hareket, mikrofonu şirket başkanının yüzüne dayayıp, bunun tehlikeli bir ilaç olduğunu neden fark etmediklerini sormak olurdu. CBS, ilaç üreticilerinden gelen reklam gelirlerine büyük ölçüde bağımlıdır ve en iyi müşterilerini kızdırmak niyetinde değildir.

William S. Merrell ayrıca, kolesterol düşürücü ilaçlarda bir çığır açtığı şeklinde tanıtılan MER/29'u üretti. Kısa süre sonra MER/29'un dermatite, saç renginin değişmesine, cinsel isteksizliğe ve "timsah derisi" olarak bilinen bir duruma neden olduğu ortaya çıktı. 1949'da, Parke-Davis'in kloromisetini yeni mucize ilaç olarak selamlandı. Birkaç doktor, çocuklarına bu ilacı vermeye ikna edildi, ancak çocuklar daha sonra lösemiden öldü. Kloromisin kullanımından kaynaklanan aplastik anemi vakalarının %75'i ölümcül sonuçlandı. El Paso'dan Dr. H. A. Hooks, Parke-Davis temsilcisinin ilacın güvenli olduğu konusunda kendisine güvence vermesinden sonra yedi buçuk yaşındaki oğlunu kaybetti. Aralık 1963'te, Washington büyük jürisi, Richard Merrell ve başkan William S. Merrell'i MER/29 ile ilgili olarak FDA'ya sahte bilgi vermekten suçladı. İkili, "itiraz etmeme" savunması yaptı ve 4 Haziran 1964'te maksimum para cezası olan 80.000 dolar cezasına çarptırıldı. Parke-Davis'in savunma avukatı, 1957'den 1960'a kadar federal yargıçlık yapmış olan Lawrence Walsh'tı; Walsh, şu anda belirsiz görevi kötüye kullanma suçlamalarıyla siyasi figürleri yargılayan "Beyaz Şövalye" olarak haberlerde sıkça yer alıyor.

Oral kontraseptif hapın ciddi reaksiyonlara neden olduğu ortaya çıktıktan sonra, Amerikan Tabipler Birliği, HEW Müsteşarı Dr. Roger Hegeberg ve HEW Bakanı Finch'e, "tehlikeyi abarttıkları" iddiasıyla büyük baskı uyguladı; Hap üzerindeki uyarı daha sonra 600 kelimeden sadece 96 kelimeye indirildi; bu uyarı, 7 Nisan 1970'te Bakan Finch tarafından 120 kelimeye çıkarıldı ve Finch tarafından bizzat yayınlandı. Daha sonra hapın ölümcül kan pıhtılaşmasına, kalp krizine ve kansere neden olduğu ortaya çıktı. AMA'nın bu durumdaki davranışı, yıllardır "şarlatanlara" yönelik şiddetli saldırılarıyla garip bir tezat oluşturuyordu; zira dernek, şarlatanların halk için gerçek tehlike olduğunu savunuyordu.

Hoffman LaRoche, FDA araştırmalarına göre iki yıl içinde kırk kişinin ölümüne yol açtığı tespit edilen Versed adlı bir damar içi ilacı piyasaya sürdü. Richter'in "Haplar, Pestisitler ve Kârlar" başlıklı kapsamlı çalışmasında, ABD'li bir şirket olan Velsicol'un, EPA tarafından hiçbir zaman onaylanmamış olan Phosvel (leptophos) adlı pestisitten üç milyon pound sattığı belirtilmektedir. Velsicol bu ilacı otuz ülkeye ihraç etti. Bu ilaç sinir sistemine ciddi zararlar veriyor. Mısır'da yüz su aygırını öldürdü ve düzinelerce çiftçiyi zehirledi. Velsicol, Chicago'da yıllık üç milyar dolarlık bir ciroya sahip olan Northwest Industries'in bir yan kuruluşudur; şirketin başkanı, uzun süredir demiryolu devi olan, Chicago Üniversitesi ve First Chicago Corporation'ın mütevelli heyeti üyesi Ben Heinemann'dır. Northwest Industries'in yöneticileri arasında Hart, Schaffner and Marx'ın yöneticisi, Mutual of New York'un başkanı ve MONY'nin yöneticisi olan James E. Dovitt yer almaktadır; kendisi aynı zamanda National Can'ın da yöneticisidir. Northwest'in diğer yöneticileri arasında Baxter Travenol Drug Company'nin başkanı, aynı zamanda Chicago Üniversitesi mütevelli heyeti üyesi, Deere, Field Enterprises, Bell & Howell ve Borg- 'ın yöneticisi olan William B. Graham; ABD-Çin Ticaret Ulusal Konseyi; Thomas S. Hyland, Standard & Poor's başkan yardımcısı; Gaylord Freeman, Baxter Travenol ve Atlantic Richfield'ın yöneticisi; James F. Bere, Borg-Warner'ın başkanı, Abbott Laboratories, Time, Inc., Hughes Tool Company ve Continental Illinois Bank'ın yöneticisi.

Giysilerde kullanılan bir yangın geciktirici kimyasal olan TRIS, her yıl binlerce çocuğu yangından kurtaracağına dair yıllarca süren coşkulu reklam kampanyalarının ardından ABD'de yasaklandı; ABD Tüketici Ürün Güvenliği Komisyonu 1977'de bu maddeyi yasakladı. Ardından 2,4 milyon adet TRIS ile işlenmiş giysi Üçüncü Dünya ülkelerine ihraç edildi. 1977'de FDA, dipyrene'i piyasadan çekti. Bu maddenin, beyaz kan hücrelerinin işlevini bozarak ciddi kan bozukluklarına neden olduğu tespit edilmişti; ancak daha sonra hiçbir uyarı yapılmaksızın Latin Amerika'da yaygın olarak satıldı.

1934 yılında Ciba-Geigy tarafından üretilen (Batero Vioform ve Mexon) amipli dizanteri tedavisinde kullanılan bir ilaç olan Cloquinol'ün sinir bozukluğuna neden olduğu ortaya çıktı. 11.000 SMON (subakut miyelik optik nöropati) vakasının ardından, bu ilacı alan 700 Japon öldü. Ciba-Geigy daha sonra yaklaşık 1.500 kurban ve hayatta kalan kişiye tazminat ödedi. Hoechst, aspirin, aminopirein ve dipiren gibi olduğu söylenen bir analjezik pazarladı. Bu ilacın anemiye neden olduğu tespit edildi ve Amerika Birleşik Devletleri'nde yasaklandı, ancak Latin Amerika ve Asya'da satılmaya devam etti. Klorofenikol (kloromisetin) de hala Latin Amerika ve Asya'da satılmaktadır. Yolcular, Amerika Birleşik Devletleri'nde uzun süredir yasaklanmış olan ilaçlara karşı dikkatli olmaları konusunda uyarılmaktadır.

Yapay tatlandırıcı aspartam (Nutrasweet) şu anda Amerikan pazarını istila etmiştir. 1987 yılında üreticilerine 750 milyon dolar kazandırmış olsa da, beyin nöbetlerine neden olduğu gerekçesiyle eleştirilere maruz kalmıştır. Aspartam hakkındaki tartışma on üç yıldır sürmektedir; Kongre'de yeni oturumlar planlanmıştır. Bu arada, Burroughs Wellcome, yeni AIDS ilacı AZT ile milyonlar kazanmayı umuyor. Bu ilacın, AIDS hastalarının ömrünü altı aydan iki yıla uzattığı söyleniyor. Bu şirket, Rockefeller Vakfı'nın yöneticilerinden Lord Franks'ın da yöneticisi olduğu Wellcome Trust'a aittir.

Sakinleştiriciler hâlâ büyük bir iş kolu. Roche Labs (Hoffman LaRoche), en çok satan ilacı Valium'u pazarlamaya devam ederken, diğer popüler ilaçları Librium, Limbitrol, Marplan, Noludar, Tractan, Clonpin ve Dalmane'yi de tanıtıyor. Roche ayrıca kanser tedavisinde kullanılan Matulane'i de üretmektedir. Bu ilaç lökopeni, anemi ve trombositozise neden olur; mide bulantısı, kusma, stomatit, disfaji, ishal, ağrı, titreme, ateş, terleme, uyuşukluk, taşikardi, kanama ve lösemi gibi yan etkileri vardır. Eğer alternatif tıp uygulayıcısı böyle bir ilacı halka sunmaya cesaret etseydi, ömür boyu hapse atılırdı. "Şarlatanların" sağlığınız için ne kadar tehlikeli olduğunu hepimiz biliyoruz. Roche'un tıbbi direktörü Dr. Bruce Medd, bu ilaçları insanlık için bir nimet olarak övüyor. Onun coşkulu sözlerini dinleyin: "Ne test edilmiş ne de bilimsel olarak kanıtlanmış şarlatan ilaçlarının aksine, Roche ürünleri kalite ve verimliliği temsil eder. Biz Roche olarak tıbbi şarlatanlık ve sağlık dolandırıcılığına karşı mücadeleye katılıyoruz." Dr. Medd'in güvenceleri bir yana, ABD Hükümeti Teknoloji Değerlendirme Ofisi, piyasadaki ilaçların %95'inin etkili olduğunun kanıtlanmadığını belirtiyor. Nitekim, bu yazarın bilgisi dahilinde, Dr. Medd'in gurur kaynağı olan Matulane'in yukarıda sıralanan zararlı yan etkilerinin binde birini bile üreten bir "şarlatan" ilacı hiç duyulmamıştır.

"Etkisi kanıtlanmış" ilaçlar sunan bir başka firma da Smith, Kline Beckman'dır. Bu firma, doktorların reçeteleriyle "speed" olarak bilinen, kötü şöhretli Dexedrine ve Dexamil ilaçlarını satarak ilk milyonlarını kazanmıştır. Smith, Kline Beckman yöneticileri, sonunda piyasadan kaldırılan Selocrin ilacını kullanan hastalarda meydana gelen 36 ölüm ve ciddi böbrek hasarı vakasını örtbas etmekle ilgili 34 suçlamayı kabul etmiştir. Dr. Sidney M. Wolfe, Temmuz 1986 tarihli Health Letter dergisinde, Indiana'daki Eli Lilly ve Philadelphia'daki Smith Kline Corporation'ın, ilaçlarını kullanan kişilerde meydana gelen ölüm ve ciddi yaralanmaları FDA'ya derhal bildirmemekle suçlandıklarını belirtti. Lilly'nin artrit ilacı Oraflex, yan etkileri nedeniyle piyasadan çekilmeden önce üç ay boyunca piyasada kaldı ve 600.000 Amerikalı tarafından kullanıldı. Smith Kline'ın yüksek tansiyon ilacı Selacryn, sekiz ayda 300.000 reçeteyle satıldı.

Pfizer, diğer ülkelerde ölümler ve zararlı yan etkiler olmasına rağmen, Feldene (piroksikam, bir artrit ilacı) hakkında FDA'dan bilgi sakladı. 1985'te oral analjezik olarak onaylanan McNeil'in Suprol ilacının böbrek hasarına neden olduğu ortaya çıktı. Wyeth'in artrit ilacı Orudis (jetoprofen), ülser vakalarını artırdı. Hoechst tarafından üretilen bir antidepresan olan Merital (nomigensine), Aralık 1984'te FDA tarafından onaylandı, ancak hemolitik anemi dahil olmak üzere ölümcül reaksiyonlar nedeniyle Ocak 1986'da piyasadan çekilmek zorunda kaldı. Wellbutrin'in (buproprion) kadınlarda konvülsiyonlara neden olduğu tespit edildi ve Mart 1986'da piyasadan kaldırıldı.

Kolon kanserinin tedavisi için resmi olarak onaylanmış bir "standart tedavi" ilacı, saygın tıp dergilerinde etkisiz olduğu yönünde raporlar bulunmasına rağmen, son derece toksik bir kimyasal olan 5-FU'nun kullanımına dayanmaktadır. Bu ilaç, belki de Amerikan Kanser Derneği'nin 5-F-U'nun %50'sine sahip olması nedeniyle, yaygın olarak kullanılmaya devam etmektedir. İsviçreli Ciba-Geigy şirketi, Ritalin adlı ilacı için ABD devlet okulları sisteminde büyüyen bir pazar bulmuştur; bu ilaç, bir tür simya yoluyla artık "hiperaktif" (yani sağlıklı) okul çocuklarını kontrol etmenin başlıca aracı haline gelmiştir. Sosyal hizmet uzmanları, sürekli salınımlı kapsüller içindeki 20 mg'lık Ritalin tabletleriyle "kontrol edilebilen" yeni bir terim olan ADD (dikkat eksikliği bozukluğu) terimini icat etmişti. Eğitim sürecine herhangi bir ilaç veya kimyasal ilaveye yatkın olan eğitim kurumlarının desteğiyle, Ritalin'in kullanımı 1985'ten bu yana %97 artış gösterdi. Öğrenciler ilacı almaya zorlanıyor, aksi takdirde okuldan derhal atılma riskiyle karşı karşıya kalıyorlar. 15 Ocak 1988 tarihli *Wall Street Journal*, endişeli ebeveynlerin Ritalin'in zorla kullanılmasına ilişkin okullara karşı bir dizi dava açtığını belirtti. Georgia Tıp Denetçileri Kurulu, şu anda Atlanta'nın varlıklı banliyölerindeki okullarda Ritalin kullanımının hızla artmasını araştırıyor. Şu anda cinayet suçlamasıyla yargılanan bir öğrenci, savunmasında Ritalin kullandığını öne sürdü.

Pestisitler, böceklerden bile daha tehlikeli olmaya devam ediyor.

Rockefeller ile bağlantılı bir firma olan Hooker Chemical tarafından üretilen Lindane (Gammelin 20), baş dönmesi, beyin hastalığı, kasılmalar, kas spazmları ve lösemiye neden olmaktadır. Yıllar boyunca FDA, lindan içeren Shell Oil'in pestisit şeritlerine karşı bir mücadele yürüttü. Bu şeritler ve diğer buharlaştırıcılar sürekli olarak lindan yayar ve restoranlarda yaygın olarak kullanılır; oysa lindanın sadece gıda maddelerini değil, metal olmayan gıda kaplarını da kirlettiği tespit edilmişti. Bu testler 1953'te sonuçlanmış olmasına rağmen, Pestisit Düzenleme Kurumu bunların kullanımına on altı yıl daha izin vermeye devam etti! FDA raporları, Shell Chemical

Company'nin No Pest Strips ürünlerinin lindan formülasyonu olan Vapone 3'ü sürekli olarak saldığını göstermiştir. Tarım Bakanlığı, et işleme tesislerinde kullanımını kesin olarak yasaklamıştır, ancak girişimci üretici daha sonra bu ürünleri restoranlara satmaya başlamıştır. 1965'ten 1970'e kadar, ABD Halk Sağlığı Servisi, Shell No Pest Strips'in yaşlıların veya küçük çocukların uyuduğu odalarda kullanımının tehlikeli olduğuna dair uyarılar yayınladı. Shell Development'a destek veren Shell Chemical'ın yöneticisi Dr. Roy T. Hansberry, pestisit kayıt prosedürlerini incelemek üzere Tarım Bakanlığı'nın yedi üyeli özel görev gücünde görev yaptı. Shell, 250 pestisit ürününü tescil ettirmişti. Hansberry'nin bu görev gücünde yer almasına izin veren kişisel onay belgesinde, "Tarım Tescil Servisi'nin, Dr. Hansberry'nin başka mali çıkarları bulunan kişiler, firmalar veya kurumlarla, çıkar çatışması oluşturabilecek veya çıkar çatışması teşkil edebilecek herhangi bir resmi ilişkisi yoktur veya bu tür bir ilişkiden haberi yoktur." şeklinde imzalanmamış bir not yer alıyordu.

Sağlık Komiseri Yardımcısı Dr. Mitchell A. Zaron da Shell Chemical'da danışman olarak görev yapıyordu ve Shell Oil hisselerine sahipti. O, Vapona'nın bebekler, yaşlılar veya hastalar için herhangi bir uyarı gerektirmeyecek kadar güvenli olduğunu iddia eden raporlar yayınladı. Halk Sağlığı Servisi'nin bir toplantısında, Vapona şeritlerinin kullanımını onayladı. Farmakoloji Araştırma Bölümü Baş Personel Sorumlusu John S. Leary, Jr., 1963 yılında Vapona'nın Shell tarafından yapılan ilk tesciline ilişkin bakanlığın itirazını reddetti ve 1966 yılında Shell Oil Company'ye katılmak üzere istifa edene kadar Vapona'nın kullanımını desteklemeye devam etti. Her yıl binlerce kişinin Shell No Pest Strips'e maruz kalarak zarar gördüğü tahmin edilmektedir.

Monsanto ve Bayer A. G. tarafından üretilen bir başka pestisit olan parathion da zararlı yan etkilere sahiptir. 1976'da Pakistan'da kullanılan malathion adlı pestisit, 2.500 kişiyi zehirlemiş ve bunların çoğu hayatını kaybetmiştir. Ve daha önce de belirttiğimiz gibi, ABD'de yasaklanmasından uzun s, DDT yurtdışında hala hazır bir pazar bulmaya devam etmekte ve bu durum, üreticisi Monsanto'ya büyük kar sağlamaktadır.

1975 yılında araştırmacılar, G. D. Searle Company tarafından üretilen ve yaygın olarak reçete edilen iki ilaç olan Adactone ve Flagyl'in deney hayvanlarında kansere neden olduğunu tespit ettiler. Bu ilaçların yıllık satışları 17,3 milyon dolardı. Şirket, FDA'ya sahte veriler sunmuş ve bu ilaçların farelerde neden olduğu tümör kayıtlarını imha etmişti.

15 Mart 1962'de Washington'dan yayınlanan bir Tüketici Koruma Mesajı, 1938'den beri üreticilerin bir ilacı pazara sürmeden önce etkinliğini hükümete kanıtlamak zorunda olduklarını belirtti. Ancak, yönetmelikte önemli bir boşluk vardı: ilacın etkinliğinin kanıtlanması veya ilacın "etiketinde belirtilen iddialara uygun olacağına" dair kanıt sunulması konusunda açık bir gereklilik yoktu. Bildiride, "Bu tür etkisiz ilaçların kullanımından kaynaklanan gereksiz acıları, masumca israf edilen parayı ve hastalıkların uzamasını ölçmenin bir yolu yoktur" deniyordu. 1962'de Kongre, etkinlik kanıtı gerektiren Kefauver-Harris değişikliklerini yürürlüğe koydu. Kanıtlar, Gıda ve İlaç İdaresi Tıp Bürosu tarafından değerlendirilecekti, ancak HEW'de tıbbi işlerden sorumlu özel asistan olan Bois-feuillet Jones, Kefauver duruşmalarında ilaç üreticilerinin reçeteli ilaçları tanıtma yöntemleri hakkında ifade vermiş olan seçkin bir hekim olan Dr. Charles D. May'in atanmasını engellediği için bu büroun başkanlığı boş kalmıştı. Dr. May, rüşvet ve diğer tanıtım harcamalarının tıp fakültelerimizdeki tüm eğitim programlarının maliyetinin üç buçuk katına ulaştığını ifade etmişti. *Drug Research Reports* dergisinin Haziran 1964 tarihli bir raporuna göre, Jones "Dr. May'in atanmasını engelleyerek ilaç endüstrisinin güvenini kazandı". Senato Hükümet İşleri Komitesi'nde verilen ifadeye göre, Dr. May yerine Jones, etkinlik yasasını engellemek için elinden geleni yapan Dr. Joseph F. Sadusk, Jr.'ı seçti. Sadusk daha sonra Parke-Davis'in başkan yardımcısı oldu. Sadusk, Parke-Davis'in başkan yardımcılığı teklifini almadan önce, kan toksisitesi ve lökopeni ile sonuçlanan Parke-Davis'in antibiyotik ilacı Kloramfenikol'ün piyasadan çekilmesini engellemişti. Onun yerine, Tıp Bürosu'nda FDA'nın tıbbi direktörü olarak Dr. Joseph M. Pisani geçti. Pisani, Özel İlaç Üreticileri Birliği'nde çalışmak üzere ayrıldı. Tıp Bürosu'nun bir sonraki başkanı daha sonra Hoffman LaRoche'da üst düzey yönetici oldu. FDA tıbbi değerlendirme kurulunun eski başkanı Dr. Howard Cohn, Ciba-Geigy'den iş teklifi aldı ve bunu kabul etti. FDA ilaç bölümü başkanı Dr. Harold Anderson'a Winthrop Drug Company'de bir iş teklif edildi. Morris Yakowitz, FDA'daki deneyiminin kendisini Smith Kline ve French ilaç firmalarında bir işe uygun hale getirdiğini fark etti. Düzenleyici Uyum Direktörü olan Allan E. Rayfield, Richardson-Merrell, Inc. şirketindeki bir pozisyonu kabul etti.

Böylece, "döner kapı" olgusunun uzun zamandır ilaç endüstrisine yönelik devlet düzenlemelerinin bir özelliği olduğunu görüyoruz. Sağlık Bakanı Leonard Scheele, Warner-Lambert Araştırma Laboratuvarları'nın başkanlığına getirildi; FDA Başkanı Charles C. Edwards ise şu anda büyük bir tıbbi malzeme firması olan Becton Dickinson'ın kıdemli başkan yardımcısı olarak görev yapıyor. Her ne kadar pek bilinmeyen bir isim olsa da, tıp alanında yıllık bir milyar dolarlık ciroya sahiptir. Şirketin başkanı Wesley Howe, Sağlık Endüstrisi Üreticileri Birliği'nin kurucu başkanıdır. FDA Komiseri James L. Goddard, başkanı George Goldenberg olan Ormont Drug and Chemical Company'nin yönetim kurulu başkanı oldu. Daha önce bahsedilen FDA'nın en üst düzey doktoru Joseph Sadusk, Parke-Davis'in başkan yardımcılığı görevini kabul ettikten sonra, daha sonra şirketin başkanı olarak atandı.

Bu beylerin, FDA'daki oldukça iç karartıcı çalışma koşullarından kaçmak için kurumdan ayrıldıkları düşünülebilir. FDA İlaç Bürosu'nun test direktörü Dr. Richard Crout, 1976 yılında İlaç Üreticileri Birliği'nde şu konuşmayı yaptı: "Birkaç çalışanın aylarca süren açık sarhoşluğu vardı. Bazılarının hükümetin en kötü personeli olarak nitelendirdiği kişiler tarafından felç edilmişti. İçeride insanlar tarafından sindirme vardı, köşelerde kıkırdayan, kağıt topu atan insanlar; burada doktorlardan bahsediyorum, sandalyede kambur oturan, sorulara cevap vermeyen, geniş hareketlerle inleyen ve sızlanan insanlardan." (New England *Journal of Medicine,* 27 Mayıs 1976).

Neden profesyonel eğitim almış bilim insanları ve doktorlardan oluşan bir devlet dairesi bu tür çalışma koşullarını tolere etti diye sorulabilir. Cevap şudur: Tıp Tekeli bu koşulları istiyordu ve sadece işini yapmak isteyen, halkı tehlikeli ilaçlardan korumak isteyen samimi, adanmış devlet memurlarını uzaklaştırmak için FDA'da bu koşulların hakim olmasını sağladı. Görünüşe göre en tehlikeli ilaçlar aynı zamanda en kârlı olanlardır, çünkü dramatik, kolayca görülebilen sonuçlar üretirler. Ne yazık ki, bu ilaçlar böbrek ve beyin hasarı veya ani ölüm gibi dramatik yan etkilere de yol açma eğilimindedir.

İlaç üreticileri, halkın haberi olmadığı, Washington'da etkili lobi grupları organize etme konusunda ustadır. Dow, Monsanto, Hoffman LaRoche ve diğerleri dahil olmak üzere yaklaşık doksan altı şirket, kansere neden olan gıda katkı maddelerinin tehlikeleri konusunda halkı sistematik olarak yanılttığı bilinen Tarım Bilimi ve Teknolojisi Konseyi ile Gıda Teknolojisi Enstitüsü'nü desteklemek için her yıl beş bin dolar bağışlamaktadır. Bu şirketler, Kongre üyelerinin bu katkı maddelerinin çoğunun tehlikelerini ortaya çıkarmak için sık sık yaptıkları girişimleri en aza indirgemekte ve zayıflatmaktadır. Bunların hepsi halkla ilişkiler oyununun bir parçasıdır.

1950'lerde Senatör Estes Kefauver, ülkenin en etkili politikacılarından biriydi. Beyaz Saray'a doğru ilerlediği kesindi. Ancak, seçmenlerinden ilaç endüstrisinin yaşlıları sömürmesi ve tehlikeli ilaçlar üretmesi konusunda gelen şikayet seli nedeniyle Kefauver, Tıbbi Tekel'in yaygın suistimalleriyle ilgili Senato'da kapsamlı duruşmalar düzenledi. Hatta alt komitesine Senato Anti-Tekel Alt Komitesi adını verdi. 1959 ve 1960 yıllarında yapılan bu duruşmalar, Schering'in prednizon ilacında %1.118'lik bir kâr marjı uyguladığını ve diğer ilaç üreticilerinin de ilaçlarında rutin olarak %10.000 ila %20.000 arasında kâr elde ettiğini ortaya çıkardı. Bu duruşmaların sonucu, aynı ilaçların daha ucuz fiyatlarla toplu satışını sağlamak amacıyla "jenerik" veya daha ucuz, markasız ilaçların teşvik edilmesi yönünde hükümet tavsiyeleriydi. Görünüşte ilaç şirketlerinin aşırı kârlarını frenlemek için atılmış bir adım olan bu hamlenin net sonucu, bu şirketlerin satış hacimlerinde büyük artışlar ve buna bağlı olarak kârlarında da artış göstermesiydi. Daha trajik bir sonuç ise, bu duruşmaların Senatör Kefauver'ın siyasi Waterloo'su olduğu ortaya çıkmasıydı. Duruşmalardan kaynaklanan kamuoyu tepkisi ve eleştirilerle sarsılan Tıbbi Tekel – ki daha önce de gösterdiğimiz gibi, bu tekel sadece kamuoyunun gözü önünde olan yöneticiler ve çalışanlardan ibaret değil, arka plandaki gölgeli figürlerden de oluşuyor (bunların çoğu, "sokak isimleri" uygulamasıyla bu şirketlerdeki milyonlarca hisseyi kontrol eden ve güçlerini gizleyen yabancılar) – "Kefauver'ın işi bitti" diye bir haber yaydı. Başkanlık kampanyasını başlattığında, fonların gizemli bir şekilde tükendiğini fark etti. Para olmadan adaylığı mahvolmuştu. Üzüntü içinde Beyaz Saray kampanyasından vazgeçti ve daha sonra öldü; bazıları bunun kalp kırıklığından olduğunu söyledi. Siyasetçiler mesajı aldı; ilaç endüstrisinin suistimallerine ilişkin Kefauver duruşmaları bir daha tekrarlanmadı. Aspartam konusunda şu anda yaşanan öfke gibi tek tek ürünler Kongre'nin incelemesine girebilir, ancak İlaç Tröstü'nün genel faaliyetleri Kongre soruşturmalarından muaf kalmaya devam ediyor.

Bu arada, ilaç şirketleri yeni ilaçlarıyla muazzam satışlar ve rekor kârlar elde ederek hızla ilerliyor. Squibb'in hipertansiyon ilacı Capoten, bu yıl 900 milyon dolarlık satış rakamına ulaşabilir; tek bir üründen neredeyse bir milyar dolar! Merck, bir başka hipertansiyon ilacı olan Vesoten'in bu yıl 720 milyon dolarlık satış rakamına ulaşmasını bekliyor. 1987'de Merck'in sekiz tedavi sınıfında, her biri 100 milyon dolardan fazla satışa ulaşan on üç ürünü vardı. Bu yüksek hacim nedeniyle, büyük ilaç firmalarının üretim maliyetleri 1980'den bu yana ortalama %15 oranında istikrarlı bir şekilde düştü. Aslında bu, tek başına bu faktörün kârda %15'lik bir artışa yol açtığı anlamına geliyor.

1987 yılında Syntex, 1,1 milyar dolarlık satış hacminin %53'ünün sadece iki üründen, Noprosyn ve Ahaprox'tan geldiğini bildirdi.

Business Week, 11 Ocak 1988 tarihli sayısında, "ABD'li ilaç üreticileri için bir başka altın madeni" öngörüsünde bulunmuştur. Ancak, ABD'li doktorların hastalarına bu ilaçları yazmaya devam etmemesi durumunda, bu altın madeni de kuru bir kuyudan başka bir şey olmayacaktı. Tıp Tekelinin zayıf halkası, kârlı ürünlerini tanıtmak için neredeyse tamamen doktorlara ve hastane personeline bağımlı olmasıdır. Bir ilacın üç ila on iki yıl süren test sürecinden geçmesi için gereken 18 ila 20 milyon dolarlık harcama, halkı "tehlikeli" yeni ilaçlardan korumak amacıyla yapılmamaktadır. Bu harcama, İlaç Tröstünü mümkün olduğunca uzun süre korumak ve yeni rakip ilaçlarla yer değiştirmeden önce mevcut ilaçlarından mümkün olduğunca fazla satış elde etmeleri için gerekli zamanı sağlamak amacıyla yapılmaktadır. İş dünyasında buna "pazar payını korumak" denir. İlaç firmaları bu kanunlar uyarınca kovuşturmaya tabi olmasaydı, bu durum antitröst kanunlarının ihlali olarak adlandırılırdı.

Borsa, iyi planlanmış ve uygulanmış Kara Pazartesi olarak bilinen 19 Ekim 1987 tarihli borsa çöküşünden yavaş yavaş toparlanırken, ilaç firmaları kendilerini fazlasıyla koruyor ve piyasanın en dip noktasında alım yapan zeki tekelcileri ödüllendiriyor.

Sigorta şirketlerinin yatırım politikalarının tipik bir örneği, 1987 yılında varlıklarının %7,8'ini ilaç üreticilerinin hisselerine yatırmış olan Equitable Life'dır. Bu yatırımlar arasında Marion Labs'a 13 milyon dolar, Merck'e 4 milyon dolar, Syntex'e 7 milyon dolar ve Upjohn'a 4 milyon dolar bulunmaktadır. Yatırımlarının %5,8'i ise oldukça kârlı hastane tedarik şirketlerinin hisselerine yapılmıştır.

Dünyanın önde gelen ilaç şirketlerinin tarihçesi, bu şirketler ile "Dope, Inc." olarak bilinen küresel uyuşturucu şebekesi arasındaki bağlantıya değinilmeden tamamlanmış sayılmaz. Her şey, Londra merkezli küçük bir uluslararası finansörler grubuyla başladı; bu grup, İkinci Dünya Savaşı sırasında başlangıçta Stratejik Hizmetler Ofisi (OSS) olarak bilinen bir "Amerikan" istihbarat servisinin kurulmasına öncülük etti. Bu örgüt, İngiliz Gizli İstihbarat Servisi'nin sıkı denetimi altında kuruldu ve daha sonra faaliyetlerinden oldukça şüphelenen Başkan Truman tarafından dağıtıldı. OSS daha sonra Dışişleri Bakanlığı bünyesinde "davranış teorisi" üzerine çalışan bir "araştırma grubu" olarak yeraltına indi. Bu grubun lideri Evron Kirkpatrick'ti; eşi Jeane Kirkpatrick, Rockefeller tarafından finanse edilen Troçkist grup Endüstriyel Demokrasi Birliği'nin yöneticisiydi ve sık sık "büyük bir anti-komünist" olarak lanse ediliyordu; işin püf noktası, tüm iyi Troçkistlerin, Komünist Partinin Moskova şubesine şiddetle karşı çıkan " " (komünist karşıtları) olmasıydı. Hâlâ, 1940 yılında Meksiko'da bir Stalinist ajan tarafından öldürülen liderleri Leon Troçki'nin vefatının yasını tutuyorlar. Kirkpatrick grubu daha sonra, Adolf Hitler'in kişisel banka hesabını yöneten Schroder Bank'ın ortağı Allen Dulles'ın başkanlığında "Merkezi İstihbarat Teşkilatı" (CIA) olarak yeniden ortaya çıktı. Dulles'ın kardeşi John Foster Dulles, o dönemde Başkan Eisenhower'ın Dışişleri Bakanıydı.

CIA'nın "istihbarat" konusunda ne kadar ilgisi olursa olsun, asıl ilgisinin uluslararası uyuşturucu ticaretinden elde edilecek muazzam kârlar olduğu kısa sürede anlaşıldı.

On dokuzuncu yüzyılın başlarında İngiliz servetleri bu ticarete dayandığından, OSS'yi, daha sonra da CIA'yı kuran SIS ajanlarının bu işe girmeleri için programlanmış olmaları mantıklıydı. Daha sonra bu iş, içeriden "Şirket" olarak anılmaya başlandı; bu tabii ki, kâr elde etmek amacıyla girilen bir girişim anlamına geliyordu. Bu işe girmeyi haklı çıkarmak için öne sürülen bahane, "cimri" bir Kongre'nin CIA'ya gizli operasyonlarını finanse etmek için yeterli parayı vermeyi reddetmesiydi; bu nedenle sadık bir CIA ajanı, "Şirket"in bu iş için gerekli fonları toplamaya yardımcı olmak için elinden geleni yapacaktı. Aslında, Edwin Wilson gibi en aktif ajanlarından bazıları, birdenbire Washington Beltway'in dışındaki gelişmekte olan bölgede altı milyon dolarlık mülklere sahip oldular; bu, bir yerlerden gerçekten çok para geldiğinin kesin bir göstergesiydi. CIA'nın dünya çapındaki uyuşturucu operasyonunun şu anki büyüklüğü nedir? Amerika Birleşik Devletleri Ordusu Özel Kuvvetleri'nde otuz yıllık üstün hizmet geçmişi olan Yarbay Bo Gritz, Temsilciler Meclisi Dışişleri Komitesi Uluslararası Narkotik Görev Gücü önünde, 1987 yılında 900 ton eroin ve afyonun Güneydoğu Asya ve Altın Üçgen'den kaynaklanarak özgür dünyaya gireceğine dair ifade verdi. Yarbay Gritz, Asya'nın en büyük uyuşturucu üreticilerinden biri olan Khun Sa ile görüşmek üzere Asya'ya birçok kez gitmişti. Khun Sa, dünya çapındaki uyuşturucu operasyonunun sorumluluğunu, 1965'ten 1975'e kadar Laos'taki CIA istasyon şefi olarak görev yapan Theodore Shackley dahil olmak üzere bazı tanınmış CIA ajanlarının kapısına dayattı. Khun Sa, adresinde, Shackley'in o dönemde Güneydoğu Asya'nın önde gelen uyuşturucu kaçakçısı olan Mao Se Hung ile yakın bir şekilde çalıştığını belirtti. Shackley'in bir başka meslektaşı ise Santos Trafficante adında bir "sivil"di. Trafficante uzun süredir Mafya'nın önde gelen isimlerinden biriydi ve Küba'da Castro'ya yönelik olası bir suikast girişimi hakkında ifade vermek üzere Kongre'ye çağrılmıştı. Komünist rejim iktidara geldiğinde, Mafya Havana ve diğer şehirlerdeki kumar ve fuhuş imparatorluğunu kaybetti. İntikam peşine düştüler. Trafficante, Sendikanın "Para Çuvalı" olarak bilinen Meyer Lansky tarafından Castro'yu ortadan kaldırmakla görevlendirilmişti. Suikast girişiminin başarısız olup olmadığı ya da daha olası olanı, Mafya'nın Castro ile uyuşturucu kaçakçılığı konusunda bir anlaşmaya varıp varmadığı henüz bilinmemektedir. Trafficante daha sonra Pasifik bölgesindeki uyuşturucu kaçakçılığına yoğun bir şekilde dahil oldu ve Nugan Hand operasyonu, Avustralya'daki uyuşturucu bankası ile Altın Üçgen arasında aracılık yapmaya başladı.

Khun Sa ve diğerleri tarafından uyuşturucu ticaretinde aktif olduğu tespit edilen bir diğer önemli şahsiyet, uyuşturucu faaliyetlerine Vietnam Savaşı sırasında başlayan Richard Armitage idi. Daha sonra Bangkok'taki ABD Büyükelçiliği'ne atandı. Tanıklara göre, 1975'ten 1979'a kadar büyükelçilikteki konumunu uyuşturucu operasyonlarını yürütmek için kullandı. Daha sonra bu görevden ayrıldı ve Bangkok'ta Far East Trading Corporation'ı kurdu. Armitage daha sonra Başkan Reagan tarafından Uluslararası Güvenlik İşlerinden Sorumlu Savunma Bakan Yardımcısı olarak atandı ve doğrudan Savunma Bakanı Casper Weinberger'e bağlı olarak çalıştı. İş adamı Ross Perot, Armitage'ın geçmişini öğrendi. Beyaz Saray'a giderek Armitage'ın kovulmasını talep etti. Eski CIA Başkanı George Bush ile görüştü, ancak Bush onu FBI Direktörü William Webster'a yönlendirerek başından savdı (kısa bir süre sonra Webster, sessizce CIA başkanlığına atandı). Webster, Perot'un şikayetleri üzerine harekete geçmeyi reddetti ve bu da onun CIA başkanlığına atanmasının önünü açtı. Bu arada, uyuşturucu skandalında Savunma Bakanlığı'nın rolünün ortaya çıkmasından korkan Weinberger, aceleyle istifa etti. Onun yerine, o sırada Ulusal Güvenlik Danışmanı olarak görev yapan ve tüm operasyona aşina olan Frank Carlucci geçti. Carlucci, Perot'a Armitage'a karşı yürüttüğü mücadeleyi bırakmasını bizzat emretti. Perot'un serveti, adresindeki devasa devlet ihaleleri üzerine kurulmuş olduğundan, geri çekilmekten başka seçeneği yoktu. Olayda adı geçen diğer şahsiyetler arasında, İran-Kontra skandalında ortaya çıkan ve uyuşturucu kaçakçılarına ödeme yapmak için Güneydoğu Asya'ya uçak dolusu altın taşıdığını övünen General Richard Secord da vardı.

İran-Kontra skandalı olarak bilinen bu gündüz dizisi, CIA'nın gizli ajanları için adeta biçilmiş kaftandı. Gerçek hikâye gizli kalırken, onlar Kongre'nin kafası karışık üyelerini birbiri ardına boşuna arayışlara sürüklemekten büyük keyif alıyorlardı. Bu, şeflerin sürprizi, uyuşturucular, savaşan taraflara silah satışı ve paradan oluşan bir mutfak lezzetiydi; siyasi sosla iyice tatlandırılmış, önde gelen Washington politikacılarının İsrail Devleti'ne verdikleri çeşitli taahhütlerle karıştırılmış ve lezzetli İsviçre banka hesaplarıyla süslenmişti. Aslında İran-Kontra skandalı, Rockefeller çıkarlarının ve Uyuşturucu Tröstü'nün komünist yanlısı faaliyetlere uzun süredir dahil olmasının mantıksal bir sonucuydu. John D. Rockefeller, Leon Troçki'yi Rusya'da Bolşevik Devrimi'ni başlatmak üzere uğurlamadan önce, cebine 10.000 dolar nakit para sıkıştırmıştı. Amerika Birleşik

Devletleri'ni yıkmak için geride bırakılan Troçkist Sosyalist İşçi Partisi, Sosyalist İşçi Partisi adı altında faaliyet gösteriyordu. Daha sonra bu partiye Endüstriyel Demokrasi Birliği adı verildi. Böylece Uyuşturucu Tröstü, Rusya'da Stalinist Komünist hükümeti ayakta tutarken, Stalinist rejimin düşmesi ihtimaline karşı Amerika Birleşik Devletleri'nde bir Komünist yedek rejim, yani Troçkist hareketi de ayakta tutuyordu.

Bu rekabetten açıkça rahatsız olan Stalin, daha önce sürgüne gönderdiği rakibini ortadan kaldırmak için Meksika'ya bir ajan gönderdi; çünkü Troçki'nin Rusya'da hala çok popüler olduğunu ve orada öldürülemeyeceğini fark etmişti.

Troçki örgütü artık siyasi bir şehitine sahipti. 1950'ler boyunca, üyelerini medya, üniversiteler ve hükümet içinde sessizce iktidara yerleştirdi ve çoğu durumda görevdeki Stalinist sertlik yanlılarının yerini aldı. Roosevelt ve Truman'ı çevreleyen Washington'daki Stalinistler, yavaş yavaş "neokonservatifler", yani sert çizgideki Moskova karşıtı ideologlarla değiştirildi; bunlar daha sonra "Sert Sağ", " ik Yeni Sağ", "Dini Sağ" ya da bazı durumlarda sadece "muhafazakarlar" gibi ek ve etkileyici *takma* adlarla maskaralıklarına katkıda bulundular. 1980'de "neokonservatizm" dalgası üzerinde iktidara gelen, beyaz atlı Hollywood adamı Ronald Reagan'dan başkası değildi. Onun başlıca desteği, o zamana kadar neokonservatiflerin sadece bir sözcüsü haline gelmiş olan CIA'den ve onun yayın organı *National Review'dan* geliyordu; bu derginin editörü William Buckley, hayatında tek işinin CIA'de olduğunu övünerek söylüyordu. Rockefeller tarafından finanse edilen Endüstriyel Demokrasi Birliği'nden (LID) Jeane Kirkpatrick, yeni politikanın sözcüsü olurken, Reagan'ın tüm ekibi, iki kıdemli üyesi Sydney Hook ve Seymour Martin Lipset'in LID yönetim kurulunda yer aldığı Hoover Enstitüsü'nün hakimiyetindeydi. Böylece David Rockefeller, Moskova'daki Stalinist Komünistlerle yakın temasını sürdürürken, diğer Rockefeller çıkarları Reagan rejiminin "anti-Komünist" duruşunu yönlendirdi. Bu, tez ve antitezden oluşan klasik bir Hegelci operasyondu; henüz çözülmemiş sentez ise gelecekteydi. LID'in gücü, CIA üzerindeki hakimiyetinde ve Troçkist Komünist hareketin dünya merkezi olarak İsrail Devleti'ne olan tam bağlılığında yatıyordu. Böylece, Amerikan Yahudi Komitesi'nin yayın organı *Commentary'nin* editörü olan İsrailli propagandacı Norman Podhoretz'in damadı Elliott Abrams, Reagan tarafından Nikaragua'daki Kontra operasyonunu yönetmek üzere atandı; bu, Managua'daki Stalinist rejim ile dağlardaki Troçkist yönlendirmeli isyancılar arasındaki klasik bir çatışmaydı.

Bu operasyondaki uyuşturucu bağlantısı kimseyi şaşırtmamalıydı, çünkü Amerikan Uyuşturucu Tröstü'nü kuran Rockefeller çıkarları, uzun süredir sadece etik ilaçlarda değil, etik olmayan ilaçlarda da aktifti. Kontra olayı sadece İran Bağlantısı'nın ortaya çıkmasını tehdit etmekle kalmadı; İsrail Bağlantısı'nı, İsviçre Bağlantısı'nı ve Rockefeller Bağlantısı'nı da tehlikeye attı. Tehlike, uysal kongre üyelerinin kurnaz manevraları ve medyayı ustaca manipüle ederek, kontrol edenleri dışarıda bırakıp Albay Oliver North ve Amiral Poindexter'a odaklanmalarını sağlayarak önlendi. Böylece, George Kennan tarzında komünistleri kontrol altına almak için yapılan asil bir çaba olan ve uyuşturucu satışından elde edilen "kirli" parayla finanse edilecek "komünizme karşı haçlı seferi", nihayetinde dünyanın çeşitli yerlerinde uyuşturucu satıp " " paralarını aklayan aynı eski CIA ajanları ekibi olduğu ortaya çıktı. (Yazar şu anda tüm bu operasyonları belgeleyecek bir kitap üzerinde araştırma yapmaktadır.)

CIA'nın uyuşturucu bağlantısı sadece kolay kâr elde etme arayışında değil, aynı zamanda Uyuşturucu Tröstü'nün efendileri tarafından dünya halkları üzerinde tam kontrol sağlamak için eşzamanlı olarak yürütülen planda da derin kökler salmıştı. Bu nedenle Bowart şöyle diyor: "Kriptokrasi, eski gizli toplulukları anımsatan bir kardeşliktir; sadık üyelerinde gizemlerine dair özel bir anlayış geliştirmek için inisiyasyon ayinleri ve indoktrinasyon programları vardır. Sıkı sadakatini sürdürmek için gerekli olan elitizm duygusunu pekiştiren gizli kodları ve sessizlik yeminleri vardır." Bu yazarın "The Curse of Canaan" adlı kitabında bu gizli ayinlerin bazılarını anlatmıştır.

Alman allopatik tıp okulundan kaynaklanan ve Daniel Coit Gilman gibi Illuminati inisiyeleri tarafından bu yarımküreye getirilen ilaçlara ve deneylere yapılan vurgu, Amerika Birleşik Devletleri'ndeki tüm tıbbi uygulamayı hasta odaklı bir iyileştirme sürecinden, hastanın başta deneysel bilim olmak üzere çeşitli diğer programların yararına manipüle edilecek bir araca dönüştüğü tamamen farklı bir yaklaşıma dönüştürmenin ilk adımıydı. Bu durum, şu anda Rockefeller'ın kontrolündeki New York'taki Memorial Hospital Sloan Kettering Kanser Merkezi'ni kuran "çılgın doktor" Dr. J. Marion Sims tarafından tipik bir şekilde temsil edilmiştir. "Bilim"e olan bu tam bağlılık, CIA'nın uyuşturucu programları olan Bluebird, Artichoke, MK Ultra ve MK Delta projelerine de rehberlik etti ve ilham verdi. Bu projelerde, hiçbir şeyden haberi olmayan kurbanlar üzerinde yaklaşık 139 uyuşturucu madde kullanıldı; kötüye kullanılan maddeler arasında esrar, LSD, skopolamin, sodyum amital, kloral hidrat (Eski Batı'nın bayıltıcı damlaları), ergot, kokain, morfin ve eroin bulunuyordu.

CIA'nın uyuşturucu hikâyesi, örgütün hâlâ OSS olarak bilindiği 1943 yılında başlar. Dr. Albert Hoffmann, İsviçre'deki Sandoz Laboratuvarları'nda deneyler yapıyordu (Sandoz o dönemde Warburg ailesinin kontrolündeydi). Sandoz, 1938'den beri LSD ya da liserjik asit olarak bilinen bir madde üretiyordu, ancak bu madde o zamana kadar yalnızca maymunlar üzerinde yapılan deneylerde kullanılmıştı. Bu maddenin daha sonraki bir formu olan LSD-25, Dr. Hoffmann'ın çalışırken ilacın temelini oluşturan çavdar mantarından küçük bir miktar yutmasıyla kazara keşfettiği gibi, şaşırtıcı psikotropik etkiler yaratıyordu. Bu olay, İkinci Dünya Savaşı'nın doruk noktasında, 1943 yılının Ağustos ayında meydana geldi. Dr. Hoffmann daha sonra şöyle anlatmıştır: "Olağanüstü bir esneklik ve canlılığa sahip fantastik görüntülerden oluşan kesintisiz bir akış üzerime çöktü ve buna yoğun, kaleydoskopik bir renk oyunu eşlik ediyordu... Öldüğümü ya da delirdiğimi sandım." Bu, uyuşturucu kültçülerinin milyonlarca benzer deneyiminin habercisi olan ilk "yolculuk"tu. 1958 yılına gelindiğinde, Dr. Hoffmann ilgi alanını Meksika mantarları ve meskaline genişletmişti; her ikisi de o dönemde New York'un önde gelen bankacıları ve Hollywood'un tanınmış şahsiyetleri arasında çok popüler hale geldi.

LSD'nin keşfedildiği sırada, Allen Dulles sanki önseziyle İsviçre'ye atanmıştı. CIA'nın Dope, Inc.'in en önde gelen operasyonu haline gelmesi onun liderliği altında gerçekleşti. O dönemde Nazi rejimi yetkilileriyle çeşitli faaliyetlerde bulunuyordu. Bugüne kadar, Hitler rejimini korumaya mı çalıştığı yoksa devirmeye mi çalıştığı kimse tarafından kesin olarak tespit edilemedi. En olası varsayım, kâr odaklı mühimmat üreticileri için savaşın çok erken bitmemesi için rejimi bir dereceye kadar korumaya çalıştığı, ancak aynı zamanda Nazi yandaşlarının zaferle sonuçlanmasını engellemeye çalıştığıdır. Gotterdammerung'un notaları çoktan çalınmıştı. Dulles'ın Hitler rejimiyle ilişkisi, 1933'te Köln'de gerçekleşen kader belirleyici bir toplantıya kadar uzanıyordu. O ve kardeşi John Foster Dulles, Hitler'e "Mein Kampf"ta ortaya koyduğu hedeflerinin gerçekleşmesini garanti altına alacak paranın sağlanacağına dair güvence vermişlerdi. Allen Dulles daha sonra, Hitler'in kişisel banka hesabını yöneten Schroder Bank'ın yöneticisi oldu. İlginçtir ki, Hitler'in kitap satışlarından ve diğer gelirlerinden elde ettiği hatırı sayılır kişisel servetinin tek bir kuruşunu bile kimse izleyememiştir. Rakibi Franklin D. Roosevelt'in aksine, Hitler'in annesinden (Çin afyon ticaretinden elde edilen gelirlerden) bir vakıf fonu yoktu.

Uluslararası bir casus şefi olan Dulles, muhtemelen Dr. Hoffmann'ın deneylerinden haberdardı. Amerika Birleşik Devletleri'ne döndükten ve yeni kurulan CIA'nın direktörü olduktan sonra, Dulles, Sandoz'dan 10 kg LSD sipariş etti; 'da belirtilen amaç, "hayvanlar ve insanlar üzerinde yapılacak ilaç deneylerinde kullanılmak üzere" idi. Bir gramda yaklaşık 10.000 doz olduğu için, bu Dulles'ın yüz milyon doz LSD sipariş ettiği anlamına geliyordu. Bu arada, Dr. Timothy Leary, LSD dahil olmak üzere psikoaktif ilaçlarla deneyler yapmak üzere Ulusal Sağlık Enstitüsü (NIH) tarafından işe alınmıştı. Leary, West Point'ten istifa etmeye zorlanmıştı ve daha sonra Harvard'daki öğretim kadrosundan kovulmuştu; belki de bunu söyleyebilecek tek kişi oydu. Leary'nin NIH çalışması, New York City'deki Uris Vakfı'nın bir hibesi ile finanse edildi. Çalışma 1953'ten 1956'ya kadar sürdü; daha sonra ABD Halk Sağlığı Servisi'ne taşındı ve deneyler 1958'e kadar devam etti; ayrıca 1956'dan 1963'e kadar HEW'de de devam etti. 1 Kasım 1963 tarihli bir CIA notunda, Dr. Leary ve ortağı Dr. Richard Alpert'in (kendisi de daha sonra Harvard'dan kovuldu) çalışmalarına övgü dolu ifadeler yer alıyordu. Onlar, bir nesil boyunca Amerika'nın gençliğini etkisiz hale getiren "turn on, tune in, drop out" (uyanl, uyum sağla, bırak) hareketini icat ettiler. CIA'nın her zaman özel bir çıkarı olduğu bu hareket, Leary ve grubu tarafından Harvard'ın sarmaşıklarla kaplı salonlarından başlatıldığında akademik bir statü kazandı. Harvard'dan zorla ayrılmalarının ardından, zengin Mellon varisi Tommy Hitchcock tarafından New York'ta bir milyon dolarlık bir malikaneye yerleştirildiler. Hareketleri, Amerikan üniversitelerinin kampüslerini kasıp kavurdu ve binlerce Amerikalı gencin eğitim fırsatlarını yok etti.

Doğal olarak Nelson Rockefeller'ın başkanlık ettiği, CIA hakkında daha sonra yapılan bir hükümet soruşturması, CIA faaliyetlerine ilişkin Başkan'a sunulan Rockefeller Raporu'nda şu yorumu yaptı: "1940'ların sonlarından itibaren CIA, davranışları etkileyen belirli ilaçların özelliklerini incelemeye başladı... 1973 yılında, toplam 152 ayrı dosya da dahil olmak üzere, programla ilgili tüm kayıtların imha edilmesi emredildi. CIA ayrıca, o zamanki Narkotik Bürosu ile bir anlaşma yaparak, 'normal yaşam ortamlarında' habersiz deneklere zihin etkileyen ilaçlar verilmesini sağladı."

Yukarıda, bilgisi dışında LSD verilen CIA çalışanlarının, bu maddenin zararlı etkisi altında intihar ettiği birkaç talihsiz olaydan bahsedilmiştir. Bu kurbanların aileleri, yıllar sonra bu "intiharların" gerçek koşullarını öğrendi ve maddi tazminat almak için hükümeti başarıyla dava etti.

Çeşitli CIA projeleri arasında en kötü şöhretli olanı MK Ultra idi. Bu programlar, "çılgın doktor"un bir başka prototipi olan Dr. Sidney Gottlieb tarafından denetleniyordu. Faaliyetlerinin yol açtığı yıkıma rağmen, Dr. Gottlieb hiçbir zaman yargılanmadı. Nitekim, dönemin CIA direktörü Richard Helms, görevdeki son günlerinde MK Ultra operasyonuna ait tüm kayıtların imha edilmesini sağladı ve böylece Dr. Gottlieb'i kovuşturmadan muaf tuttu.

Gözlemciler tarafından "ilaççı Dr. Strangelove" olarak tanımlanan Dr. Gottlieb, tüm nüfusa halüsinojenik ilaçlar verilmesini öngörmüştü. CIA deneylerinden etkilenen ABD Ordusu, bu ilaçlarla tüm nüfusu delirtmeyi amaçlayan bir program düşünmüştü. 1960'ların ortalarında, Ordu Kimya Birimi tarafından yürütülen testlerde yaklaşık 1.500 askeri personele LSD verildi. Bunların çoğu ciddi psikolojik hasara uğradı ve en korkunç semptomlar yıllar sonra ortaya çıktı. Ordu daha sonra B.Z adını verdiği daha güçlü bir kimyasal halüsinojenin testine geçti. Bu ilaç 1959 ile 1975 yılları arasında Edgewood Arsenal'de test edildi. Yaklaşık 2.800 asker B.Z'ye maruz kaldı. Bunlardan bazıları, deneyden onarılamaz hasar gördükleri gerekçesiyle şikayette bulundu.

CIA'nın uyuşturucu programının ikincil sonuçlarından biri, Başkan John F. Kennedy'nin suikastıydı; suç daha sonra çeşitli gruplara, CIA'ya, Mafya'ya, Küba Komünistlerine ve diğerlerine atıldı. Bu suçlamaların dayanağı, hepsinin olayla yakından ilgisi olduğuydu. İzleri örtbas etmek için, daha sonra yaklaşık kırk kişi şiddet sonucu hayatını kaybetti. Bunların bazıları medya yazarlarıydı; en önde gelenleri ise tanınmış bir köşe yazarı olan merhum Dorothy Kilgallen'dı. 1965'te, bağlantılarını kullanarak Jack Ruby'nin hapishane hücresinde kendisiyle röportaj yapma izni aldı. Daha sonra arkadaşlarına, "J. F. Kennedy davasını havaya uçuracak" kanıtlar elde ettiğini söyledi. Kısa bir süre sonra, dairesinde ölü bulundu; ölüm nedeni daha sonra barbitürat ve alkol "aşırı dozu" olarak teşhis edildi. Daire darmadağın durumdaydı ve Ruby ile yaptığı " " görüşmelerine ait tüm notları ortadan kaybolmuştu. Bugüne kadar kimse bu notları gördüğünü itiraf etmedi. Tıp Tekeli daha sonra Kilgallen'ın ölümünü, "barbitürat ve alkolün karıştırılmasının tehlikeleri" hakkında dindar bir uyarıda bulunmak için bir bahane olarak kullandı, ancak Jack Ruby'yi ziyaret etmenin tehlikeleri hakkında hiçbir şey söylemedi. 1967'nin başlarında Ruby, defalarca zehirlendiğinden şikayet etti. Daha sonra kanser teşhisi kondu, ancak suç ortaklarından biri olan David Ferrie gibi "felç" nedeniyle öldü.

CIA'nın "çılgın bilim adamı" olarak ortaya çıkan Dr. Sidney Gottlieb'in gölgesinde kalan Dr. D. Ewen Cameron, çaresiz insan denekler üzerinde deneyler yapan deli doktorun Hollywood versiyonunu somutlaştırıyordu. İskoçya'da doğan Dr. Cameron, Amerika Birleşik Devletleri'ne taşındı ve burada vatandaş oldu. Tıbbi çalışmalarının çoğunu Kanada'da sürdürmesine rağmen, New York'un

Lake Placid kentinde ikamet ediyordu. İki ülkede yürütülen bu operasyonun temelinde, davalardan kaçınma isteği yatıyor olabilir. 1943'te Dr. Cameron, Montreal'deki McGill Üniversitesi'nin eğitim hastanesi olan Royal Victorian Hastanesi'nin bir kanadı olarak yeni bir psikiyatri enstitüsü, Allen Memorial Enstitüsü'nü kurmak için Rockefeller Vakfı'ndan bir hibe aldı. Bu Rockefeller bağlantısı, daha sonra MK Ultra projesinin bir parçası olarak Dr. Gottlieb aracılığıyla Cameron'a yaklaşık 10 milyon dolarlık CIA fonunun aktarılmasıyla sonuçlandı. Bu para, zihin değiştirme deneylerine olan bağlılığını zaten kanıtlamış olduğu için 1953'ten itibaren Dr. Cameron'a aktarıldı. Dolayısıyla CIA fonları zihin kontrolü için ayrılmıştı.

Dr. Cameron, şimdiye kadar bilinen en korkunç "psikiyatrik" tekniklerden bazılarını icat ettikten sonra Rockefeller'ın ilgisini çekmişti. "Depatterning" adı verilen bir süreci ve daha sonra "psikolojik yönlendirme" adı verilen bir tekniği icat etti; bu tekniklerin her ikisi de herhangi bir Komünist beyin yıkama uzmanına yakışır nitelikteydi. "Depatterning", yüksek dozda ilaçlarla başlıyordu ve buna o dönemde popüler olan Elektrokonvülsif Terapi (ECT) olarak bilinen elektrik şoku ekleniyordu. Bu yöntem, hastalara verdiği zarar nedeniyle yıllarca itibarını yitirmişti, ancak inanılmaz bir şekilde yeniden canlandırıldı ve bazı çevrelerde hâlâ sürekli olarak kullanılıyor. ECT, mağdurları tarafından hayal edilebilecek en korkunç işkence olarak tanımlanıyor. Temelde, bu yöntem ölümcül hale gelmeden hemen önce durdurulan bir elektrik şoku işleminden ibaretti. Hasta bir sandalyeye bağlanıyor ve günde iki veya üç kez elektrik şokuna maruz kalıyordu.

Başlangıçta, davranış kalıplarının silinmesi, on beş ila otuz günlük bir süre boyunca yüksek dozda ilaçlarla sınırlıydı; programın bu kısmına "uyku terapisi" deniyordu. Dr. Frankenstein'ın hayal gücüne yakışır bir "uyku kokteyli", 100 mg Thorazine, 100 mg Nembutal, 100 mg Seconal, 150 mg Vernonal ve 100 mg Phenergan'dan oluşuyordu; bunların herhangi biri, herhangi bir hastayı uyutmaya yeterdi. Uyku kokteyli hastaya günde üç kez veriliyordu. Uyku terapisi tedavisinin ilerleyen aşamalarında, hasta günde iki veya üç kez uyandırılarak elektroşok tedavisi uygulandı. Dr. Cameron, elektroşok tedavisi için önerilen voltajı göz ardı ederek, diğer hiçbir doktorun cesaret edemediği kadar voltajı yirmi ila kırk kat artırdı. Çaresiz hastaların elektroşok "tedavisi" sırasında sürekli çığlık atmasını onaylayarak izledi. Çığlıkların da tedavinin önemli bir parçası olduğuna inanıyordu, ancak bu muhtemelen onun kişisel tatminini yansıtıyordu.

Depatterning'in bir sonraki adımı, ki bu da Cameron'ın en tuhaf icatlarından biriydi, "duyusal izolasyon"du; bu aşamada hasta, gözleri bandajlanmış ve kulakları tıkanmış halde büyük bir kutuya konurdu.

Yaklaşık otuz günlük Cameron depatterning tedavisinin ardından hasta, çaresiz bir zombiye dönüşmüştü. Hastayı önceki tüm imgelerden ve fikirlerden arındırdığına ikna olan Dr. Cameron, "psişik yönlendirme" adını verdiği bir sonraki aşamaya geçti. Bu aşama, hastayı kasete kaydedilmiş mesajları binlerce kez tekrar tekrar dinlemeye zorlamaktan ibaretti. Bu "tedavi", yastık hoparlörleri veya kulaklıklar aracılığıyla uygulanıyordu. Dünyadaki tüm istihbarat teşkilatları, Cameron'ın yeni tekniklerini duyduklarında kıskançlıktan çatladılar. Neyse ki, CIA bu alanda ilk adımları atan kurumdu ve ona çılgın takıntıları için bol miktarda fon sağladı.

1901'de Glasgow yakınlarında doğan Cameron, Londra Üniversitesi'nde okumuştu ve bu garip fikirlerinin bir kısmını da buradan edinmiş olabilirdi. Ayrıca, Londra'da bu tür canavarca fikirleri savunan bir " " tarikatına katılmış olması da muhtemeldi. Ne de olsa Mary Shelley, Frankenstein'ı tam da o ortamda yazmıştı.

Kanada'daki faaliyetleri boyunca, CIA Teknik Hizmetler ve Kimya Bölümü, çalışmalarını coşkuyla finanse etti.

"Yenilikçi" teknikleri hakkında haberler yayıldıkça, ona övgüler yağdı. Kanada Psikiyatri Derneği başkanı, Amerikan Psikiyatri Derneği başkanı ve Dünya Psikiyatri Derneği kurucu başkanı oldu.

Dr. Cameron'un 1967'deki ölümünün ardından CIA, kurbanlarının hayatta kalanlarından bazıları tarafından kuşatılmış buldu kendini. MK Ultra projesinin en ileri aşamalarında, yaklaşık 53 kişi üzerinde deneyler yapmıştı. Bu grupta bazı tanınmış Kanadalılar da yer alıyordu. Sonunda, babası Louis'in Montreal'in önde gelen işadamlarından biri olan Harry Weinstein dava açtı. Bir başka kurban ise Kanada Parlamentosu'nda Demokrat Parti üyesi olan bir milletvekilinin eşi Velma Orlikon'du. Bu soylu geçmişlerine rağmen, kurbanlar kendilerini bir duvarla karşı karşıya buldular. *Washington Post*, Ocak 1988'de, CIA'nın 1950'lerde uyuşturulmuş ve her biri 175.000 dolar tazminat talep eden, daha sonra bu miktar her biri için 1.000.000 dolara çıkarılan dokuz yaşlı Kanadalı'nın açtığı davayla hâlâ mücadele ettiğini belirtti. Dava, CIA'nın dokuz yıl süren oyalama taktiklerinin ardından mahkemeye sevk edildi, ancak kimse hızlı bir çözüm öngörmüyor.

Cameron döneminde CIA, Amerika Birleşik Devletleri'nde kendi deneylerine devam etti. Bir uyuşturucu operatörü olan George Hunter White'ı işe aldılar ve onu Greenwich Village'daki bir daireye yerleştirdiler. Ona bir sanatçı ve denizci kimliği verildi; partilerde veya barlarda insanlarla tanışıp onları daireye çekiyordu. CIA'nın parası, bu köhne daireyi çift yönlü aynalar, gözetleme ve kayıt ekipmanları ve diğer araçlarla donatılmış bir casusluk merkezine dönüştürmüştü.

White, ziyaretçilerine LSD verirken, CIA ekipmanı onların tepkilerini titizlikle kaydediyordu. Bu tepkiler genellikle kurbanların geçici olarak akılını yitirdiği, intihar veya cinayet girişiminde bulunduğu ve CIA'nın öğrenmek istediği "zihin kontrolü"nün diğer kanıtlarını sergilediği "kötü yolculuklar"dan ibaretti.

Şikayetçilerin ifşa etmesini önlemek için CIA, White'ı San Francisco'ya transfer etti ve burada kendisine iki CIA evinin daha yönetimi verildi. Ardından "Midnight Climax Operasyonu"nu başlattı. Uyuşturucu bağımlısı fahişelere, yerel barlardan erkekleri ayıklayıp, LSD ile bolca karıştırılmış içkilerin sunulduğu bir seks partisine getirmeleri için para ödendi. Sonrasında yaşananlar her ayrıntısıyla kaydedildi ve fotoğraflandı, ancak sonuçların Kongre Kütüphanesi'ne sunulması pek olası görünmüyor.

Dr. Cameron ve Dr. Sims gibi doktorların bilimsel coşkularıyla yaptıkları aşırılıklara rağmen, etik ilaç şirketleri tarafından yürütülen klinik deneylerden de aynı derecede rahatsız edici korku hikayeleri var. Her yeni ilaç ürününden yüz milyonlarca dolarlık potansiyel kâr elde edildiğinden, Tıp Tekeli, kendilerinin hazırlayıp yürürlüğe koydukları düzenlemelere uymak zorundadır. Yönetmeliklerin amacı, yeni bir mucize ilaçla değiştirilene kadar yeni bir mucize ilacın pazar payını korumaktır. Bitki çayları sattığı için hapse gönderilen bir alternatif tıp uygulayıcısının dediği gibi, "Mucize ilaç, içtikten sonra size ne yapacağını merak ettiğiniz ilaçtır."

Yeni ilaçlara getirilen kısıtlamalar, üretici bunun büyük bir kazanç kaynağı olabileceğine inanıyorsa genellikle yerine getirilir. Üretici, yeni bir ilacı piyasaya sürmek, başarılı olmasını sağlamak ve ardından tüm düzenlemelere uymadığı için onu geri çekmek zorunda kalmak istemez. 1948'den 1958'e kadar, ilaç şirketleri 4.829 yeni ürün, 3.686 yeni bileşik ve 1.143 yeni dozaj piyasaya sürdü. Tüm bu ürünler bu süreci geçmek zorundaydı.

Yeni ilaçların FDA'dan nihai onayı almasının ortalama yedi ila on yıl sürdüğü ve bu sürecin on ila on iki milyon dolar, sıklıkla on sekiz ila yirmi milyon dolara mal olduğu bildirilmektedir. Klinik testler, açıkça tanımlanmış üç aşamadan geçer. Aşama I, yeni ilacın az sayıda sağlıklı kişi üzerinde test edilmesini gerektirir. Aşama II, "gönüllü" bir 'ın ilacı iki yıllık bir deneme süresi boyunca almasını gerektirir. Aşama III, üç yıllık bir süre boyunca bin ila üç bin hasta üzerinde daha çeşitli klinik testlerin yapılmasını gerektirir. Bu, doktorların ve hastanelerin ilacı sadece Aşama II testlerinin toksisitesini ve diğer olası yan etkilerini belirlemiş olması nedeniyle uyguladıkları anlamına gelir. Bunlar genellikle, ilacın tehlikeli olduğu ortaya çıkarsa dava açabilecek veya olumsuz bir kamuoyu oluşturabilecek konumda olan hastalardır; bu da, ilacı reçete edenlerin, ilacı güvenilir olarak önermek için Aşama II testlerine güvendikleri anlamına gelir.

İlacın insanlar üzerinde test edildiği Faz II, genellikle tutsak bir nüfusu gerektirir. İlaçlar bazen okullarda, hastanelerde ve akıl hastanelerinde gizlice test edilir, ancak ilaç üreticileri genellikle şikayet etme olasılıkları düşük olduğu için, hapishanelerde tutulanlar gibi çok daha güvenli bir test nüfusuna güvenmeyi tercih ederler. Akıl hastanelerindeki hastaların bile, taburcu olduktan sonra yasadışı ilaç testlerine maruz kaldıklarından şikayet ettikleri bilinmektedir. Suçlardan mahkum olan mahkumların şikayet etme olasılığı daha düşüktür. Yüzyılın başından beri, Amerika Birleşik Devletleri hapishanelerde yürütülen tıbbi deneylerin sayısında dünyada başı çekmektedir.

Yasalara uyan vatandaşlar, bir dizi Alman doktorun tam da bu suçtan idam edilmiş olmasına rağmen, mahkumlar üzerinde tıbbi deneyler yapmanın sorun olmadığını düşünebilir. İlaç testleri, mahkumun topluma olan borcunu ödemesinin bir yolu olabilir. Ancak günümüzün gerçekliği şudur: Hapishanelerimizde birçok suçlu bulunsa da, siyasi suçlardan hapse gönderilen Amerikalıların sayısı da giderek artmaktadır. Bu siyasi mahkumlar, tıbbi deneylerde en azılı suçlularla aynı risklere maruz kalmaktadır. Her yıl, Amerikan mahkemeleri tarafından bankacılık, ipotek veya vergi sorunları nedeniyle verilen cezaların sayısı artmaktadır.

Tıp Tekelinin medyayı kontrol etmesi nedeniyle, tıbbi deneylerde mahkumların kullanılması nadiren Amerikan halkının dikkatini çekmektedir. 1900'den günümüze kadar dergi dizinlerinde yapılan kapsamlı bir araştırma, bu türden sadece birkaç hikaye ortaya çıkarmaktadır ve bunlar deneylere karşı tek tip bir şekilde olumlu bir tutum sergilemektedir. Mahkumların kendilerinin medyaya erişimi çok azdır, isyan çıkarmadıkları ve kameramanları büyük bir güçle içeri getirmedikleri sürece, bu da manşet haber olarak işlenir.

Amerikan Tıp Birliği, ilaç testleri için mahkumların kullanılmasının hâlâ önde gelen savunucusudur. *British Medical Journal'da* Ocak 1963'te yazan köşe yazarı Pertinax, "Dünya Tıp Birliği'nin suçluları deney malzemesi olarak kullanma konusundaki maddesini şimdi esnetmesinden rahatsızım. AMA'nın etkisi bu maddenin askıya alınmasında etkili oldu. Onuncu toplantıda, Amerikalı bilim adamları bu konuda şaka yaptılar. Tanıdığım en iyi Amerikan bilim adamlarından biri, 'Hapishanelerimizdeki suçlular harika deney malzemesidir ve şempanzelerden çok daha ucuzdur' dediği duyuldu."

Bilim insanı kötü bir şaka yapmıyordu; şempanzelerin tanesi 4500 dolara mal olurken, Amerikalı mahkumlar günde sadece bir dolara elde edilebiliyordu. Pertinax, 1961'de Dünya Tıp Birliği tarafından yapılan ve kabul edilmesi önerilen, "mahkumlar, tutsak gruplar oldukları için deney denekleri olarak kullanılmamalıdır" şeklindeki öneri hakkında yorum yapıyordu. Öneri, Amerikan Tıp Birliği delegeleri tarafından şiddetle reddedildi ve sonunda rafa kaldırıldı.

Bu durum, "Nazi doktorlarının" suçlarını ve mahkumlar üzerinde yaptıkları deneyleri biraz andırıyorsa, bu tesadüf değildir. Sanık doktorlar, kendi savunmalarında, yalnızca Amerika Birleşik Devletleri'nde uzun süredir uygulanan pratikleri takip ettiklerini ifade ettiler. 1947'de Nürnberg'de görülen bir duruşmada, 515 Alman doktor, mahkumlar üzerinde deneyler yaptıkları suçlamasıyla yargılandı. Savunmalarında, 1906'da Philadelphia'daki Amerikalı doktorların tıbbi deneyler için mahkumları kullandıklarını, onlara veba ve beriberi mikropları enjekte ettiklerini; 1915'te Massachusetts'teki mahkumlara pellagra enjekte edildiğini; 1944'te ise Pasifik'teki askerlerimize yardım etmek amacıyla savaş zamanı gerekliliği bahanesiyle ABD'deki yüzlerce mahkuma sıtma enjekte edildiğini kanıt olarak sundular. Bu savunmaya rağmen, Alman doktorlar suçlu bulundu ve bazıları idam edildi.

Konu, Robert Jay Lufton'un "Nazi Doktorları" adlı kitabının yakın zamanda yayınlanmasıyla yeniden gündeme geldi. Bu kitap, kapakta bir gamalı haç işlenmişse Amerika Birleşik Devletleri'nde her şeyin satılacağı kuralına uyarak, Amerikan yayınevlerinden giderek artan bir akışla çıkan " " serisinin Nazilerle ilgili kitaplarından biridir. Kitap, *New York Times Sunday Book Review'un* Mektuplar sayfasında hararetli bir tartışmaya yol açtı. Bruno Bettelheim, kitabı ilk olarak eleştirmiş ve Nazi doktorlarını anlamaya çalışmanın yanlış olduğunu, "çünkü tam olarak anlamak, affetmeye yakınlaşmak anlamına gelebileceği tehlikesi her zaman mevcut" olduğunu ileri sürmüştü. Hıristiyanlar, elbette, affetmeyi temel bir dini ilke olarak görürler. Paul Ramsey, bir reklamdan alıntı yaparak şöyle yazdı: "Profesör McCance ve Tıbbi Araştırma Bölümü üyeleri, doğum evlerinde ve hastanelerin kadın koğuşlarında menenjose veya benzeri anormalliklere sahip, bu nedenle kısa bir süreden fazla hayatta kalma ihtimali düşük olan çocuklar doğduğunda bilgilendirilmek istemektedir. Profesör McCance ve departmanı, bu çocuklar üzerinde onlara hiçbir acı vermeyecek bazı deneyler yapmak istemektedir, ancak normal, sağlıklı çocuklar üzerinde bu deneyleri yapmaya hakları olmadığını düşünmektedirler.

Bu çocukların doğumu öğrenildiğinde, Profesör McCance'e derhal telefonla bilgi verilecektir."

Ramsey, bu ilanın 1946 yılında, Alman doktorların yargılandığı sırada bir Amerikan yayınında yer aldığını belirtti. Nürnberg duruşmalarındaki Amerikan savcısı Telford Taylor, *Times* gazetesine bir mektup yazarak, hüküm giyenlerden birinin "bir zamanlar Harvard Tıp Fakültesi öğretim üyesi olan Edwin Katzenellenbogen" olduğu yönündeki ifade de dahil olmak üzere, daha önce yayınlanmış hataları düzeltmek istedi. Taylor, Katzenellenbogen adında hiç kimsenin Nürnberg'de yargılanmadığını belirtti.

Aslında, bu isim daha önceki şakalarda da ortaya çıktığı için, ayrıntılı bir şaka olarak eklenmiş gibi görünüyor. *Times gazetesi* özür dilemedi. Telford Taylor ayrıca, söz konusu olayda Nürnberg'de on dokuz değil, yirmi doktorun yargılandığını ve dördünün idam edildiğini, beşinin ömür boyu hapis cezasına çarptırıldığını, üçünün daha hafif cezalar aldığını ve yedisinin tüm suçlamalardan beraat ettiğini belirtti."

Amerikan hapishanelerinde hâlâ uygulanırken Nürnberg'de suç olarak kınananlara benzer büyük ölçekli tıbbi deneyler, "gönüllülerden" haksız bir şekilde yararlanmaktadır. Bazıları okuma yazma bilmiyor; çoğu genç ve sağlıklı ve hiç ciddi bir hastalık geçirmemiş. Deneysel ilaçların enjeksiyonu sonucu ciddi bir hastalığa yakalanmanın nasıl bir şey olabileceği veya bunun yol açabileceği ömür boyu sürecek komplikasyonlar hakkında çok az fikirleri var.

1963 yılında *Time* dergisi, federal hükümet yetkililerinin hapishanelerimizde kurdukları büyük ölçekli programları ifşa eden bir haber yayınladı. Bu devasa test programları, Bobst ve Lasker'ların Beyaz Saray'dan başlattığı "kanserle savaş"ın bir parçası olarak meşrulaştırıldı. Doktorlar, mahkumlara canlı kanser hücreleri ve lösemi hastalarından alınan kan enjekte ediyorlardı. Oklahoma'daki birkaç doktor, bu anlaşmalardan ilaç üreticilerinden yılda üç yüz bin dolar kazanıyordu; bu doktorlar ayrıca mahkumlardan düzenli olarak kan topluyor ve onlara litre başına 7 dolar ödüyorlardı; daha sonra bu kanı 15 dolara satıyorlardı.

1940'larda, tıbbi deneylerde mahkumların kullanıldığına dair ilk haberler yayılmaya başladığında, Amerikan Tıp Birliği (AMA), Illinois Valisi Dwight'tan bu haberleri bastırmasını istedi. Vali, Morris Fishbein ve diğer AMA liderlerini, programları ciddiyetle "araştıran" ve övgü dolu raporlarla geri dönen bir komiteye atayarak deneyleri örtbas etti. Fishbein, Stateville Cezaevi'nden döndüğünde, mahkumlar üzerinde yapılan deneyleri "etik kurallara uygun oldukları için ideal" olarak nitelendirdi. Fishbein, programın "tıbbi deneylerde denek olarak hizmet etmenin ıslah edici değeri" nedeniyle tüm topluma gerçek bir hizmet sunduğunu belirterek coşkusunu dile getirdi. Fishbein'in Nürnberg'de ortaya çıkıp, Alman doktorları, toplama kamplarındaki mahkumlara da aynı "ıslah değeri" sundukları argümanıyla savunması beklenebilirdi. Wyeth laboratuvarlarının bir halkla ilişkiler sözcüsü, bazı çevrelerdeki öfkeye şaşırmış ve "Faz II testlerimizin neredeyse tamamı mahkumlar üzerinde yapılıyor" şeklinde bir " " açıklaması yayınlamıştı.

Aslında, büyük ilaç firmaları arasında tıbbi deneylerde "denek" olarak kullanılabilecek mahkumları bulmak için şiddetli ve süregelen bir rekabet vardı. Upjohn ve Parke-Davis, Mississippi'deki Jackson Eyalet Hapishanesi'ndeki mahkumlar üzerinde "münhasır haklar" elde ederek yerleşik tekel ilkelerine bağlı kaldılar. Bu firmalar daha sonra oradaki 4.000 mahkumdan 1.200'ünü test programına dahil etmeyi başardılar. *Business Week*, programa biraz eleştirel bir yorumda bulunarak, "hapishanedeki testlerin öncelikle ilacın etkinliğinden ziyade toksisitesini ölçmek için tasarlandığını" belirtti. "Dozlar, yan etkilerin ortaya çıktığı noktaya kadar kademeli olarak artırılıyor." Daha açık bir ifadeyle, dozaj, mahkumları çok hasta edecek veya ciddi hasara yol açacak kadar artırılıyordu. Sonuçlar genellikle sakatlık veya ölümdü.

Ancak mahkumlara bu deneylere katıldıkları için günde otuz sent ödeniyordu. *Business Week*, mahkumlara ihtiyaç duyulmasının tam da Faz II testlerinin hayatı tehdit eden yönüyle ilgili olduğuna değindi. İlaç şirketleri, ilacın kaç kişiye zarar verebileceğini veya öfkeli müşterilerden kaç dava bekleyebileceklerini bilmek zorundaydı.

Uyuşturucu testi programları, mahkumları barındırmak için İç Savaş döneminden kalma eski binaları koruyan, kendileri içinse anıtsal yeni idari ofisler ve mesleğin diğer ayrıcalıklarını inşa eden cezaevi yetkilileri tarafından memnuniyetle karşılandı. 1971 yılında, New York Eyaleti Cezaevi Sistemi, sistemdeki her mahkum için yılda 5.500 dolar harcadı; bunun günlük 72 senti yemeğe, 15 senti ise giyim ve diğer ihtiyaçlara ayrıldı. Mahkum başına günlük 17 dolarlık bütçeden, fiziksel bakım için günde 1 dolardan az bir miktar ayrılıyordu. Bu, Boss Tweed tarafından kurulan ve hala uyanık olanlara birçok altın fırsat sunan cezaevi sisteminin önemli bir parçasıydı.

Bu savaş sonrası yıllarda kamuoyuna sızan sadece birkaç hikaye vardı. Cezaevleri kapalı sistemlerdir ve araştırmacı gazeteciler nadiren hoş karşılanır. 'ın herhangi bir Nazi doktorunu utandıracak en korkunç hikayelerden biri, Kaliforniya'daki Vacaville Eyalet Hapishanesi'nden geldi. Burada yıllardır kapsamlı test programları yürütülüyordu. Mahkumların birkaçı ayda 15 dolar alıyordu, ancak çoğu günde sadece bir dolar alıyordu. Kurbanlar, kalp hasarı, saç dökülmesi, eklem ağrıları, bacaklarda şişlik, nefes darlığı ve deride kanamalar gibi endişe verici bir sonuçlar listesi bildirdi. Solano Tıp ve Fiziksel Araştırma Enstitüsü adı altında faaliyet gösteren bir test kuruluşu, aslında hapishaneye genel merkezini kurmayı başardı. Kaliforniya hayır kurumu yasası kapsamında kar amacı gütmeyen bir kuruluş olarak kurulan "Enstitü", 1.500 mahkuma çeşitli türde enjeksiyonlar uyguladı. "Tedavi" için Vacaville'e gönderilen bir mahkum, daha sonra doktoru, mesleki derneğinin başkanı olan önde gelen bir dermatologu dava etti. Mahkum, Lederle'nin Caridase ilacının kas içine enjeksiyonunu almaya zorlanmıştı. Bu ilaç, antiinflamatuar ajan olarak kullanılmak üzere tasarlanmış fibrinolitik enzimler içeriyordu. Hasta, her iki koluna zorla iğne yapılırken, görevliler tarafından yakalanıp tutulduğunu ifade etti. Ardından, neredeyse ölümcül bir kas hastalığı ve kronik mide ülseri geliştirdi; kilosu ise 140 pounddan sadece 75 pounda düştü. Dört dolar tazminat aldı.

Hapishane Deneylerinin Kralı, Dr. Austin Stough'du. Ülkenin en büyük ilaç üreticileriyle, Alabama, Arkansas ve Oklahoma olmak üzere üç güney eyaletindeki bir dizi hapishanede ilaç testleri yapmak üzere sözleşmeler imzalamıştı. Kan plazmasını test etmek amacıyla başlatılan program, 1963'ten 1970'e kadar en yoğun döneminde 137 hapishaneyi kapsadı ve Upjohn, Wyeth, Lederle, Squibb ve Merck gibi önde gelen firmaların da aralarında bulunduğu 37 ilaç şirketi tarafından finanse edildi. Mali getirisi etkileyici olsa da, programın sonuçları kesin sonuçlar vermedi. Program daha sonra, test numunelerinin "ağır yönetim hataları, özensiz işleme ve kontaminasyon" altında yürütüldüğü gerekçesiyle eleştirildi ve bu eleştiriler programın sonunu getirdi. Yüzlerce mahkum, yıllarca programın yan etkilerinden muzdarip oldu. Stough, yöntemlerinin değersiz olduğu ortaya çıkana kadar iyi getiriler sağlayan bir cezaevi tekeli kurmuştu.

İlaç deneme hikayelerinin dramatik sonuçlarına rağmen, ülkenin medyasının "duyarlı" kesimlerinden gürültülü bir sessizlikle karşılandılar; belki de bu programlarla ilgili haberler, Alman doktorların neden aynı uygulamalar nedeniyle idam edildiğine dair spekülasyonlara yol açabileceğinden. Amerika Birleşik Devletleri'nde basılan dergi makalelerinin dizinini içeren *Readers Guide'da* yapılan bir araştırma, 1945'ten 1970'e kadar, hapishanelerdeki test programlarının doruk noktasında olduğu bu dönemde, bu konuyla ilgili sadece üç haberin yer aldığını gösterdi. İlki, *Coronet dergisinin* Kasım 1950 sayısında yer alan, "Hapishane Kahramanları Sıtmayı Yeniyor" başlıklı, iç açıcı bir haberdi; bu haber, Dr. Fishbein'in kendisinin bile ilaç deneme programının "etik" doğasından çok etkilendiği Joliet'teki

Illinois Eyalet Hapishanesi'nde yürütülen deneylerin övgü dolu bir anlatımıydı. İkinci haber, 2 Mart 1963 tarihli *Saturday Evening Post'ta* yer aldı ve başlığı "Gönüllü Mahkumlar" idi. Bu da ilaç deneycileri hakkında eleştirel olmayan bir anlatımdı ve mahkumları "insan kobaylar" olarak tanımlıyordu. Gazeteci, her iki koluna kasten yanık uygulanan bir mahkumun "Acı oldukça şiddetliydi" sözlerini aktardı ve canlı kanser hücreleri enjekte edilen diğer mahkumlardan bahsetti. Columbus'taki Ohio Eyalet Hapishanesi'ndeki mahkumlar hakkında yazılan bu haberde, bu mahkumların deneylere katıldıkları için herhangi bir ödeme almadıkları belirtilmesine rağmen (Ohio yasaları bu tür ödemeleri dindar bir tavırla yasaklıyor ve ilaç şirketlerine daha da fazla tasarruf sağlıyordu), yazar makalesini programa övgü dolu bir şekilde bitiriyor ve bunun "gönüllülerin kendilerine saygı duymalarını sağladığını" belirtiyor.

27 Haziran 1964 tarihli *Business Week* dergisindeki üçüncü haberde, ilaç şirketlerinin mahkumları ilaç deneylerinde kullanarak milyonlarca dolar tasarruf edebildikleri belirtildi.

BÖLÜM 10

ROCKEFELLER SENDIKASI

Birçok Amerikalı muhafazakar, Rockefeller ailesi ve Dış İlişkiler Konseyi'nin ABD hükümeti ve halkı üzerinde mutlak bir kontrol uyguladığına inançla inanmaktadır. Daha büyük meselelerin farkında olunursa, bu tez işlevsel bir formül olarak kabul edilebilir. Yazarın büyük saygı duyduğu iki yazar, Dr. Emanuel Josephson ve Morris Bealle, Rockefeller ailesine odaklanmakta ve Dünya Düzeni'nin diğer tüm yönlerini dışlamakta ısrar ettiler. Bu durum, tıbbi tekel üzerine yaptıkları çığır açıcı çalışmalarının etkisini ciddi şekilde sınırladı.

Bu yazar, "*The World Order*" ([3]) adlı eserinde, 1885 yılına kadar dünya kontrolüne ulaşan Rothschild para gücü ve onun Londra politika grubu olan Kraliyet Uluslararası İlişkiler Enstitüsü'nü, esasen 1900'den beri ABD'de yeniden kurulan sömürge hükümetinin politika yapıcıları olarak belirleyerek, zıt bir görüş ileri sürmüştür. Sömürge ya da işgal yönetimi, esas olarak Dış İlişkiler Konseyi aracılığıyla işlev görür, ancak bu konsey yalnızca RIIA'nın bir yan kuruluşu olarak ve hükümet işlevlerini, eğitim kurumlarını, medyayı, dinleri ve eyalet yasama organlarını kontrol eden Rockefeller Vakfı aracılığıyla faaliyet gösterir.

Amerikan sömürge sakinlerinin "özgür seçimler" yaptığı doğrudur; bu seçimlerde, her ikisi de Rockefeller karteli tarafından özenle seçilmiş ve finanse edilmiş iki rakip adaydan birine oy verme konusunda mutlak hakka sahiptirler. Bu dokunaklı "demokrasi" kanıtı, çoğu Amerikalıyı bizim gerçekten de özgür bir halk olduğumuza ikna etmeye yarar. Bunu kanıtlamak için Philadelphia'da çatlak bir Özgürlük Çanı bile var.

Amerikalı gençler, 1900 yılından beri, her iki tarafın da talimatlarını Dünya Düzeni'nden aldığı Hegelci savaşlarda ölmek üzere cepheye gönderilme özgürlüğüne sahiptir. Para biriminin günlük miktarı, fiyatı ve değeri, yalnızca İngiltere Merkez Bankası'na hesap veren Federal Rezerv Sistemi tarafından manipüle edilen ve kontrol edilen bir borsaya

[3] Omnia Veritas Ltd. tarafından yayınlanmıştır. www.omnia-veritas.com.

yatırım yapma özgürlüğüne sahibiz. Sistem, hükümetimizin kontrolünden övündüğü "bağımsızlığını" korumuştur, ancak bu, sahip olduğu tek bağımsızlıktır.

Gerçekten de "Rockefeller Sendikası"nın emirleri altında yaşadığımızın farkına varmak, Amerikan bağımsızlığı için gerçek bir mücadelenin uzun yolunun başlangıç noktası olabilir. "Rockefeller'ları" sadece bir yabancı güç değil, gerçek bir dünya hükümeti olan bir yabancı gücün ajanları olarak ifşa ederken, bunun sadece para kazanmaya adanmış bir grup değil, Amerikan halkı üzerinde sömürgeci bir hükümet biçiminin gücünü sürdürmeye kararlı bir grup olduğunu anlamalıyız. Böylece, John D. Rockefeller'ı açgözlülüğe takıntılı bir adam olarak gösteren eski iftira (bu kategoride pek çok kişi vardır), Rothschild'ların Cleveland'daki National City Bank'taki kasalarından Amerika Birleşik Devletleri'nde tam bir petrol tekeli kurmasına yönelik yürüyüşünü finanse etmeye başladıkları günden itibaren, Rockefeller'ın hiçbir zaman bağımsız bir güç olmadığı ve Rockefeller Sendikası'nın hiçbir bölümünün bağımsız bir güç olarak faaliyet göstermediği gerçeğini gölgelemektedir. Sendikanın yakın müttefiki olan Cosa Nostra ya da Mafya'nın, ulusal yöneticiler tarafından o "aileye" tahsis edilen bölgelerde bir ölçüde özerk güce sahip olduğunu biliyoruz, ancak bu her zaman o ailenin tam kontrol altında kaldığı ve kendi bölgesinde meydana gelen her şeyden sorumlu olduğu anlamına gelir.

Benzer şekilde, Rockefeller Sendikası da açıkça tanımlanmış etki alanları altında faaliyet göstermektedir. "Hayırsever" kuruluşlar, ticari şirketler ve politika grupları her zaman işleyen bir operasyonun parçası haline gelir; Sendikanın hiçbir departmanı, gerekçesi ne olursa olsun, kendi başına hareket edemez veya bağımsız bir politika oluşturamaz.

Rockefeller Sendikası, dünya finans yapısının kontrolü altında faaliyet gösterir; bu da, herhangi bir günde, tüm varlıklarının ustaca bir finansal manipülasyonla neredeyse değersiz hale getirilebileceği anlamına gelir. Bu, hiç kimsenin örgütten ayrılmasını engelleyen nihai kontrol mekanizmasıdır. Kişi sadece tüm varlıklarından mahrum kalmakla kalmaz, aynı zamanda derhal suikasta uğrayacağına dair bir sözleşme altında olur. Adalet Bakanlığımız, Amerika Birleşik Devletleri'nde faaliyet gösteren tek "teröristlerin" Dünya Düzeni'nin ajanları olduğunun çok iyi farkındadır, ancak bu gerçeği ihtiyatlı bir şekilde gizlemektedir.

Dünya finans yapısı, bilinmeyen veya gizli bir örgüt olmaktan uzak, aslında iyi bilinen ve iyi tanımlanmış bir yapıdır. Bu yapı, büyük İsviçre bankalarından; eski Venedik-Ceneviz bankacılık ekseninden geriye kalanlardan; dünya tahıl ticaretinin Beş Büyüklerinden; İngiltere Merkez Bankası ve onun yetkili ticaret bankaları merkezli, Rothschildlar ve Oppenheimerler aracılığıyla işleyen ve Kanada Kolonisi üzerinde Kanada Kraliyet Bankası ve Montreal Bankası aracılığıyla mutlak kontrol sahibi olan İngiliz karteli; bu kartelin Kanadalı yardımcıları ise Bronfmanlar, Belzbergler, Reichmannlar ve diğer finans operatörleridir; ve Federal Rezerv Sistemi aracılığıyla İngiltere Merkez Bankası tarafından kontrol edilen Amerika Birleşik Devletleri'ndeki kolonyal bankacılık yapısı; afyon ticaretinden servet kazanan Delano ve diğerleri dahil Boston Brahmin aileleri ve Rockefeller Bankası, Chase Manhattan Bankası, American Express'te merkezi bulunan Kissinger ağından oluşan Rockefeller Sendikası; Kuhn, Loeb Company ve Lehman Brothers'ı da içeren, Amerika Birleşik Devletleri'ndeki eski Rothschild temsilcilerinin bugünkü hali. Rockefeller Sendikası'nın dünya finans yapısı listesinde çok alt sıralarda yer alması dikkat çekicidir. Öyleyse neden bu kadar önemlidir? Batı Yarımküre'deki finansal kararların alınmasında belirleyici bir faktör olmasa da, Amerikan kolonisinin fiili işleyen kontrol mekanizmasıdır. Rockefeller ailesi, tıpkı Morganlar, Schiffler ve Warburglar gibi, önemsizliğe gömülmüştür, ancak onların adına oluşturulan mekanizma tam güçle çalışmaya devam etmekte ve kurulduğu amaçlara yönelik tüm işlevlerini hala sürdürmektedir. David Rockefeller, Üçlü Komisyon'u kurduğundan beri, " " Dünya Düzeni için bir tür uluslararası kurye olarak görev yapmaktadır ve esas olarak, New York'ta doğrudan ya da bölgeye seyahat ederek Komünist bloğa çalışma talimatları iletmekle ilgilenmektedir.

Laurance Rockefeller, Tıp Tekeli'nin işleyişinde aktiftir, ancak asıl ilgisi tropikal bölgelerdeki çeşitli tatil kaplıcalarını işletmektir. Onlar, John D. Rockefeller Jr. ve Abby Aldrich'in beş oğlu olan "Şanslı Beşli"nin hayatta kalan iki üyesidir. John D. Rockefeller Jr., Arizona'nın Tucson kentindeki bir kurumda öldü ve aceleyle yakıldı. John D. Rockefeller III, evinin yakınındaki bir New York Parkway'de gizemli bir kazada öldü. Büyükbabasının adını taşıyan Nelson Rockefeller, bir televizyon muhabirinin kollarında öldü; daha sonra aynı anda başka bir televizyon muhabirinin kollarında da olduğu ortaya çıktı; ölüm, saatlerce gizlendi. Genel kanı, Kolombiyalı uyuşturucu bağlantısıyla ters düştüğü yönündedir; anlaşmazlık hiç de önemsiz değildi; düzgün bir şekilde paylaştırılmamış birkaç milyar dolarlık uyuşturucu kârı söz konusuydu. Winthrop Rockefeller, siyahi erkek arkadaşının kollarında alkolik olarak öldü. New York'tan Arkansas'a aceleyle taşınmasını açıklamak için televizyonda Harry Reasoner tarafından röportaj yapılmıştı. Winthrop, kendisine talim sırlarını öğrettiği anlaşılan siyahi erkek arkadaşının, bir ordu çavuşu olan bu kişinin, New York'ta yaşamayı reddettiğini ima etti. Bu birliği kutlamak için Winthrop Rockefeller, New York'taki East 48th Street'teki Urban League binası da dahil olmak üzere, zencilerin davalarına cömertçe bağışlarda bulundu. İkinci kattaki bir plaket, bunun onun hediyesi olduğunu belirtir; üzerinde "Hadrian'dan Antinous'una" yazıyor olabilirdi.

Rockefeller'ların artık etkisi kalmadığını ima etmek istemiyoruz, ancak Rockefeller Sendikası'nın başlıca politika kararları, onların hâlâ görünür bir güç olarak yer aldıkları diğer liderler tarafından veriliyor. David Rockefeller sayesinde, aile bazen "Sovyetler Birliği'nin ilk ailesi" olarak anılıyor. Sadece o ve USTEC'in arkasındaki itici güç olan Dr. Armand Hammer, Moskova Havalimanı'na özel uçaklarıyla inmek için kalıcı izne sahiptir. Diğerleri ise KAL 007'nin kaderini paylaşırdı.

David Rockefeller'ın Sovyetler Birliği'ne yaptığı en önemli seyahat, Moskova'ya indiği o kader günü olabilir; z, Kruşçev'e onun "işinin bittiğini" bildirmesi talimatını almıştı. Ruslar sağlık konusunda oldukça duyarlıdır ve bir bilim insanı, Sovyetler Birliği'nde kimyasal gübre kullanımının halk için bir tehdit oluşturduğuna dair bilgileri Kruşçev'e iletmişti. Kruşçev daha sonra, kimyasal kullanımının azaltılmasını merkezine alan Sovyet tarım politikasında büyük bir değişiklik duyurdu. Bu durum, dünyanın Kimyasal Gübre Tröstü'nün başkanı David Rockefeller'ı rahatsız etti ve o da tek kelimelik kısa bir emirle yanıt verdi: "Çık."

Hem Rockefeller ailesinin serveti hem de Rockefeller Sendikası'nın vakıflarında ayrılan önemli bir kısmı, her türlü devlet kontrolünden etkili bir şekilde korunmaktadır.

Fortune dergisi, 4 Ağustos 1986'da, John D. Rockefeller Jr.'ın 1934'te kurduğu tröstlerin şu anda yaklaşık 2,3 milyar dolar değerinde olduğunu; Abby Rockefeller kolu için ise 200 milyon dolar daha ayrıldığını belirtti. Beş oğulun 1986 yılında 2,1 milyar dolar değerinde tröstleri vardı. Bu tröstlerin başlangıçta her biri sadece 50 milyon dolar değerindeydi; bu da sonraki yarım yüzyılda varlıklarının artışı ve enflasyonu göstermektedir. *Fortune*, 1986 yılında Rockefeller ailesinin toplam servetini 3,5 milyar dolar olarak tahmin etti; bunun 900 milyon doları menkul kıymetler ve gayrimenkulden oluşuyordu. Time Life Binası'nın %45'ine sahiptiler; Nelson Rockefeller'ın International Basic Economy Corporation şirketi 1980'de bir İngiliz şirketine satılmıştı. Yıllar boyunca Rockefeller ailesi, 1,6 milyar dolarlık bir yatırım olan ve yıllık %1 getiri sağlayan ana varlıkları Rockefeller Center'daki kiraları kasıtlı olarak düşük tutmuştu. Bu, vergi amaçları için uygun bir manevraydı. Rockefeller Center kısa süre önce halka açıldı ve hisseleri halka satıldı. Rockefeller ailesinin New York bölgesindeki yatırımlarını tasfiye ettiği ve Batı'ya, özellikle Arizona'nın Phoenix çevresine yeniden yatırım yaptığı söyleniyor. Bizim bilmediğimiz bir şey biliyor olabilirler.

Rockefeller servetinin ne kadarının yaşlı John D.'nin açgözlülüğüne ve acımasızlığına atfedilebilirse de, kökeni şüphesiz Kongre raporlarında Amerika Birleşik Devletleri'ndeki üç Rothschild bankasından biri olarak tanımlanan Cleveland'daki National City Bank'tan aldığı ilk finansmana ve daha sonra Kuhn, Loeb Company'den Jacob Schiff'in rehberliğini kabul etmesidir. Schiff, Frankfurt'taki Rothschild konağında doğmuş ve o dönemde Amerika Birleşik Devletleri'ndeki başlıca Rothschild temsilcisiydi (ancak kamuoyu tarafından bu kimliği bilinmiyordu).

Cleveland'daki National City Bank'tan aldığı başlangıç sermayesiyle, yaşlı John D. Rockefeller kısa sürede "en acımasız Amerikalı" unvanını üstlendi. Rothschild'ları onu desteklemeye ikna edenin bu özelliği olması muhtemeldir. Rockefeller, kısa sürede büyük karlar getirebilecek petrol rafinerisi işinin, aynı zamanda kontrolsüz rekabetin insafına kaldığını oyunun başlarında fark etti. Çözümü basitti: tüm rakipleri ezmek. Rockefeller'ın toplam tekele olan meşhur bağlılığı, basitçe bir iş kararıydı. Rockefeller, tüm rakip petrol rafinerilerini işin dışına itmek için bir kampanyaya başladı.

Birçok cepheden saldırıya geçti; bu da tüm girişimci adayları için bir ders niteliğindedir. İlk olarak, Rockefeller için çalıştığı bilinmeyen bir adamını, rakip rafineriyi düşük bir fiyata, ancak nakit ödeme teklifiyle satın almak üzere gönderirdi. Teklif reddedilirse, rakip, fiyatını büyük ölçüde alt eden bir rakip rafinerinin saldırısına uğrardı. Ayrıca, rafinerisinde ani bir grevle karşılaşabilir ve bu da onu kapatmaya zorlayabilirdi. Sendikalar aracılığıyla işgücünü kontrol etmek her zaman temel bir Rockefeller tekniği olmuştur. Sovyetler Birliği gibi, nadiren işçi sorunları yaşarlar. Bu teknikler başarısız olursa, Rockefeller şiddet kullanma konusunda isteksiz bir karar vermek zorunda kalırdı; rakip işçileri işlerine giderken veya işten dönerken dövmek ya da rakip rafineriyi yakmak veya havaya uçurmak gibi.

Bu teknikler, Rothschild'leri aradıkları adamı bulduklarına ikna etti. Rockefeller'ın daha fazla genişleme planlarına yardımcı olması için kişisel temsilcileri Jacob Schiff'i Cleveland'a gönderdiler. 1895 yılına ait resmi Ticaret Bakanlığı rakamlarına göre, o dönemde Rothschild'ler, J. P. Morgan Company ve Kuhn Loeb Company aracılığıyla Amerika Birleşik Devletleri'ndeki tüm demiryolu ağının

%95'ini kontrol ediyorlardı. J. P. Morgan, *Who's* Who listesindeki girişinde, ABD demiryollarının 50.000 milini kontrol ettiğini belirtmiştir. Schiff, bir paravan şirket olan South Improvement Company aracılığıyla Rockefeller için ayrıntılı bir indirim anlaşması hazırladı. Bu indirimler, başka hiçbir petrol şirketinin Rockefeller firmasıyla rekabet ederek ayakta kalamayacağından emin olmalarını sağladı. Bu plan daha sonra ortaya çıktı, ancak o zamana kadar Rockefeller, ABD'deki petrol sektöründe fiili bir tekel oluşturmuştu. Kurbanlarından birinin kızı olan Ida Tarbell, babası Rockefeller'ın suç faaliyetleri nedeniyle iflas etmişti, Standard Oil Trust'ı ifşa eden ilk büyük makaleyi yazdı.

O, "tröst avcısı" olduğunu iddia eden sahtekar Theodore Roosevelt tarafından derhal "skandal avcısı" olarak suçlandı. Aslında, o, Standard Oil Trust ve diğer dev tröstlerin hakimiyetini sağlamıştı.

Sonraki yarım yüzyıl boyunca, John D. Rockefeller, sosyalist propagandacılar tarafından acımasız kapitalistin somut örneği olarak rutin bir şekilde karikatürize edildi. Aynı zamanda, American International Company adlı bir şirket aracılığıyla dünya Komünist hareketinin başlıca finansörüydü. Rothschild Hanesi'nin çoktan dünya kontrolünü ele geçirmiş olmasına rağmen, tüm gürültü ve öfke münhasıran onun iki başlıca temsilcisi olan John D. Rockefeller ve J. P. Morgan'a yöneltildi. Gerçek durumla ilgili az sayıdaki ifşadan biri, 16 Aralık 1912 tarihli Truth dergisinde yer aldı; dergi, "Bay Schiff, Atlantik'in bu yakasında Rothschild'lerin çıkarlarını temsil eden büyük özel bankacılık evi Kuhn, Loeb Company'nin başkanıdır. Kendisi bir finans stratejisti olarak tanımlanmaktadır ve yıllardır Standard Oil olarak bilinen büyük, kişiliksiz gücün maliye bakanı olmuştur" diye belirtmiştir. Bu editörün Rockefeller'ın adını bile anmadığını unutmayın.

Bu gizli faktörler nedeniyle, Amerikan halkının Rockefeller'ların bu ülkedeki en üstün güç olduğu "gerçeğini" kabul etmesi nispeten kolay bir meseleydi. Bu efsane aslında iktidarın kılığına bürünmüştü; Rockefeller Petrol Tröstü, ulusun siyasi kontrolünü ele geçiren "askeri-endüstriyel kompleks" haline geldi; Rockefeller Tıp Tekeli, ulusun sağlık hizmetlerinin kontrolünü ele geçirdi ve bağlı vergi muafiyeti kuruluşlarından oluşan bir ağ olan Rockefeller Vakfı, ulusun dini ve eğitim hayatını etkili bir şekilde kontrol etti. Efsane, gizli hükümdarlar olan Rothschild'leri kamufle etme hedefinde başarılı oldu.

Bu satırları yazan kişi, yaklaşık yirmi beş yıldır bu maskaralığı ifşa ettikten sonra, aktif çift taraflı ajanlar tarafından etkili bir şekilde yayılan yeni bir efsane, Amerikan muhafazakar çevrelerinde dolaşmaya başladı. Bu efsane, dünyanın tüm halklarını ezip geçen tek parça iktidarda giderek büyüyen bir çatlağın habercisi olduğu için, pek çok hevesli inanan buldu. Bu yeni "ifşa", Rockefellerlar ile Rothschildlar arasında dünya hakimiyeti için ölüm kalım mücadelesi başladığıydı. Bu şaşırtıcı gelişmeye göre, hangi ajana kulak verdiğinize bağlı olarak, ya bir grup ya da diğer grup Sovyetler Birliği'nin kontrolünü ele geçirmişti ve gücünü diğer grubu devirmek için kullanacaktı. Rockefeller ailesinin birkaç üyesinin ani ölümü, "böyle bir mücadelenin yaşandığının kanıtı" olarak gösterildi, ancak bu "savaş" sırasında hiçbir Rothschild'in hayatını kaybettiği bilinmiyordu. Bu, Nelson Rockefeller'ın Kolombiya kartelinden gelen birkaç milyar dolarlık uyuşturucu için depozito makbuzlarını kaybetmesi sonucu "ortadan kaldırıldığı" ya da diğer Rockefeller ölümlerinde "Rothschild bağlantısı"na dair hiçbir iz bulunmadığı yönündeki genel kanıyı göz ardı ediyordu.

Bu durumla ilgili onlarca yıldır kapsamlı dosyalar tutan bu yazarın, Rockefeller ailesinin üyelerinin etkisi zaten büyük ölçüde azalmış, aile maliyesini J. Richardson Dilworth, hukuki işlerini John J. McCloy ve diğer sadık hizmetkarlar idare ederken, "Rockefeller'ların" şu anda Rothschild'lerden iktidarı ele geçirmeye çalıştığını düşünecek kadar yanlış bilgilendirilmiş birinin olabileceğine inanması mümkün değildi; Bu hizmetkarların hiçbiri, sadece haftalık maaşları için yaşayan, kimliği belirsiz yöneticiler oldukları için gerçek bir iktidar mücadelesine girmeye istekli olmazlardı. Kendi hırsları yoktu. Yine de, umut dolu birçok Amerikalı, Rockefeller'ların artık Rothschild'leri devirmek için her şeyi riske atmaya hazır "iyi Amerikalılar" olduğu şeklindeki bu hayali fikre sarıldı. Şaşırtıcı bir şekilde, bu zararlı hikaye, tarihin ilginç olayları arasına girmeden önce neredeyse on yıl boyunca devam etti.

Ticari kariyerine ABD Ordusu'na kusurlu silahlar satarak başlayan J. P. Morgan gibi, ünlü Hall karabina skandalı, John D. Rockefeller da İç Savaş sırasında bir savaş vurguncusuydu; damgasız Harkness içkisini Federal birliklere yüksek kârla sattı ve tekel kurma çabasına başlamak için ilk sermayesini elde etti. Petrol işine ilgisi doğaldı; babası William Rockefeller yıllardır "petrol işinde"ydi. William Rockefeller, 1842'de Pittsburgh yakınlarındaki Tarentum'da tuz kuyularından petrol aktığı keşfedildikten sonra bir petrol girişimcisi olmuştu. Kuyuların sahibi Samuel L. Kier, petrolü şişelemeye ve tıbbi amaçlarla satmaya başladı. İlk toptancılarından biri William Rockefeller'dı. Bu "ilaç"ın orijinal etiketi "Kier's Magic Oil" idi. Rockefeller, "Rock Oil" veya "Seneca Oil" isimlerini kullanarak kendi etiketlerini bastırdı; Seneca, tanınmış bir Kızılderili kabilesinin adıydı. Rockefeller, kendisini "Ünlü Kanser Uzmanı William Rockefeller" olarak tanıtarak en büyük şöhretine ve en büyük kârına ulaştı. Torunlarının, dünyanın en ünlü kanser tedavi merkezinin perde arkasındaki kontrol gücü haline gelmeleri ve devlet fonlarını ve hayırsever bağışları yalnızca Tıp Tekelinin yararına olan alanlara yönlendirmeleri anlaşılabilir bir durumdur. William Rockefeller, gösterişli kariyeri boyunca hiçbir iddiadan kaçınmadı. "Çok İleri Aşamadaki Vakalar Hariç Tüm Kanser Vakaları Tedavi Edilir" garantisi verdi. Sihirli kanser ilacına atfettiği şifa gücü o kadar büyüktü ki, o dönemde iki aylık maaşa denk gelen bir meblağ olan şişe başına 25 dolara satabiliyordu. "İlaç", suyla seyreltilmiş birkaç iyi bilinen idrar söktürücüden oluşuyordu. Bu karnaval ilaç şovunun çığırtkanı, torunlarının tarihteki en büyük ve en kârlı Tıp Tekelini kontrol edeceğini hayal bile edemezdi.

Gezgin bir "karnavalcı", yani seyyar bir karnaval satıcısı olan William Rockefeller, istikrarlı bir aile hayatı kurmasını engelleyen bir kariyer seçmişti. Oğlu John onu nadiren görürdü; bu durum, bazı psikolojik analistleri, baba figürünün veya ebeveyn sevgisinin yokluğunun, John D. Rockefeller'ın daha sonra, neredeyse bir asır süren tekelci faaliyetleri sırasında milyonlarca Amerikalıyı sakat bırakmayı, zehirlemeyi ve öldürmeyi planlayan para delisi bir tiran olarak gelişmesine katkıda bulunmuş olabileceği yönünde varsayımlarda bulunmaya itmiştir ve mezarından bile uzanan etkisi, Amerikan yaşamında en korkunç ve kötü niyetli varlık olmaya devam etmektedir. Bu, buna katkıda bulunan bir faktör olabilir; ancak, onun tamamen kötü bir insan olması da mümkündür. Onun muhtemelen Amerikan tarihinin en şeytani figürü olduğu tartışılmaz.

Her saygın Amerikan ailesinde bir iki at hırsızı bulunabileceği, uzun zamandır bilinen bir gerçektir. Rockefeller ailesinde ise bu, sıradan bir gerçekten öteydi. William, kariyeri boyunca "hırsızlığı sev, zina etmeyi sev" şeklindeki "Kanaan Vasiyeti"nin ilkelerine sadık bir şekilde uymuş görünüyor. At hırsızlığı suçlamalarından kaçan William, sonunda William Rockefeller olarak ortadan kayboldu ve hayatının geri kalanında kullandığı isim olan Philadelphia'lı Dr. William Levingston olarak yeniden ortaya çıktı. Joseph Pulitzer'in New York World gazetesindeki bir araştırmacı muhabir, bir ihbar aldı ve bu ihbarın peşine düştü. The World gazetesi daha sonra William Avery Rockefeller'ın 11 Mayıs 1906'da Illinois'in Freeport kentinde öldüğünü ve Dr. William Levingston adıyla isimsiz bir mezara gömüldüğünü açıkladı. William Rockefeller'ın şifacı mesleği, tercih ettiği at hırsızlığı mesleğini büyük ölçüde kolaylaştırdı. Sabaha kadar bir sonraki ilçeye geçmeyi planlayan biri olarak, yakışıklı bir aygırı arabasının arkasına bağlayıp açık yola çıkmak onun için çocuk oyuncağıydı. Bu, kadın peşinde koşan kişiliğinde de büyük rol oynadı;

kendisi “kadın delisi” olarak tanımlanıyordu. Sadece birkaç kez bigamiye düşmekle kalmadı, aynı zamanda kontrol edilemeyen tutkuları da vardı gibi görünüyor. 28 Haziran 1849’da, New York’un Cayuga kasabasında bir hizmetçiye tecavüz etmekten suçlandı; daha sonra New York’un Oswego kasabasında ikamet ettiği tespit edildi ve bir kez daha bilinmeyen yerlere kaçmak zorunda kaldı. Mucizevi kanser ilacının satışından ve şişesi sadece iki dolara sattığı bir başka ürünü olan "Mucizevi Merhem"den elde ettiği gelirle kadın peşinde koşma tutkusunu finanse etmekte hiçbir zorluk çekmiyordu. Bu ürün, hafif yağların kaynatılarak uzaklaştırıldığı ham petrolden oluşuyordu ve geriye "merhem"i oluşturan parafin, yağlama yağı ve katranın ağır bir çözeltisi kalıyordu. William Rockefeller’ın orijinal mucizevi yağı, esas olarak petrolden oluşan ve müshil olarak satılan Nujol adlı bir karışım olarak oldukça yakın bir zamana kadar varlığını sürdürdü. Nujol’un, görünüşe göre "eski yağ"ın aksine, " " "yeni yağ" anlamına gelen bir reklam takma adı olduğu iyi biliniyordu. Kabızlığa karşı bir panzehir olarak satılan bu ürün, vücuttaki yağda çözünen vitaminleri yok ediyordu; mineral yağın bağırsağı kaplayarak birçok gerekli vitaminin ve diğer besin maddelerinin emilimini engellediği, tıbbi olarak kanıtlanmış bir gerçektir. Üreticileri, sağlık bilincine sahip kişileri yatıştırmak için karoten eklemişlerdi, ancak bu zahmete değmezdi. Nujol, Standard Oil of New Jersey’in Stanco adlı bir yan kuruluşu tarafından üretiliyordu ve aynı tesiste üretilen tek diğer ürünü, ünlü böcek ilacı Flit’ti.

Nujol, “çıkar çatışması” kavramının daha liberal yorumlandığı yıllarda, Washington’daki Senato Ofis Binası’ndan yıllarca satıldı. Bu durumda, saygın satıcı Senatör Royal S. Copeland’ın Rockefeller’lara hizmet etmekten başka hiçbir çıkarı olmadığı için, bu pek de bir çıkar çatışması sayılmazdı. O, Rockefeller’ın New York Eyaleti Sağlık Bakanlığı’nın başına atadığı ve daha sonra Senato seçim kampanyasını finanse ettiği bir doktordu. Copeland’ın ticari çıkarlarını bu kadar açıkça sergilemesi, en kayıtsız Washington muhabirlerini bile şaşırtmıştı. Senato kariyerini Nujol’u tanıtan günlük bir programa adadı. Her sabah Senato ofisine bir mikrofon kurulur, ilk gündem maddesi Nujol programı olurdu; bunun için yılda 75.000 dolar alıyordu ki bu, 1930’larda devasa bir maaştı ve ABD Başkanı’nın maaşından bile fazlaydı. Senatör Copeland’ın başarıları, ona Capitol Hill’de bir dizi lakap kazandırdı. Amerikan Tabipler Birliği (AMA) ve Morris Fishbein tarafından başlatılan her türlü programı coşkuyla desteklediği için sık sık "Amerikan Tabipler Birliği’nden gelen senatör" olarak anılırdı. Daha gerçekçi bir ifadeyle, genellikle "Standard Oil’den gelen senatör" olarak anılırdı. Rockefeller tekelinin daha fazla kâr elde etmesi için tasarlanan her türlü yasayı destekleyeceği kesindi. 1938’de Gıda ve

İlaç Yasası üzerine yapılan Kongre tartışması sırasında, Senatör Copeland'ı eleştiren Kongre Üyesi Leonor Sullivan, Senato'da tasarıyı ele alan bir doktor olan Senatör Copeland'ın, tartışma sırasında sabunun yasadan muaf tutulduğunu açıkça kabul ettiğini iddia etti; çünkü ülkenin en büyük reklamverenleri olan sabun üreticileri, aksi takdirde diğer büyük endüstrilerle birleşerek tasarıya karşı çıkacaktı. Kongre Üyesi Sullivan, Gıda, İlaç ve Kozmetik Yasası'ndan şikayet ederek şöyle dedi: "Sabun, yasada resmi olarak kozmetik ürün olarak tanımlanmamıştır. Saç boyası üreticilerine, etiketlerine özel bir uyarı yazdıkları sürece, tehlikeli olduğu bilinen ürünleri pazarlama izni verildi—ama güzellik salonundaki hangi kadın, saç boyasının sevk edildiği büyük ambalajın üzerindeki etiketi görür ki?"

Tıpkı büyük Rockefeller'ın hayatını kişisel takıntısı olan kadınların peşinde geçirmiş olması gibi, oğlu John da aynı derecede takıntılıydı; kadınlara değil, paraya düşkündü ve sürekli artan servet ve gücün peşinde koşmaya tamamen adanmıştı.

Ancak, Rockefeller'ın iktidar hırsının başlıca başarıları, tekel için indirim planı, Amerikan vatandaşları üzerinde iktidar kazanmak için vakıfların kurulması, merkez bankasının, Federal Rezerv Sisteminin oluşturulması, Dünya Komünist devriminin desteklenmesi ve Tıp Tekelinin oluşturulması, hepsi Rothschild'lerden veya onların Avrupalı çalışanlarından geldi. John D. Rockefeller'ın kayıtlarında, bu programlardan herhangi birinin onun tarafından başlatıldığını göremeyiz. Vergiden muaf hayırsever vakıf kavramı, 1865 yılında Rothschild'ların yardakçısı George Peabody tarafından ortaya atıldı. Peabody Eğitim Vakfı daha sonra Rockefeller Vakfı oldu. John D. Rockefeller'ın şeytani zihninin bile bu aldatıcı hileyi tasarlayabilmesi olası değildir. Bir sosyal tarihçi, hayırsever vakıfların ve dünya komünizminin önemli hareketler haline geldiği on dokuzuncu yüzyılın sonlarındaki büyük gelişmeyi, tarihin en ilginç yönlerinden biri, belki de tekerleğin keşfine eşdeğer olarak tanımlamıştır. Bu yeni keşif, sonuçta oldukça gelişmiş zekaya sahip olan fareler tarafından geliştirilen, küçük peynir parçalarıyla tuzakları yemleyerek insanları tuzağa düşürebilecekleri konseptiydi. O zamandan beri insanlık tarihi, farelerin tuzaklarına insanları yakalaması ile geçmiştir. Sosyalizm — aslında herhangi bir hükümet programı — farenin tuzağa bir parça peynir koyup bir insanı yakalaması gibidir.

Temsilciler Meclisi Bankacılık ve Para Komitesi Başkanı Kongre Üyesi Wright Putman, Kongre'de yaptığı konuşmada, Rockefeller Vakfı'nın kurulmasının Standard Oil'i rekabetten etkili bir şekilde koruduğunu belirtti. Kontrol hisseleri, piyasa manipülasyonundan veya rakipler tarafından olası satın almalardan korunmuştu. Ayrıca Standard

Oil'i vergilerin çoğundan muaf tuttu, bu da bireysel Amerikan vergi mükelleflerine muazzam bir ek yük getirdi. Rockefeller'ın evlilik yoluyla akrabası olan Senato Cumhuriyetçi Çoğunluk Lideri Senatör Nelson Aldrich, Genel Eğitim Kurulu tüzüğünü Kongre'den geçirmiş olsa da, Rockefeller Vakfı tüzüğünün geçmesi daha zor oldu.

Rockefeller'ın tekelci uygulamalarına yönelik yaygın eleştiriler yükseldi ve kârını vergilendirmeden ya da devralınmaktan korumaya yönelik çabası, gerçek yüzüyle ortaya çıktı. Tüzük nihayet 1913'te kabul edildi (Masonlar için önemli bir sayı olan 13 — 1913, aynı zamanda kademeli gelir vergisinin ve Federal Rezerv Yasası'nın yürürlüğe girdiği yıldı). Standard Oil'den bir başka senatör olan New York Senatörü Robert F. Wagner (bunlardan epeyce vardı), tüzüğün Kongre'den geçmesini sağladı. Tüzük daha sonra John D. Rockefeller, John D. Rockefeller Jr., Rockefeller tarafından kurulan Chicago Üniversitesi rektörü Henry Pratt Judson, Rockefeller Enstitüsü müdürü Simon Flexner, *Who's Who*'da "John D. Rockefeller'ın hayır işlerinde kişisel danışmanı" olarak tanımlanan Starr Jameson ve Harvard Üniversitesi rektörü Charles W. Eliot tarafından imzalandı.

Rockefeller Petrol Tekeli artık 125 yaşında, ancak 1911'de Yüksek Mahkeme, halkın öfkesine boyun eğerek, tekelin parçalanması gerektiğine hükmetmişti. Ortaya çıkan şirketler, Rockefeller'ın çıkarları için hiçbir sorun teşkil etmedi. Aile, "yeni" şirketlerin her birinde yüzde iki hisseye sahip olurken, Rockefeller vakıfları her şirkette yüzde üç hisseye sahip oldu.

Bu, onlara her şirkette yüzde 5 hisse payı sağladı; bir şirketteki yüzde 1 hisse payı genellikle iş kontrolünü sürdürmek için yeterlidir.

Rockefeller'ların dünya Komünist Devrimi'ni desteklemedeki rolü de iş çıkarlarından kaynaklanıyordu. Marksist ideolojiye hiçbir zaman bağlılık gösterilmedi; her şey gibi, bu da kullanılmak üzere oradaydı. Yüzyılın başında, Standard Oil, kârlı Avrupa pazarının kontrolü için Royal Dutch Shell ile şiddetli bir rekabet içindeydi. Kongre ifadeleri, Rockefeller'ın 1905 Komünist Devrimi'ni kışkırtmak için Lenin ve Troçki'ye büyük meblağlar gönderdiğini ortaya çıkardı. Bankacısı Jacob Schiff, daha önce Japonların Rusya'ya karşı savaşını finanse etmiş ve kişisel elçisi George Kennan'ı, Çar'a karşı devrimci faaliyetleri teşvik etmek üzere yaklaşık yirmi yıl boyunca Rusya'ya göndermişti. 1905 devrimi başarısız olunca, Lenin 1917'ye kadar İsviçre'de "depolanmıştı". Troçki ise Amerika Birleşik Devletleri'ne getirildi ve burada New Jersey, Bayonne'daki Standard Oil'in tank sahasında kira ödemeden yaşadı. Çar tahttan çekildiğinde, Troçki, New York'un Lower East Side bölgesinden üç yüz komünist devrimciyle birlikte bir gemiye bindirildi. Rockefeller, Woodrow Wilson'dan Troçki için özel bir pasaport aldı ve onun Rusya'ya güvenli bir şekilde dönmesini sağlamak için Lincoln Steffens'i onunla birlikte gönderdi. Seyahat masrafları için Rockefeller, Troçki'nin cebine 10.000 dolarlık bir cüzdan koydu.

13 Nisan 1917'de gemi Halifax'ta durduğunda, Kanada Gizli Servisi memurları Troçki'yi derhal tutuklayarak Nova Scotia'da gözaltına aldı. Birçok ülkenin önde gelen hükümet yetkilileri Troçki'nin serbest bırakılmasını çılgınca talep edince, olay uluslararası bir *sansasyon haline* geldi. Gizli Servis, Troçki'nin Rusya'yı savaştan çekerek Batı Cephesi'ndeki Kanada birliklerine saldırmak üzere daha fazla Alman ordusunu serbest bırakmak için yola çıktığı konusunda ihbar almıştı. Başbakan Lloyd George, Londra'dan Kanada Gizli Servisi'ne Troçki'yi derhal serbest bırakmaları için aceleyle telgraf gönderdi, ancak onlar onu görmezden geldi. Troçki, nihayet Rockefeller'ların en sadık yardakçılarından biri olan ve uzun süredir Rockefeller'lar için "işçi uzmanı" olarak çalışan Kanadalı Bakan Mackenzie King'in müdahalesi sayesinde serbest bırakıldı. King, Troçki'nin serbest bırakılmasını bizzat sağladı ve onu, Bolşevik Devrimi'ni kazanma göreviyle Rockefeller'ların elçisi olarak yola çıkardı. Böylece, Lenin'in dostu olarak Rusya'daki etkisini yüksek sesle ilan eden Dr. Armand Hammer'ın iddiası, dünya komünizmini destekleyen Rockefeller'ların rolüne kıyasla önemsiz kalır. Komünizm, diğer -izmler gibi, Marx'ın Rothschild Hanedanı ile olan ilişkisiyle ortaya çıkmış olsa da, John D. Rockefeller'ın saygı dolu desteğini kazandı; çünkü o, Komünizm'i olduğu gibi, sadece hükümeti, para sistemini ve tüm mülkiyeti kontrol eden değil, aynı zamanda taklit ettiği şirketler gibi kendini sürdüren ve ebedi bir tekel olarak görüyordu. Bu, Standard Oil tekelinden mantıksal bir ilerlemeydi.

Dünya tekelinin yolunda atılan önemli bir adım, Rothschildlar tarafından icat edilen en geniş kapsamlı şirketti. Bu, uluslararası ilaç ve kimya karteli I. G. Farben'di. "Devlet içinde devlet" olarak adlandırılan bu şirket, 1925 yılında Interessen Gemeinschaft Farbeindustrie Aktien gesellschaft adıyla kuruldu; genellikle I. G. Farben olarak bilinen bu isim, basitçe "Kartel" anlamına geliyordu. Bu kartel, 1904 yılında Almanya'daki altı büyük kimya şirketinin Badische Anilin, Bayer, Agfa, Hoechst, Weiler-ter-Meer ve Greisheim-Electron'u birleştirerek nihai karteli oluşturmak üzere müzakerelere başlamasıyla ortaya çıkmıştı. Bu girişimin öncülüğünü ve finansmanını, Hamburg'daki M. M. Warburg Company'den Alman bankacı Max Warburg'un temsil ettiği Rothschild ailesi üstlendi. Warburg, daha sonra I. Dünya Savaşı sırasında Alman Gizli Servisi'nin başına geçti ve İmparator'un kişisel mali danışmanı oldu. İmparator, savaşı kaybettikten sonra devrildiğinde, Max Warburg onunla birlikte Hollanda'ya sürgüne gönderilmedi; bunun yerine, yeni hükümetin mali danışmanı oldu. Monarşiler gelip geçebilir, ancak gerçek güç bankacıların elinde kalır. Paris Barış Konferansı'nda Almanya'yı temsil eden Max Warburg, Jekyl Adası'nda Federal Rezerv Yasası'nı hazırladıktan sonra savaş sırasında ABD bankacılık sisteminin başına geçen kardeşi Paul Warburg ile aile bağlarını tazeleyerek keyifli saatler geçirdi. O, Woodrow Wilson'ın mali danışmanı olarak Paris'te bulunuyordu.

I. G. Farben kısa sürede altı milyar marklık bir net servete ulaştı ve yaklaşık beş yüz şirketi kontrol altına aldı. Şirketin ilk başkanı Profesör Carl Bosch'tu. Weimar Cumhuriyeti döneminde, durumun ciddiyetini fark eden I. G. yetkilileri, Adolf Hitler ile yakın bir işbirliği başlattılar ve ona çok ihtiyaç duyduğu finansal kaynakları ve siyasi nüfuzu sağladılar. I. G. Farben kartelinin başarısı, diğer sanayicilerin de ilgisini çekmişti. Henry Ford, bu durumdan olumlu etkilendi ve Ford Motor Company'nin Almanya şubesini kurdu. Hisselerin yüzde kırkı I. G. Farben tarafından satın alındı. I. G. Farben daha sonra, New Jersey Standard Oil ile işbirliği içinde, American I. G. adında bir Amerikan yan kuruluşu kurdu. Yönetim kurulunda Standard Oil'in başkanı Walter Teagle, Kuhn, Loeb Company'den Paul Warburg ve Ford'un çıkarlarını temsil eden Edsel Ford yer alıyordu. Sullivan and Cromwell hukuk bürosundan John Foster Dulles, I. G.'nin avukatı oldu ve kartel işleri için sık sık New York ile Berlin arasında seyahat etti. Hukuk ortağı Arthur Dean, şu anda Teagle'ın ölümünden önce kurulan 40 milyon dolarlık Teagle Vakfı'nın yöneticisidir. Diğer servetler gibi, bu vakıf da ağın bir parçası haline gelmişti. John Foster Dulles gibi, Arthur Dean de uzun yıllar American Banknote'un yöneticiliğini yapmıştır; bu şirket, dolar banknotlarımız için kağıt tedarik eden firmadır. Dean ayrıca, silahsızlanma konferanslarında silah müzakerecisi olarak görev yaparak, hükümet adına perde arkasında aktif bir müzakereci olmuştur. Dean, Rockefeller'ın American Ag&Chem Company'sinin de yöneticisiydi. American Solvay, American Metal ve diğer firmaların da yöneticiliğini yapmıştır. Climax Molybdenum ve American Metal'in sahibi olan zengin Hochschild ailesinin avukatı olarak Dean, ailenin vakfı olan Hochschild Vakfı'nın yöneticisi oldu. Dean, Dış İlişkiler Konseyi, Asya Vakfı, International House, Carnegie Vakfı ve Sloan Kettering Kanser Merkezi'nin onursal yöneticisidir.

1930 yılında Standard Oil, I. G. Farben tarafından ayarlanan bir anlaşma ile Almanya'da alkol tekelini satın aldığını duyurdu. Hitler iktidara geldikten sonra, John D. Rockefeller, kişisel basın danışmanı Ivy Lee'yi, Almanya'nın yeniden silahlanması konusunda tam zamanlı danışman olarak Hitler'in yanına atadı; bu, İkinci Dünya Savaşı'nı başlatmak için gerekli bir adımdı. Standard Oil daha sonra Naziler için Almanya'da büyük rafineriler inşa etti ve İkinci Dünya Savaşı boyunca onlara petrol tedarik etmeye devam etti. 1930'larda Standard Oil, Almanya'dan Alman tersanelerinde inşa edilmiş büyük miktarda müzik aleti ve gemi sevkiyatı karşılığında ödeme alıyordu.

Korkunç Gestapo, yani Nazi polis gücü, aslında I. G. Farben'in kurulduğu günden beri sürdürdüğü dünya çapındaki istihbarat ağından oluşturulmuştu. Carl Bosch'un yerine I. G.'nin başına geçen Herman Schmitz, Şansölye Breuning'in kişisel danışmanıydı; Hitler iktidara geldiğinde Schmitz, onun en güvendiği gizli danışmanı oldu. le arasındaki ilişki o kadar iyi gizlenmişti ki, basına ikisini asla birlikte fotoğraflamamaları emri verilmişti. Schmitz, Reichstag'ın onursal üyesi ilan edilirken, asistanı Carl Krauch, Nazilerin Dört Yıllık Planını uygulamada Goering'in baş danışmanı oldu. Bir iş ortağı olan Richard Krebs, daha sonra Temsilciler Meclisi Amerikan Karşıtı Faaliyetler Komitesi'nde şu ifadeyi verdi: "Kişisel deneyimlerime dayanarak biliyorum ki, I. G. Farbinindustrie 1934 yılında zaten tamamen Gestapo'nun elindeydi." Bu yanlış bir ifadedir; I. G. Farben sadece Gestapo ile ittifak kurmuştu.

1924'te Krupp Industries ciddi mali sıkıntılar içindeydi; şirket, Wall Street'in en tanınmış iki firması olan Hallgarten & Company ve Goldman Sachs'tan aldığı 10 milyon dolarlık nakit kredi ile kurtarıldı. Almanya'nın planlanan yeniden silahlanması, ancak Dillon Read'in bu amaçla Wall Street'te 100 milyon dolarlık Alman tahvili ihraç etmesinden sonra devam edebildi. İkinci Dünya Savaşı'nın sonunda General William Draper'ın, Müttefik Askeri Yönetimi'nin Ekonomi Bölümü başkanı olarak atanarak Almanya'nın Ekonomi Çarı ilan edilmesi hiç de şaşırtıcı değildi. O, Dillon Read'in ortağıydı.

1939'da Standard Oil'in başkan yardımcısı Frank Howard Almanya'yı ziyaret etti. Daha sonra şu ifadeyi verdi: "Savaşa girsek de girmesek de, savaş süresince işleyecek bir modus vivendi için eksiksiz planlar hazırlamak için elimizden geleni yaptık." O dönemde American I. G.'nin yönetim kurulunda National City Bank'ın başkanı Charles Mitchell, Rockefeller bankası, Carl Bosch, Paul Warburg, Herman Schmitz ve Schmitz'in yeğeni Max Ilgner yer alıyordu.

Adı pek bilinmese de Frank Howard, Standard Oil'in araştırma ve uluslararası anlaşmalar direktörü olarak uzun yıllar boyunca şirketin faaliyetlerinde kilit bir figürdü. Ayrıca 1930'larda Sloan Kettering Enstitüsü'nün araştırma komitesi başkanlığını da yürüttü; Sloan Kettering'de onun atadığı Dusty Rhoads, kemoterapi geliştirme deneylerini yönetti. İkinci Dünya Savaşı sırasında Rhoads, Washington'daki ABD Ordusu Karargahı'nda Kimyasal Savaş Servisi'nin başına geçti. 1939'da General Motors'tan Alfred Sloan ve Charles Kettering'i servetlerini Kanser Merkezi'ne bağışlamaya ikna eden kişi Frank Howard'dı; merkez daha sonra onların adını aldı. Zengin Atherton ailesinin bir üyesi olan Frank Howard (1890-1964) ikinci kez evlenmişti; ikinci eşi, İngiliz aristokrasisinin önde gelen bir üyesi olan Leeds Düşesi'ydi. İlk Leeds Dükü, 1694 yılında unvanını alan Sir Thomas Osborne'du; Osborne, 1688'de Kral II. James'in devrilmesi ve III. William'ın İngiltere tahtını ele geçirmesinde kilit rol oynayan komplocularından biriydi. Osborne, Kral II. Charles'ın hükümdarlığı sırasında Hollanda ile barış yapmış ve 1677'de York Dükü'nün kızı Mary ile Orange'lı William'ın evliliğini tek başına desteklemişti. Ulusal Biyografi Sözlüğü, Osborne'un "beş yıl boyunca yolsuzluk yoluyla Avam Kamarası'nı yönettiğini ve kendini zenginleştirdiğini" belirtir. Kral II. Charles tarafından Kral XIV. Louis ile yaptığı vatana ihanet niteliğindeki görüşmeler nedeniyle suçlandı ve 1678'den 1684'e kadar Londra Kulesi'nde hapsedildi. Serbest bırakıldıktan sonra, Orange'lı William'ı İngiltere Kralı olarak tahta çıkarmak için yapılan komploda yeniden aktif rol aldı ve onun için hayati önem taşıyan York eyaletini güvence altına aldı. William daha sonra onu Leeds Dükü ilan etti. William'ın İngiltere tahtına çıkması, komplocuların planlarındaki kritik adımı atmalarını mümkün kıldı ve 1694'te İngiltere Merkez Bankası kuruldu. Bu, Amsterdamlı bankacıların Britanya İmparatorluğu'nun servetini kontrol etmesini sağladı. Osborne'un biyografisinde ayrıca, daha sonra Jakoben entrikalarıyla suçlandığı ve 1695'te Doğu Hindistan Şirketi'nin imtiyazını elde etmek için büyük bir rüşvet aldığı gerekçesiyle görevden alınma davası açıldığı, ancak "yargılama sonuçlandırılmadığı" belirtilmektedir. Ayrıca, "büyük bir servet bıraktığı" da belirtilmiştir.

11. Leeds Dükü, 1931'den 1935'e kadar Washington Büyükelçisi, 1936'dan 1947'ye kadar, yani İkinci Dünya Savaşı boyunca Vatikan Büyükelçisi olarak görev yaptı. Ailenin bir kolu Delano ailesiyle evlilik yoluyla akrabalık kurarak Franklin Delano Roosevelt'in akrabaları oldu. Bir kuzeni olan Chandos Vikontu, 1942'den 1945'e kadar Churchill yönetimindeki Savaş Kabinesi'nde görev yapan önde gelen bir İngiliz yetkiliydi ve daha sonra Rothschild firması Alliance Assurance ve Imperial Chemical Industries'in yöneticisi oldu.

Frank Howard, Standard Oil ile I. G. Farben arasındaki ilişkilerin sürdürülmesinde kilit rol oynayan bir yetkiliydi. İkinci Dünya Savaşı sırasında Almanya'n 'i için hayati önem taşıyan sentetik kauçuğun geliştirilmesine öncülük etti; daha sonra "Buna Rubber" adlı bir kitap yazdı. Ayrıca, ilaç firması Rohm and Haas'ın danışmanı olarak, Rockefeller'ın bu firmayla olan bağlantısını temsil etti. Son yıllarında Paris'te yaşadı, ancak New York'taki 30 Rockefeller Center'daki ofisini korumaya devam etti.

Standard Oil'in başkanı Walter Teagle, American I. G.'nin 500.000 hissesine sahipti; bu hisseler daha sonra Teagle Vakfı'nın temelini oluşturdu. American I. G.'nin yönetim kurulu üyesi olan Herman Metz, Almanya'daki I. G. Farben'in tam mülkiyetinde bulunan bir ilaç firması olan New York merkezli H. A. Metz Company'nin başkanıydı. Birinci Dünya Savaşı sırasında Yabancı Mülkiyet Sorumlusu olarak görev yapmış olan Francis Garvan, I. G. Farben'in faaliyetlerinin birçok sırrını biliyordu. 1929'da onu sessiz kalmaya zorlamak için hakkında dava açıldı. Dava, Adalet Bakanlığı tarafından Bosch Company'nin eski danışmanı olan Başsavcı Merton Lewis aracılığıyla açıldı. Almanya'nın ABD Büyükelçiliği'nin eski danışmanı John Krim, Senatör John King'in üç yıl boyunca Hamburg American Line'ın maaş bordrosunda yer aldığını ve yıllık 15 bin dolar maaş aldığını ifade etti; King, Otto Kahn'ı seçim fonunun saymanı olarak atadı. Altı yıl boyunca Başsavcı olarak görev yapmış olan Homer Cummings, daha sonra General Aniline and Film'in danışmanı oldu ve yıllık 100.000 dolar maaş aldı. İkinci Dünya Savaşı sırasında GAF'ın sahibi olduğu iddia edilen bir İsviçre firması, "düşman" bir kuruluş olarak ciddi şüphe altında kaldı ve sonunda ABD hükümeti tarafından devralındı. John Foster Dulles, 1927'den 1934'e kadar GAF'ın yöneticisiydi; aynı zamanda I. G. Farben firmaları ağının bir parçası olan International Nickel'in de yöneticisiydi. Dulles, Avery bağlantısı aracılığıyla Rockefeller ailesiyle akrabaydı. 1936'da Avery Rockefeller tarafından kurulan ve Schroder-Rockefeller Company olarak adlandırılan yeni bir yatırım şirketinin kuruluşunda avukatlık yapmıştı. Bu şirket, Schroder Bankası'nın, Hitler'in kişisel bankasının ve Rockefeller'ların çıkarlarının faaliyetlerini birleştiriyordu. Baron Kurt van Schroder, Hitler'in en yakın sırdaşlarından biriydi ve SS'in önde gelen subaylarından biriydi. Alman şirketleri adına SS'e para aktaran Keppler Associates'in başındaydı. Keppler, 1936'da başlatılan Goering'in Dört Yıllık Planı sırasında Endüstriyel Yağlardan sorumlu yetkiliydi.

Amerikan I. G., İkinci Dünya Savaşı sırasında adını General Aniline and Film olarak değiştirdi, ancak hala tamamen Almanya'daki I. G. Farben'in bir yan kuruluşu olan İsviçreli I. G. Chemie'ye aitti. Şirketin başında Herman Schmitz'in kayınbiraderi Gadow vardı. I. G. Farben'in uluslararası anlaşmaları, ABD'nin magnezyum, sentetik kauçuk ve hayati tıbbi malzeme tedarikine sınırlamalar getirdiği için, ABD'nin savaş çabalarını doğrudan etkiledi. I. G. Farben'in boya maddeleri bölümünün müdürü Baron George von Schnitzler, güçlü von Rath ailesiyle, Hitler'in hesabını tutan J. H. Stein Bankhaus ile ve ABD'deki ilaç firmasının kurucuları olan von Mallinckrodt ailesiyle akrabaydı. Diğer I. G. yetkilileri gibi o da Hitler rejiminin coşkulu bir destekçisi haline gelmişti. I. G. Farben, 1933'te Nazi Partisi'ne dört buçuk milyon Reichsmark bağışladı; 1945'e kadar I. G., partiye 40 milyon Reichsmark bağışlamıştı; bu meblağ, o dönemde I. G.'nin diğer tüm alıcılara yaptığı tüm bağışların toplamına eşitti. Nazi dönemi üzerine çalışan bir akademisyen olan Anthony Sutton, Hitler'in Alman destekçilerine yoğun bir şekilde odaklanırken, Nazi rejiminin finansmanında İngiltere Merkez Bankası ve Başkanı Sir Montague Norman'ın oynadığı hayati rolü görmezden gelmiştir. Sutton'ın bu konudaki tutumu, İngiliz olması gerçeğinden etkilenmiş olabilir. Adolf Hitler'in Almanya'daki Yahudi etkisi hakkındaki açık sözlü açıklamaları göz önüne alındığında, Nazi döneminde I. G. Farben'in rolünü açıklamak zor olacaktır. Peter Hayes'in I. G. Farben üzerine yaptığı kapsamlı araştırma, 1933 yılında yönetim kurulunda on Yahudi'nin bulunduğunu göstermektedir. Daha önce de belirttiğimiz gibi, I. G. kurulduğu günden itibaren bir Rothschild şirketiydi; Rothschild Hanesi tarafından tasarlanmış ve Almanya'daki Max Warburg ile ABD'deki Standard Oil gibi aracıları aracılığıyla hayata geçirilmişti.

Hollanda Prensi Bernhard, 1930'ların başında SS'e katıldı. Daha sonra I. G.'nin bir yan kuruluşu olan Farben Bilder'in yönetim kuruluna katıldı ve buradan, savaş sonrası süper gizli politika belirleme grubu olan Bilderbergers'in adını aldı. Farben yöneticileri, Heinrich Himmler için Dostlar Çevresi'nin kurulmasında önemli bir rol oynadılar; ancak bu grup başlangıçta Keppler'in Dostlar Çevresi olarak biliniyordu; Keppler, bir I. G. iştirakinin başkanıydı. Yeğeni Fritz J. Kranefuss, Heinrich Himmler'in kişisel asistanıydı. Himmler'e bol miktarda fon sağlayan " 'in Dostlar Çevresi"nin kırk üyesinden sekizi, I. G. Farben veya bağlı şirketlerinin yöneticileriydi.

İkinci Dünya Savaşı'ndaki hava bombardımanları sonucu çoğu Alman şehrinin inanılmaz bir yıkıma uğramasına rağmen, Frankfurt'taki en büyük binalardan biri olan I. G. Farben binası mucizevi bir şekilde hasarsız kaldı. Frankfurt'taki büyük bir Rockefeller konağı da yoğun bombardımanlara rağmen savaştan zarar görmeden kurtuldu. Frankfurt, Rothschild ailesinin doğum yeriydi. Savaş sonrası Almanya hükümeti olan Müttefik Askeri Yönetimi'nin ofislerini muhteşem I. G. Farben binasında kurması pek de tesadüf değildi. Bu hükümetin başında, daha sonra New York'taki Lehman

Brothers bankacılarının ortağı olan General Lucius Clay vardı. Siyasi Bölüm'ün başında, Nürnberg Duruşmaları'na başkanlık edecek olan Robert Murphy vardı; burada I. G. Farben yetkilileri ile Baron Kurt von Schroder'in suç ortaklığını örtbas etmeyi başardı. Schroder, bir süre gözaltı kampında tutulduktan sonra serbest bırakıldı ve bankacılık işine geri döndü. Ekonomi Bölümü'nün başında, New York'taki Memorial Kanser Merkezi'nin kurucusunun oğlu, Mutual Life'ın başkanı ve General Motors'un yöneticisi olan Lewis Douglas vardı. Douglas, Almanya'nın ABD Yüksek Komiseri olmaya adaydı, ancak kayınbiraderi John J. McCloy lehine çekilmeyi kabul etti. İlginç bir tesadüf eseri, Douglas, McCloy ve Almanya Şansölyesi Konrad Adenauer, J. P. Morgan Company'nin ortağı John Zinsser'in kızları olan üç kız kardeşi ile evliydi.

Dünyanın önde gelen karteli olan I. G. Farben ve Rockefeller çıkarları aracılığıyla ABD'de kontrol ettiği ilaç şirketleri, ilaç üretimi ve dağıtımında birçok açıklanamayan gelişmeden sorumluydu. 1908'den 1936'ya kadar I. G., tıp dünyasında güçlü bir silah haline gelecek olan sülfanilamid keşfini gizledi. 1920'de I. G., İsviçre'nin önemli ilaç firmaları Sandoz ve Ciba-Geigy ile iş anlaşmaları imzalamıştı. 1926'da I. G., dinamit firmasının Alman şubesi olan Dynamit-Nobel ile birleşirken, İngiliz şubesi bir İngiliz firması tarafından devralındı. I. G. yetkilileri daha sonra, Standard Oil'in tekelini ciddi şekilde tehdit edecek olan sentetik kömürün olası üretimi konusunda Standard Oil yetkilileriyle müzakerelere başladı. Her iki firmanın da aktif rol oynayacağı ve kârı paylaşacağı American I. G.'nin kurulmasıyla bir uzlaşma sağlandı.

Charles Higham'ın "Trading with the Enemy" adlı kitabı, İkinci Dünya Savaşı sırasındaki Rockefeller faaliyetlerine dair bol miktarda belge sunmaktadır. Hitler'in bombardıman uçakları Londra'ya tonlarca patlayıcı yağdırırken, yürürlükteki patent anlaşmaları gereği yaktıkları her galon benzin için Standard Oil'e telif ücreti ödüyorlardı. İkinci Dünya Savaşı'ndan sonra Kraliçe Elizabeth Amerika Birleşik Devletleri'ni ziyaret ettiğinde, ziyaret süresince sadece bir özel evde konakladı: Standard Oil'den William Farish'in Kentucky'deki malikanesi. Nelson Rockefeller, İkinci Dünya Savaşı'na katılımımızın ardından Washington'a taşındı ve Roosevelt onu Amerika Kıtası İlişkileri Koordinatörü olarak atadı. Görünüşe göre asıl görevi, Güney Amerika'daki Alman gemilerinin Standard Oil depolarından yakıt ikmalini koordine etmekti. Ayrıca bu görevi, özel şirketi International Basic Exonomy Corporation için, Kolombiya kahve pazarındaki tekel dahil olmak üzere önemli Güney Amerika imtiyazları elde etmek için kullandı. Hemen fiyatı yükseltti; bu hamle, Güney Amerika'da yedi milyar dolar değerinde gayrimenkul satın almasını sağladı ve aynı zamanda "Yanqui imperialismo" stereotipinin doğmasına neden oldu. Başkan Yardımcısı Nixon'ın Güney Amerika ziyareti sırasında arabasına yapılan saldırı, Amerikalı yetkililer tarafından Rockefeller'ların yağmalamalarının doğrudan bir sonucu olarak açıklandı; bu da Latin Amerika'da Amerikalılara karşı yaygın bir kargaşaya neden oldu.

İkinci Dünya Savaşı'ndan sonra, I. G. Farben ile bağlantılı yirmi dört Alman yönetici, I. G.'nin on bir yöneticisi de dahil olmak üzere, galip gelenler tarafından yargılandı. Harman Schmitz'in yeğeni Max Ilgner de dahil olmak üzere sekizi beraat etti. Schmitz, sekiz yıl ile en ağır cezayı aldı. Ilgner aslında üç yıl ceza aldı, ancak bu süre, yargılanmayı beklerken hapiste geçirdiği süreden düşüldü ve hemen serbest bırakıldı. Yargıç C. G. Shake, savcı ise Al Minskoff'tu.

I. G. Farben'in hayatta kalması, 3 Mayıs 1988'de Wall Street Journal'da manşet oldu: " 'DEKİ KİMYASAL SATIŞLARDA ALMANYA DÜNYAYI GERİDE BIRAKTI". Muhabir Thomas F. O'Boyle, 1987 yılında dünyanın en büyük beş kimya şirketini şöyle sıraladı: 1. BASF 25,8 milyar dolar 2. Bayer 23,6 milyar dolar. 3. Hoechst 23,5 milyar dolar. 4. ICI 20 milyar dolar. 5. DuPont 17 milyar dolar (sadece kimyasal satışlar).

İlk üç şirket, 1945'ten 1952'ye kadar Müttefik Askeri Hükümeti tarafından I. G. Farben'in "dağıtılması" sonucu ortaya çıkan firmalardır; bu süreç, 1911'de mahkeme kararıyla Standard Oil imparatorluğunun "dağıtılmasına" şüpheli bir şekilde benzemektedir. I. G. Farben'in üç yan kuruluşunun dolar cinsinden hesaplanan toplam satışları, yaklaşık 72 milyar dolar ile en yakın rakipleri ICI ve DuPont'u gölgede bırakmaktadır; bu iki şirketin toplam satışları, 1987 yılında Farben imparatorluğunun dolar cinsinden satışlarının yaklaşık yarısına denk gelmektedir. Hoechst, 1987 yılında Celanese Corp. şirketini 2,72 milyar dolara satın almıştır.

O'Boyle, "Büyük Üçlü (Farben'in yan kuruluşları) hâlâ bir kartel gibi davranıyor. Her biri belirli alanlarda hakimiyet kuruyor; kafa kafaya rekabet sınırlı. Eleştirmenler gizli anlaşma olduğundan şüpheleniyor. En azından, ABD kimya endüstrisinde olmayan bir samimiyet var" diyor.

Savaştan sonra Amerikalılara, Senatör Joseph McCarthy tarafından Senato'da "yaşayan bir yalan" olarak nitelendirilen Genelkurmay Başkanı George Marshall'ın adını taşıyan ve yıkılmış Avrupa'yı yeniden inşa etmek için "fedakarlık" planı olarak adlandırılan Marshall Planı'nı desteklemeleri gerektiği söylendi. Marshall Planı, Amerikan vergi mükelleflerini soymak için sadece bir başka Rockefeller Planı olduğu ortaya çıktı. 13 Aralık 1948'de, *Chicago Tribune*'ün editörü Albay Robert McCormick, imzalı bir başyazıda Esso'nun Marshall Planı'nı yağmalamasını kişisel olarak kınadı. Marshall Planı, Chase Manhattan Bankası Başkanı ve Nelson Rockefeller'ın kayınbiraderi Winthrop Aldrich'in liderliğindeki, Nelson Rockefeller ve Anderson, Clayton Company'nin başkanı William Clayton'ın da yetkin bir şekilde desteklediği, güçlü ve sesini duyuran bir grup tarafından Kongre'den aceleyle geçirildi. Marshall Planı, Bretton Woods Anlaşması, Birleşmiş Milletler Yardım ve Rehabilitasyon Programı ve diğerlerini de içeren, bir dizi kârlı savaş sonrası dolandırıcılıktan sadece biri olduğu ortaya çıktı.

İkinci Dünya Savaşı'ndan sonra Rockefeller ailesi, savaş kârlarını Union Minière du Haut Katanga'nın büyük bir hissesini ve Cizvitlerin kontrolündeki Société Générale bankası da dahil olmak üzere Belçika sermayesinin sahip olduğu Afrika bakır madenini satın almak için kullandı. Yatırımlarından kısa bir süre sonra Rockefeller ailesi, Grangesberg operasyonunu aracı olarak kullanarak yerel bir devrimi destekleyerek madenlerin tam kontrolünü ele geçirmek için cüretkar bir girişimde bulundu. Bu girişim, aslen Kral VII. Edward'ın mali danışmanı Sir Ernest Cassel tarafından geliştirilmişti; Cassel'in kızı daha sonra, Rothschild ailesiyle de akrabalık bağı olan İngiliz kraliyet ailesinin bir üyesi olan Lord Mountbatten ile evlendi. Grangesberg'in başında artık Bo Hammarskjold vardı; kardeşi Dag Hammarskjold o dönemde Birleşmiş Milletler Genel Sekreteriydi. Bo Hammarskjold, Kongo'daki çatışmalar sırasında uçağı düşürüldüğünde Rockefeller devriminin kurbanı oldu. O zamandan beri onu kimin ve neden öldürdüğüne dair çeşitli hikayeler dolaşmaktadır. Rockefeller'ların Kongo'daki müdahalesi, Dışişleri Bakanlığı'ndan yetenekli yardımcıları Dean Rusk ve George Ball ile Fowler Hamilton tarafından yürütüldü.

Amerika Birleşik Devletleri'nde Rockefeller çıkarları hâlâ en önemli siyasi rolü oynamaya devam ediyor. Standard Oil'de eski John D. Rockefeller'ın hazinecisi olan Charles Pratt, New York'taki malikanesini Dış İlişkiler Konseyi'ne dünya genel merkezi olarak vasiyet etmişti. Torunu George Pratt Shultz ise şu anda Dışişleri Bakanıdır. Rockefeller ailesi, ABD'deki Troçkist komünist grup olan Endüstriyel Demokrasi Birliği'ne sağladıkları finansman yoluyla da önemli bir rol oynadı. Bu grubun yöneticileri arasında Jeane Kirkpatrick ve Sidney Hook gibi sadık "anti-komünistler" de yer almaktadır. Rockefeller ailesi, John Birch Society'ye verdikleri destekle "sağcı" cephede de aktifti. 32. derece Mason olan Robert

Welch'in tüm zamanını John Birch Society'ye ayırabilmesi için Nelson Rockefeller, onun aile şirketi olan Welch Candy Company'yi kendisinden yüksek bir fiyata satın aldı. Welch, John Birch Society'nin başlıca yöneticilerini Dış İlişkiler Konseyi'ndeki tanıdıklarından seçti. Bundan sonraki yıllar boyunca, Amerikan vatanseverleri, John Birch Society'nin, her ne kadar reklamını yaptığı "anti-komünist" hedeflerinden hiçbirinde ilerleme kaydedememesi karşısında şaşkınlık içinde kaldılar. Derneğin, dünya çapında komünist devrimin destekçilerinin emriyle kurulmuş olması, bu gelişmede bir rol oynamış olabilir. Diğer vatanseverler ise, bu yazarı da dahil olmak üzere çoğu Amerikan muhafazakar yazarın neden yaklaşık otuz yıl boyunca John Birch Derneği tarafından sürekli olarak kara listeye alındığını merak ediyordu. Kitap satın almak isteyen binlerce kişinin talebine rağmen, John Birch Derneği kitaplarımı incelemek veya listelemek istemedi. On yıllar süren bu sonuçsuz çabaların ardından, dernek kendi geçmişi yüzünden tamamen itibarını yitirdi. İmajını düzeltmek için çaresiz bir çaba içinde olan CIA propagandacısı William Buckley, dergisi *National Review'un* sayfalarında John Birch Society'ye karşı "şiddetli" bir saldırı başlattı. Bu ücretsiz tanıtım kampanyası da can çekişen örgütü canlandırmak için pek bir işe yaramadı.

Rockefeller tekelinin etkisi, New York'un en büyük ve en zengin kiliselerinden bazıları üzerinde de hissedildi. Mali kaynakları bizzat J. P. Morgan tarafından yönetilen Wall Street'teki Trinity Kilisesi, Manhattan'da kırk kadar ticari mülke sahip ve 50 milyon dolarlık bir hisse senedi portföyüne sahip; bu portföy, bilgili yatırımlar sayesinde aslında yılda 25 milyon dolar getiri sağlıyor! Bu gelirin sadece 2,6 milyon doları hayır işleri için harcanmaktadır. Yılda 100.000 dolar maaş alan papaz, şık Upper East Side semtinde yaşamaktadır. Trinity'nin mezarlığı, 1.250 dolardan başlayıp 20.000 dolara kadar çıkan ücretlerle mezar yerleri satmaktadır. Beşinci Cadde'deki St. Bartholomews'un yıllık bütçesi 3,2 milyon dolardır ve bunun sadece 100.000 doları hayır işlerine harcanmaktadır. Rektörü, Park Avenue'da on üç odalı bir dairede ikamet etmektedir.

Tıp alanında, Rockefeller'ın etkisi Tıp Tekeli'nde hâlâ sağlam bir şekilde yerleşmiştir. Sloan Kettering Kanser Merkezi aracılığıyla kanser endüstrisi üzerindeki kontrolünden bahsetmiştik. Büyük ilaç firmalarının yöneticilerini listeledik; her birinin yönetim kurulunda Chase Manhattan Bank, Standard Oil Company veya diğer Rockefeller şirketlerinden bir temsilci bulunuyor. Amerikan Cerrahlar Koleji, Winthrop Aldrich ve David McAlpine Pyle gibi Rockefeller kontrolünü temsil eden üyelerden oluşan güçlü Hastane İnceleme Komitesi aracılığıyla hastaneler üzerinde tekelci bir kontrol sürdürmektedir.

"Zenginler kulübü" olarak bilinen bir tıp derneği olan New York Tıp Akademisi'ne, Rockefeller Vakfı ve onun bağlı kuruluşu olan Carnegie Vakfı tarafından yeni bir " " binası için hibe teklif edildi. Bu "başlangıç sermayesi" daha sonra yeni bir bina inşa etmek için fon sağlayan bir kamu kampanyasını finanse etmek için kullanıldı. Rockefeller ailesi, yeni tesisin müdürü olarak, J. P. Morgan'ın çıkarlarıyla güçlü bağları olan Kidder, Peabody firmasının yönetici ortağının damadı Dr. Lindsly Williams'ı seçti (J. P. Morgan Company, başlangıçta Peabody Company olarak adlandırılmıştı). Williams, Grace Kidder Ford ile evliydi. Dr. Williams'ın yetersiz bir hekim olduğu yaygın olarak biliniyordu, ancak aile bağlantıları kusursuzdu. Tekerlekli sandalyede oturan ve bir dizi ağır rahatsızlıktan muzdarip olan Roosevelt'in hem fiziksel hem de zihinsel olarak ABD Başkanı olmaya uygun olduğunu kamuoyuna onayladığında, Franklin D. Roosevelt'in seçim kampanyasında önemli bir rol oynadı. Dr. Williams'ın, geniş tirajlı *Collier's Magazine* dergisinde yayınlanan makalesindeki görüşü, halkın Roosevelt'in durumu hakkındaki şüphelerini giderdi. Sonuç olarak, Williams'a Roosevelt'in kabinesinde yeni oluşturulan Sağlık Bakanı görevi teklif edildi. Ancak, Oscar Ewing'in siyasi manevraları nedeniyle Sağlık Bakanlığı'nın kabineye girmesi için otuz yıl daha geçmesi gerekti.

Rockefeller ailesi, Rockefeller Sağlık Komisyonu'nu kurarak yoksul Güney eyaletlerindeki ticari çıkarlarını büyük ölçüde genişletmişti. Komisyonun başında, Rockefeller Vakfı'nın orijinal tüzüğünde adı geçen, uzun süredir Rockefeller'ın sağ kolu olan Dr. Wickliffe Rose bulunuyordu. Hayırsever hedeflerine rağmen, Rockefeller Sağlık Komisyonu faaliyet gösterdiği on bir Güney eyaletinin her birinden mali katkı talep etti; bu da bu eyaletlerde Eyalet Sağlık Bakanlıklarının kurulmasına ve İlaç Tröstü için önemli yeni etki alanlarının açılmasına yol açtı. Tennessee'de Rockefeller temsilcisi Dr. Olin West idi; West daha sonra Chicago'ya taşındı ve kırk yıl boyunca Amerikan Tıp Derneği'nde sekreter ve genel müdür olarak perde arkasındaki güç oldu.

Rockefeller Tıbbi Araştırma Enstitüsü sonunda adındaki "Tıbbi Araştırma" kısmını kaldırdı; enstitünün başkanı Dr. Detlev Bronk, bu hayırsever kuruluş tarafından döşenmiş 600.000 dolarlık bir malikanede yaşıyordu. Rockefeller'ın genel Eğitim Kurulu, ülkenin tıp fakültelerinin kontrolünü ele geçirmek ve doktorlarımızı cerrahiye ve yoğun ilaç kullanımına adanmış allopatik okulun doktorlarına dönüştürmek için 100 milyon dolardan fazla para harcadı. Orijinal Peabody Vakfı'ndan gelişen Kurul, ayrıca zencilerin eğitimi için yaklaşık 66 milyon dolar harcadı.

Genel Eğitim Kurulu'nun siyasi felsefesinin en geniş kapsamlı sonuçlarından biri, 1917 yılında Columbia Üniversitesi'ne "ilerici" Lincoln Okulu'nu kurmak üzere verilen sadece altı milyon dolarlık hibeyle gerçekleştirildi. Bu okuldan, Rockefeller'ın milyonlarını alan bir başka favori alıcı olan Komünist Parti'nin hedefleriyle büyük ölçüde örtüşen zararlı etkiye sahip, ilerici eğitimciler ve sosyal bilimcilerden oluşan ulusal bir ağ doğdu. Lincoln Okulu, başlangıcından itibaren açıkça tüm Amerika Birleşik Devletleri'ndeki ilk ve ortaokullar için devrimci bir okul olarak tanımlandı. Okul, resmi ve köklü disiplinlere dayanan tüm eğitim teorilerini, yani Latince ve cebir gibi konuları öğreterek çocuklara problemler hakkında mantıklı düşünmeyi öğreten McGuffey Reader tipi eğitimi derhal bir kenara attı. Rockefeller'ın biyografi yazarı Jules Abel, Lincoln Okulu'nu "ilerici eğitimde bir fener" olarak övüyor.

Rockefeller Enstitüsü'nün finansal bursları, daha sonra Sovyet ajanı olduğundan şüphelenilerek devlet laboratuvarlarından uzaklaştırılan J. Robert Oppenheimer gibi atom programlarımızda birçok önde gelen çalışanı yetiştirdi. Arkadaşlarının ve iş arkadaşlarının çoğu bilinen Sovyet ajanları olmasına rağmen, buna "ilişki yoluyla suçluluk" denildi. Rockefeller Vakfı, bugün ülkeyi bir dizi sorunla boğan birçok yan kuruluş oluşturdu; bunlardan biri, tek başına ülke çapında "yoksulluk endüstrisini" ortaya çıkaran Sosyal Bilimler Araştırma Konseyi'dir. Bu endüstri, vergi mükelleflerinin paralarından yılda yaklaşık 130 milyar dolar harcarken, çalışanlarına yaklaşık 6 milyar dolar gelir sağlıyor. Ülkedeki tüm "yoksulları" rahatlıkla besleyip barındıracak bu para, bir sürü asalak "danışmana" cömert imtiyazlar tanıyan devasa bir idari ağ aracılığıyla israf edilmektedir.

Yıllarca süren araştırmalara rağmen, bu yazarın burada sıralanan Rockefeller etkilerinin sadece yüzeyini kazıyabilmesi mümkün olmuştur. Örneğin, devasa Burroughs Wellcome ilaç firması, tamamen "hayırsever" Wellcome Trust'a aittir. Bu vakıf, Amerika Birleşik Devletleri'ni bir İngiliz kolonisi olarak tutan Londra Bağlantısı'nın kilit üyesi Lord Oliver Franks tarafından yönetilmektedir. Franks, 1948'den 1952'ye kadar ABD Büyükelçisiydi. Şu anda Rockefeller Vakfı'nın İngiltere'deki baş temsilcisi olarak vakfın yönetim kurulu üyesidir. Ayrıca, Hitler'in kişisel banka hesabını yöneten Schroder Bank'ın yönetim kurulu üyesi, Rhodes burslarının onaylanmasından sorumlu Rhodes Trust'ın yönetim kurulu üyesi, Chicago Üniversitesi'nde misafir profesör ve İngiltere'nin Beş Büyük Bankası'ndan biri olan Lloyd's Bank'ın yönetim kurulu başkanıdır.

Rockefeller Vakfı'nın diğer yan kuruluşları arasında, etkili Washington düşünce kuruluşu Brookings Enstitüsü; bulguları borsa manipülasyonunda kritik bir rol oynayan Ulusal Ekonomi Araştırma Bürosu; ülkenin belediye çalışanlarını indoktrine eden Kamu Yönetimi Takas Merkezi; ülkenin eyalet meclislerini kontrol eden Eyalet Hükümetleri Konseyi; ve Amerika Birleşik Devletleri'ndeki en kötü şöhretli Komünist cephe olan Pasifik İlişkileri Enstitüsü bulunmaktadır. Rockefeller ailesi, bu grubun yöneticileri olarak ortaya çıktı ve Kuhn, Loeb Company'den mali danışmanları Lewis Lichtenstein Strauss aracılığıyla gruba para aktardı.

Rockefeller ailesi, Chase Manhattan Bank'taki kontrol hisselerini elinde tuttu ve hisselerin yüzde beşine sahip oldu. Yüzde bir hisse genellikle bir bankanın fiili kontrolünü sağladığı kabul edilir. Bu tek varlık sayesinde, 42,5 milyar dolarlık varlığı kontrol ediyorlar. Chase Manhattan, Dört Büyük sigorta şirketiyle sıkı bir şekilde bağlantılıdır; bu şirketlerden üçü olan Metropolitan, Equitable ve New York Life'ın 1969'da 113 milyar dolarlık varlığı vardı.

1980'de Reagan yönetiminin göreve gelmesiyle birlikte, Rockefeller ailesi, Washington'a açıkça "anti-komünist" bir yönetim getirerek, dünya komünizmine verdikleri uzun soluklu desteği gizlemeye çalışmıştır. Reagan, kısa süre sonra, selefi Jimmy Carter kadar coşkulu bir şekilde Sovyet başbakanlarını ağırlamaya başlamıştır. Reagan'ın seçim kampanyası, Bechtel Corporation'ın başkanı George Pratt Schultz (bir Standard Oil varisi) ve danışmanı Casper Weinberger olmak üzere iki yetkili tarafından yönetilmişti. Shultz Dışişleri Bakanı, Weinberger ise Savunma Bakanı olarak atandı. Bechtel, Schroder Bank ile Rockefeller varisleri arasında 1936'da kurulan ittifak olan Schroder-Rockefeller Company tarafından finanse ediliyordu.

Rockefeller'ların etkisi para alanında da hâlâ baskındır. 1910 yılının Kasım ayında, Senatör Nelson Aldrich'in başkanlık ettiği ve bize Federal Rezerv Yasası'nı kazandıran Jekyl Adası'ndaki gizli konferanstan bu yana, Rockefeller'lar bizi Londra Bağlantısı'nın etki alanı içinde tutmuştur. Carter yönetimi sırasında David Rockefeller, kişisel asistanı Paul Volcker'ı Federal Rezerv Kurulu'nun başına geçmesi için cömertçe Washington'a gönderdi. Reagan, 1987'de onu nihayet J. P. Morgan Company'nin ortağı Alan Greenspan ile değiştirdi. Bankacılık sistemimiz üzerindeki etkileri, kendi taraflarından yapılan birçok finansal darbeyle sabit kalmıştır; bunlardan en kârlı olanlardan biri, Roosevelt'in fermanıyla Amerikan vatandaşlarının özel mülkiyetindeki altının müsadere edilmesidir. Vatandaşlarımız, altınlarını özel Federal Rezerv Sistemine teslim etmek zorunda kaldılar. Anayasa, kamu yararı amacıyla el koymaya izin verir, ancak özel kazanç için el koymayı yasaklar. Altının yeni sahipleri, altının değerini ons başına 20 dolardan 35 dolara çıkardılar ve bu da onlara muazzam bir kâr sağladı.

Rockefeller'ların ve onların yabancı kontrolörleri Rothschild'ların Amerikan yaşamının her alanında yaygın etkisini gözden geçirirken, vatandaş kendine şunu sormalıdır: "Ne yapılabilir?" Hak, ancak vatandaş aktif olarak adalet aradığında galip gelebilir.

Adalet, ancak her vatandaş adaleti sağlamak için Tanrı tarafından kendisine verilen bir görev olduğunu anladığında galip gelebilir. Tarih, Anayasamızı gasp edenlerin tüm suçlarını belgelemiştir. Rockefeller tekelcilerinin kötü güçlerini neredeyse tamamen federal ve eyalet ajanları aracılığıyla kullandıkları acı dersini öğrendik. Bu yazının yazıldığı sırada, eski Kongre Üyesi Ron Paul, son derece mantıklı ve pratik bir kampanya ile ABD Başkanlığına adaylığını koymuştur: Federal Rezerv Sistemini kaldırmak, FBI'yı kaldırmak, İç Gelir İdaresini kaldırmak ve CIA'yı kaldırmak. Görünüşte "suçla mücadele" amacıyla kurulan Federal Soruşturma Bürosu'nun faaliyetlerinin %90'ının, siyasi muhalifleri taciz etmek ve izole etmekten ibaret olduğu yıllardır bilinmektedir (buna, yaklaşık otuz üç yıldır bu yazarı da dahil).

Suç şebekeleri şu anda Amerikan halkını her yıl bir trilyon dolarlık bir yağmaya uğratmaktadır; bunun yaklaşık üçte biri, yani yılda üç yüz milyar dolardan fazlası, İlaç Karteli ve onun tıbbi yan kuruluşlarının kâr amaçlı yağma faaliyetlerinden kaynaklanmaktadır. Bu yağmalarla mücadele etmek için sürdürülebilir bir çaba gösterilmeden önce, Amerikalılar sağlıklarını geri kazanmak için her türlü çabayı göstermelidir. Ezra Pound'un ünlü radyo yayınlarından birinde talep ettiği gibi, "Sağlık, lanet olsun!" Amerika, dünyadaki en sağlıklı vatandaşlara sahip olduğu için dünyanın en büyük ve en üretken ülkesi haline geldi.

Rockefeller Sendikası 1910'da tıp mesleğimizi ele geçirmeye başladığında, vatandaşlarımızın sağlığı keskin bir düşüşe geçti. Bugün, hem zihinsel hem de fiziksel bir dizi zayıflatıcı rahatsızlıktan muzdaripiz; bunların neredeyse tamamı doğrudan kimya ve ilaç tekelinin faaliyetlerine bağlanabilir ve bunlar, bir ulus olarak varlığımızın devamı için en büyük tehdidi oluşturmaktadır. Ulusal sağlığımızı geri kazanmak için şimdi birleşin; bunun sonucu, ulusal gururumuzun geri kazanılması, modern dünyanın mucitleri ve üreticileri olarak rolümüzün yeniden üstlenilmesi ve dünyanın özgürlük ve hürriyet umut ve hayallerinin koruyucusu olmamız olacaktır.

DIĞER BAŞLIKLAR

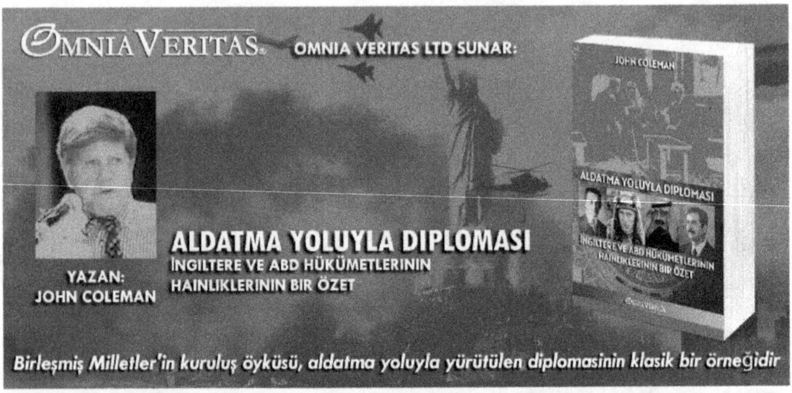

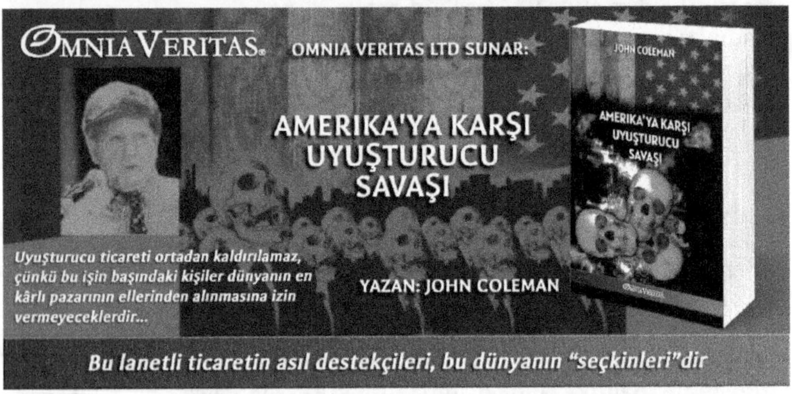

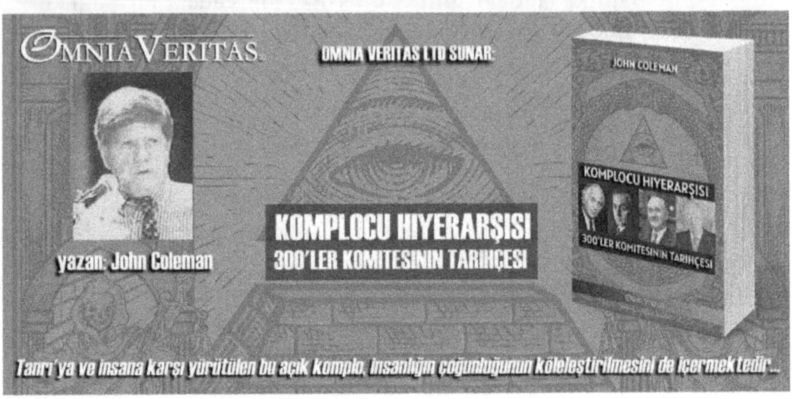

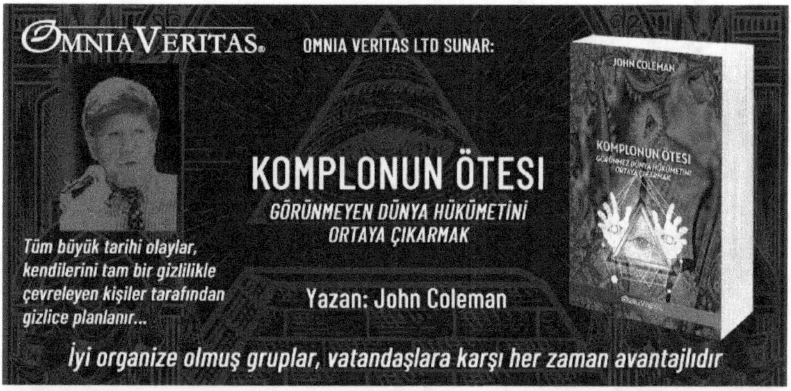

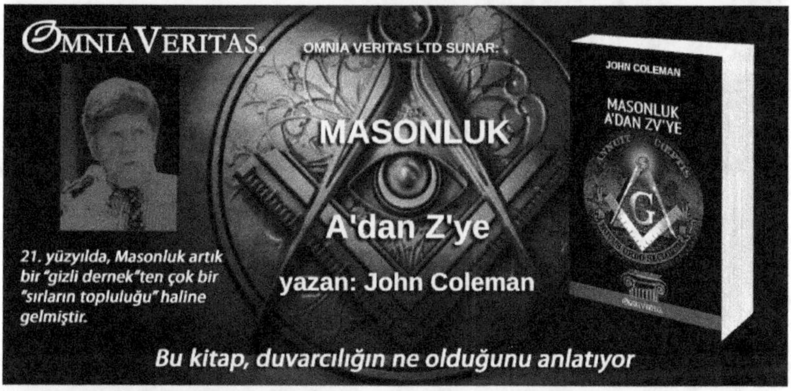

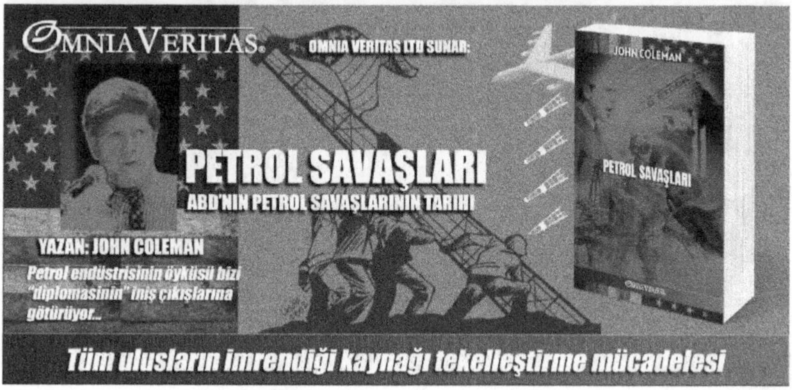

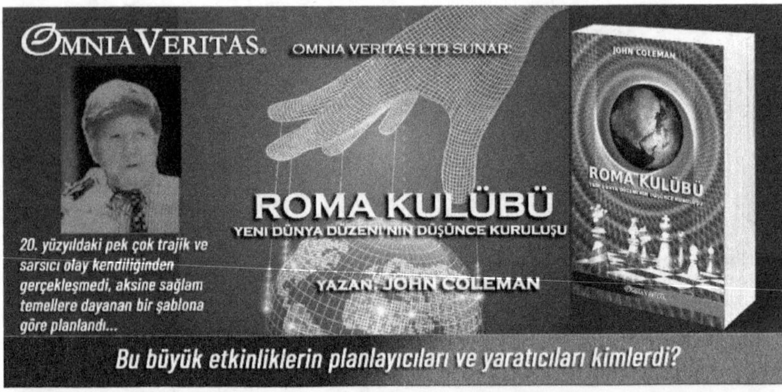
OMNIA VERITAS
OMNIA VERITAS LTD SUNAR:
ROMA KULÜBÜ
YENI DÜNYA DÜZENI'NIN DÜŞÜNCE KURULUŞU
YAZAN: JOHN COLEMAN
20. yüzyıldaki pek çok trajik ve sarsıcı olay kendiliğinden gerçekleşmedi, aksine sağlam temellere dayanan bir şablona göre planlandı...
JOHN COLEMAN
ROMA KULÜBÜ
Bu büyük etkinliklerin planlayıcıları ve yaratıcıları kimlerdi?

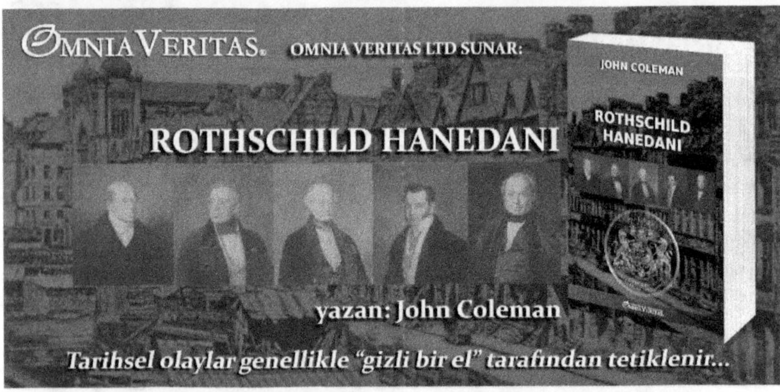
OMNIA VERITAS
OMNIA VERITAS LTD SUNAR:
ROTHSCHILD HANEDANI
JOHN COLEMAN
ROTHSCHILD HANEDANI
yazan: John Coleman
Tarihsel olaylar genellikle "gizli bir el" tarafından tetiklenir...

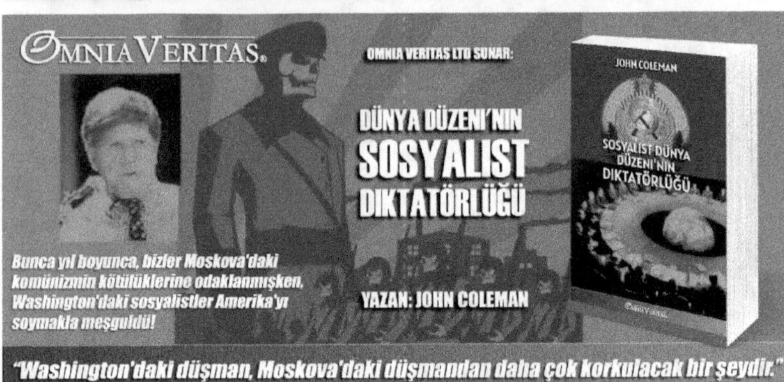
OMNIA VERITAS
OMNIA VERITAS LTD SUNAR:
DÜNYA DÜZENI'NIN
SOSYALIST
DIKTATÖRLÜĞÜ
JOHN COLEMAN
SOSYALIST DÜNYA DÜZENI'NIN DIKTATÖRLÜĞÜ
Bunca yıl boyunca, bizler Moskova'daki komünizmin kötülüklerine odaklanmışken, Washington'daki sosyalistler Amerika'yı soymakla meşguldü!
YAZAN: JOHN COLEMAN
"Washington'daki düşman, Moskova'daki düşmandan daha çok korkulacak bir şeydir."

www.ingramcontent.com/pod-product-compliance
Lightning Source LLC
LaVergne TN
LVHW011005061026
849535LV00006B/1725